W0259315

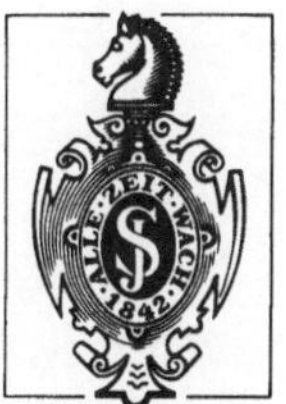

B.-J. Hackelöer V. Duda G. Lauth

Ultraschall-Mammographie

Methoden, Ergebnisse, diagnostische Strategien

Mit 172 Abbildungen in 380 Teilbildern

Springer-Verlag Berlin Heidelberg GmbH

Prof. Dr. Bernhard-Joachim Hackelöer
Med. Zentrum für Frauenheilkunde
und Geburtshilfe der Philipps-Universität
Pilgrimstein 3
D-3550 Marburg
Adresse seit 1.4.86:
Frauenklinik, AK Barmbek
Rübenkamp 148
D-2000 Hamburg 60

Dr. Volker Duda
Med. Zentrum für Frauenheilkunde
und Geburtshilfe der Philipps-Universität
Pilgrimstein 3
D-3550 Marburg

Dr. Günther Lauth
Med. Zentrum für Frauenheilkunde
und Geburtshilfe der Philipps-Universität
Pilgrimstein 3
D-3550 Marburg

ISBN 978-3-662-00544-6 ISBN 978-3-662-00543-9 (eBook)
DOI 10.1007/978-3-662-00543-9

CIP-Kurztitelaufnahme der Deutschen Bibliothek
Hackelöer, Bernhard-Joachim:
Ultraschall-Mammographie: Methoden,
Ergebnisse, diagnostische Strategien /
B.-J. Hackelöer; V. Duda; G. Lauth. –
Springer-Verlag Berlin Heidelberg GmbH
ISBN 978-3-662-00544-6

NE: Duda, Volker; Lauth, Günther:

2121/3130-543210

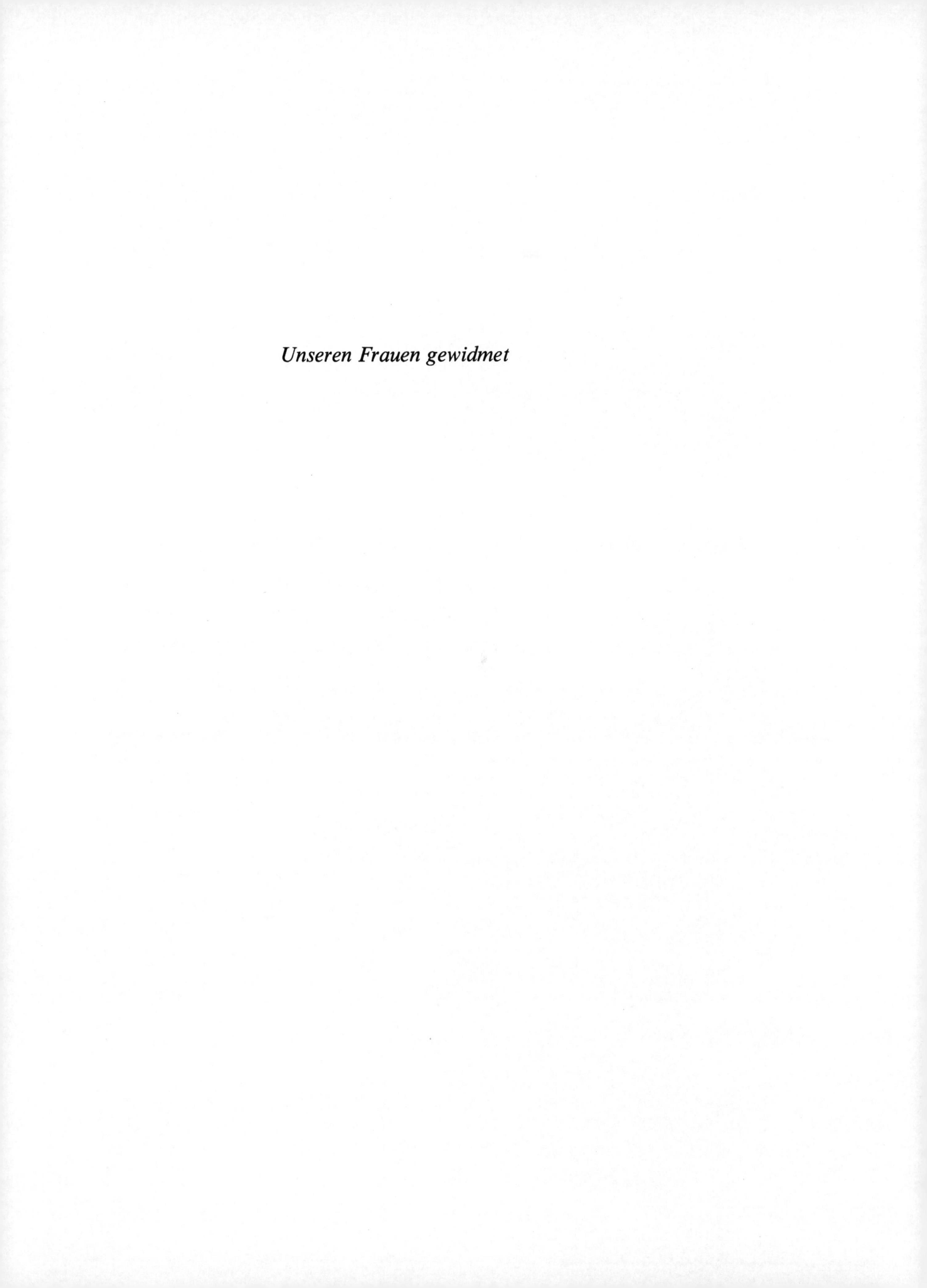

Unseren Frauen gewidmet

Vorwort

Dieses Buch ist das Ergebnis einer langjährigen und fruchtbaren Zusammenarbeit zwischen Ultraschallabteilung und Röntgenabteilung an der Universitäts-Frauenklinik Marburg. Eine optimale Kombination aller mammadiagnostischen Maßnahmen wurde nicht zuletzt durch die ebenfalls in unserem Hause erfolgende Therapie sowie den engen Kontakt zum Pathologischen Institut, besonders zu Herrn Professor Dr. H. KALBFLEISCH, und eine ständige Diskussion der Ergebnisse ermöglicht.

Die Kombination von Sonographie und Mammographie erfolgte bei uns mit der Einführung der handlicheren Real-Time-Scanner, die wir seit 1975 als Punktionshilfen einsetzen. Gleichzeitig wurde an unserer Klinik die Thermographie weiterentwickelt und gepflegt.

Seit 1979 konnten Untersuchungsreihen mit einem Immersionsscanner durchgeführt werden, die uns die Grundlagen für die Sonoanatomie der Mamma und ihren Stellenwert zu anderen Verfahren zeigten. Hierbei wurde enger Kontakt zu den richtungsweisenden Gruppen in Australien, Japan und den USA gehalten.

Aufgrund der Erfahrungen mit dem Immersionsscanner konnten schließlich in den letzten 2–3 Jahren wieder handelsübliche Real-Time-Scanner – mit und ohne Wasservorlauf – eingesetzt werden. Ohne Sonographie gibt es bei uns heute keine Brustuntersuchung mehr!

Die Ultraschalldiagnostik nimmt inzwischen einen festen Platz in der Mammadiagnostik ein. Aufgrund der Weiterentwicklungen (Computed Sonography) ist heute sogar schon Mikrokalk darstellbar. Damit wird eine Ultraschall-Vorsorgeuntersuchung der Brust denkbar.

In diesem Buch wird ein Modell vorgestellt, dessen Anwendung für eine optimale Mammadiagnostik gefordert werden sollte.

Wir haben uns bemüht, dem wachsenden Interesse an der Mammasonographie durch reichhaltiges Bildmaterial, durch die Beschreibung des Stellenwertes der Methode und gesetzlicher Ausführungsbestimmungen entgegenzukommen.

Wir danken besonders Herrn Professor Dr. R. BUCHHOLZ und der P.E. Kempkes-Stiftung für die Ermöglichung der Untersuchungen und Herrn Professor Dr. K.-D. SCHULZ für die weitere Unterstützung. Unser Dank gilt weiterhin allen Mitarbeiterinnen der Ultraschall- und der Röntgenabteilung, sowie dem Fotolabor unter Frau WENZ.

Frühjahr 1986

B.-J. HACKELÖER
V. DUDA
G. LAUTH

Inhaltsverzeichnis

1 Technische und methodische Grundlagen der Mammasonographie

1.1 Einleitung

Vor ca. 35 Jahren legten Wild und Reid mit ersten Untersuchungen 1952 den Grundstein zur Entwicklung der Mammasonographie. Japanische Gruppen um Wagai und Kobayashi und australische Gruppen um Kossoff und Jellins erzielten dann Anfang der 70er Jahre erste klinisch relevante Ergebnisse. Ihre Arbeit wurde von Gruppen in aller Welt mit Compound- sowie Parallel- und Sektor-Real-Time-Scannern aufgegriffen und weiterentwickelt, bis heute mit computerisierten Geräten die Sonographie eine aktuelle, mit allen anderen nicht invasiven Methoden konkurrenzfähige Technik auf dem Gebiet der Mammadiagnostik geworden ist.

Durch Schwierigkeiten bei der Orientierung und Fehlen einer homogenen Parenchymstruktur war die Mammasonographie von Anfang an nicht ohne Probleme.

Auch heute wird die röntgenologische Darstellung in ihrer Wertigkeit immer noch als der „Goldstandard" der Mammadiagnostik angesehen. Dies hat bei näherem Hinsehen seine Begründung hauptsächlich in der Darstellbarkeit von Mikrokalzifikationen und in der Möglichkeit des Einsatzes als Screening-Methode.

Die Erfahrungen der letzten Jahre haben allerdings ergeben, daß die Mammasonographie bereits jetzt die führende Methode bei der Untersuchung der dichten Brust und bei der Diagnostik benigner Veränderungen ist. Es besteht darüber hinaus durchaus die Möglichkeit, daß mit einer Auflösungsverbesserung über die gesamte Bildtiefe und Bildbreite die Sonographie zur führenden Methode der Mammadiagnostik überhaupt werden könnte. Durch eine vollständige Computerisierung der Schallköpfe in Signalgebung und Signalverarbeitung scheint eine neue Generation von Scannern zu entstehen, die gerade bei der Strukturbeurteilung parenchymatöser Organe neue Ergebnisse erwarten läßt. In den ersten Einsätzen eines solchen Gerätes („Acuson") konnten z. B. sogar Mikrokalkpartikel reproduzierbar dargestellt werden (siehe Kapitel 5.3).

Die Frage des Einsatzes der Sonographie als Routine-Vorsorgeuntersuchung ist damit aber noch nicht beantwortet. Eine wesentliche Komponente der Ultraschalluntersuchung wird auch durch computerisierte Geräte nicht verändert – die Notwendigkeit der Anfertigung vieler schmaler Gewebsschnitte, die vom Untersucher allein zu einem Gesamtbild zusammengefügt werden müssen und erst dann eine Diagnose erlauben. Hierbei ist die Erfahrung des Untersuchers von entscheidender Bedeutung. Die Erstellung technisch einwandfreier Bilder reicht hier im Vergleich zu Verfahren, die mit Summationsbildern arbeiten, nicht aus. Damit ist auch der Einsatz technischer Hilfskräfte wie beispielsweise bei der Röntgenmammographie stark eingeschränkt. Das Problem besteht darin, daß bei der Ultraschalldarstellung der Brust keine definierten oder exakt reproduzierbaren Schnittebenen angegeben werden können, sieht man einmal von der Möglichkeit der Immersions-Scanner ab. Bei ihnen ist durch eine indirekte, automatische Abtastung die Festlegung von Ebenen bei Verwendung der Mamille als Referenzpunkt möglich. Beschränkt man sich beim Einsatz der Ultraschalldiagnostik auf die Darstellung palpabler Befunde, dann sind definierte Schnittebenen auch nicht unbedingt erforderlich. Will man die Methode jedoch im Rahmen der Karzinomvorsorge bzw. -früherkennung einsetzen, so ist ein klar festgelegter Untersuchungsgang eine unabdingbare Voraussetzung.

Resümee

Dieses Buch soll Hilfestellungen geben, die Ultraschalldiagnostik der Mamma im möglichen und sinnvollen Rahmen einzusetzen. Es stellt klar, daß zu einer sinnvollen Gesamtdiagnostik der Brust auch andere Methoden nach wie vor notwendig sind und daß zur medizinisch und juristisch einwandfreien Durchführung die Mammasonographie nur von entsprechend ausgebildeten und erfahrenen Ärzten vorgenommen werden sollte.

1.2 Einführung in die Untersuchungstechnik

Der Ultraschall hat in den letzten Jahren in zunehmendem Maße eine feste Einbindung in die moderne Mammadiagnostik gefunden (Abb. 1.1).

Bei der Mammasonographie kann man verschiedene Techniken zum Einsatz bringen.

Als konventionelle Untersuchungstechnik gilt die Echographie der Mamma mit handgeführten real-time Scannern mit oder ohne Wasservorlauf (Abb. 1.2). Gerätetechnisch bedingt kommt es dabei zu einer mehr oder weniger starken Kompression des Brustgewebes, abhängig vom Ankopplungsdruck, sowie von der unterschiedlichen Brustform und -festigkeit. Dargestellt werden kann jeweils nur ein bestimmter Ausschnitt der untersuchten Mamma, nie aber ein Gesamtschnitt durch das Organ. Diese Tatsache macht die Orientierung anhand der erstellten Sonogramme und auch die Reproduktion bestimmter Schnittführungen bei Kontrolluntersuchungen äußerst schwierig, wenn nicht sogar unmöglich, obwohl mit modernen Geräten jetzt sogar schon die Schnittführung direkt auf dem Sonogramm dokumentiert werden kann (Abb. 1.3). Zur besseren Beurteilung oberflächennaher Strukturen können bei den handgeführten Geräten Wasser- oder Kunststoff-Vorlaufstrecken benutzt werden. Es muß aber darauf geachtet werden, daß dadurch der Bildausschnitt nicht aus dem Fokusbereich des Schallkopfes herauswandert (Abb. 1.4). Ideal ist die handgeführte real-time Technik zur Sonographie unter direkter palpatorischer Kontrolle und zur Leitung und Überwachung von Feinnadelbiopsien an der Mamma (Abb. 1.5). Eine Erfolgskontrolle ultraschallgeführter Punktionen ist bei Zysten durch die Aspiration von Flüssigkeit und die Beurteilung des Entleerungszustandes, bei soliden Tumoren durch die Darstellung der Nadelspitze im Sonogramm möglich. Dabei genügt die Darstellung der Nadelspitze in einem zentralen Tumoranschnitt in einer Ebene im Gegensatz zur Summationsbildtechnik der Röntgenmammographie, bei der die Dokumentation einer Nadellage stets in zwei Ebenen erfolgen muß. Der Zeit- und Kostenaufwand bei der manuellen real-time Technik ist vergleichsweise niedrig.

Im Gegensatz dazu steht die Immersionstechnik, bei der die Patientin in Bauchlage die zu untersuchende Mamma frei in ein Wasserbekken hält (Abb. 1.6). In den entsprechenden Wassertanks befinden sich je nach Gerätetyp zwei oder mehr Sektorschallköpfe, die aus unterschiedlichen Richtungen, aber in einer Ebene die Mamma beschallen und im Gegensatz zur real-time Technik „stehende Bilder" aufbauen. Die Immersionsscanner arbeiten automatisch und sind in der Lage, das Gesamtorgan systematisch in vorgegebenen Abständen in Quer- oder Längsschnitten durchzuuntersuchen. Dabei bietet sich die Mamille als ideale Referenzebene an (Abb. 1.7). Gegebenenfalls sind auch Schnittführungen in Rotationsebenen außer der Quer- und Längsschnittachse oder in gekippter Stellung möglich. Je nach Aktivierung eines oder mehrerer Schallköpfe erhält man mit diesen Geräten „compound" oder „single" bzw. „simple" Scans (Abb. 1.8). Compound-Scans ergeben ein komplexes Bild, bei dem allerdings die Streuechorate höher ist und Sekundärphänomene nicht oder kaum zur Darstellung kommen. Simple-Scans weisen nicht so viele Streuechos auf und lassen auch eine gute Beurteilbarkeit von Sekundärphänomenen zu, bergen allerdings die Gefahr in sich, daß beim Beschallen aus einer bestimmten Richtung die Brust nur ausschnittweise beurteilt werden kann, und Befunde übersehen werden können. Obwohl auch bei den Immersionsscannern mit Plastikplanen eine Kompression ausgeübt werden kann, erscheint der Einsatz solcher Kompressionsplanen nachteilig, da sie die Mamille ins Hautniveau drücken und damit eine Orientierung unmöglich machen. Allein die fehlende Korrelierbarkeit zu Tastbefunden erweist sich schon bei der freien Immersionstechnik oft genug als Problem. Der Zeit- und Kostenaufwand für die Immersions-Methode ist verhältnismäßig groß.

Eine Mittelstellung zwischen den beiden geschilderten Methoden nimmt die Technik ein, bei der in Rückenlage der Patientin ein Wasserkissen auf die Mamma aufgesetzt wird, in dem sich eine automatisierte Schalleinrichtung befindet. Diese Technik wird in ähnlicher Form auch zur Untersuchung im Sitzen angeboten.

Bei der Mammasonographie werden weiße Echos auf schwarzem Grund bevorzugt. Wie die von Sanders veröffentlichten Untersuchungen zeigen, sind dabei wesentlich weniger Echos nötig als für die Erstellung vergleichbar guter Bilder mit schwarzen Echos auf weißem Grund (Abb. 1.9) (Sanders 1980).

Die mit einigen Geräten mögliche Bildverarbeitung des „post processing", d.h. die Graustufenveränderung vorgegebener Bilder zur Akzentuierung von Herdbefunden kann in Einzelfällen Vorteile bringen (Abb. 1.10).

Die Dokumentation von Mamma-Sonogrammen kann mit Einzelbildern (Sofortbildsysteme oder Kleinbildfilme), Multiformatbildträgern oder Videoband vorgenommen werden. Dabei genügt für die manuelle real-time Technik eine exemplarische Dokumentation, während sich bei der automatisierten Methode eher eine systematische Dokumentation anbietet (Abb. 1.11).

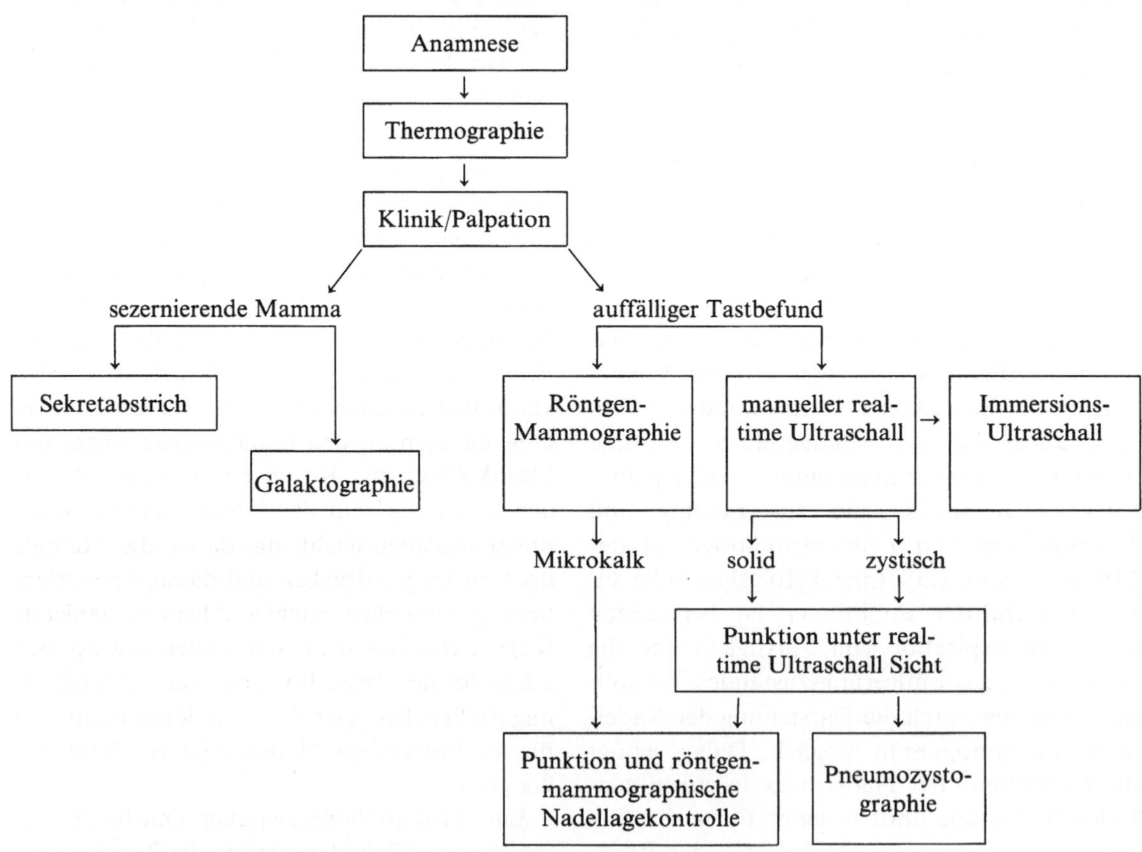

Abb. 1.1. Mammadiagnostisches Procedere

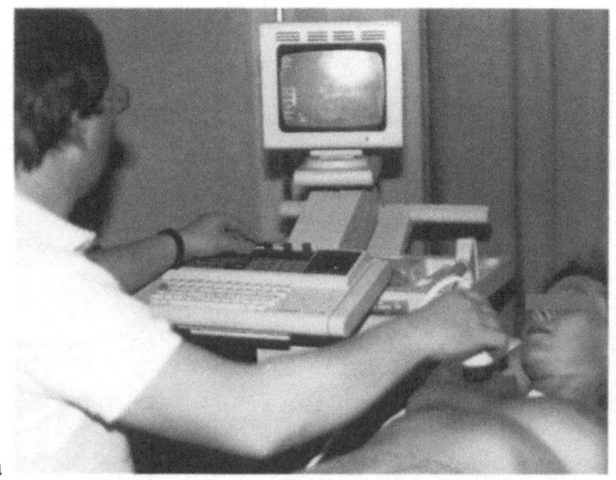
a

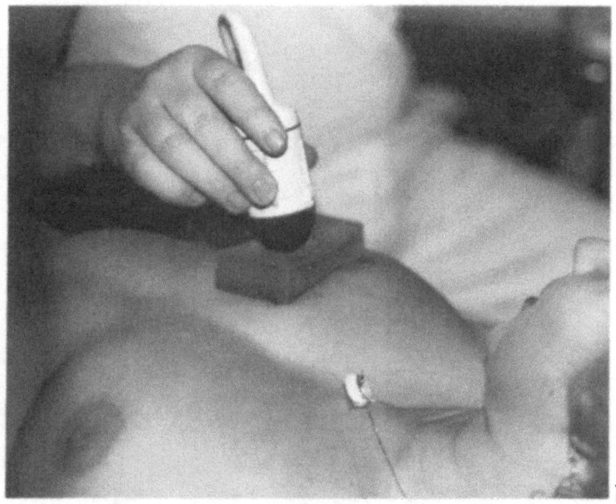
b

Abb. 1.2a, b. Mammasonographie mittels manueller real-time Methode mit Vorlaufstrecke

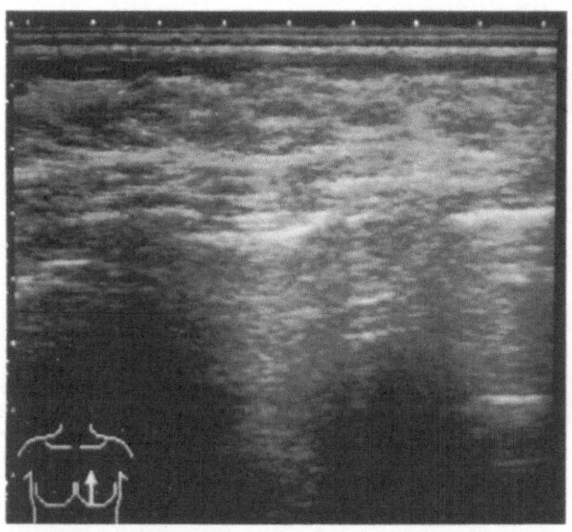

Abb. 1.3. Dokumentation der Schnittführung bei einem real-time Gerät

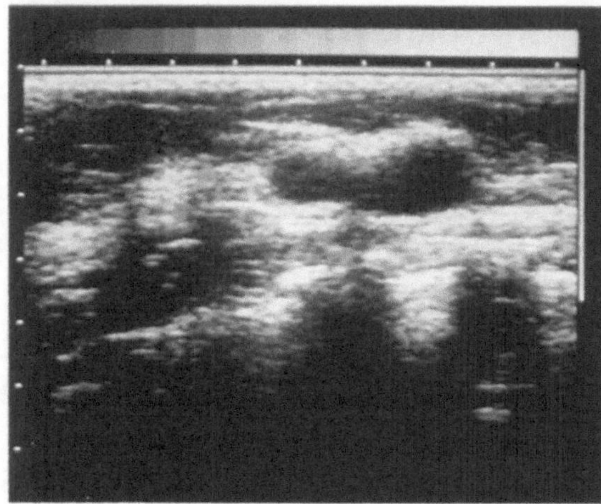
a

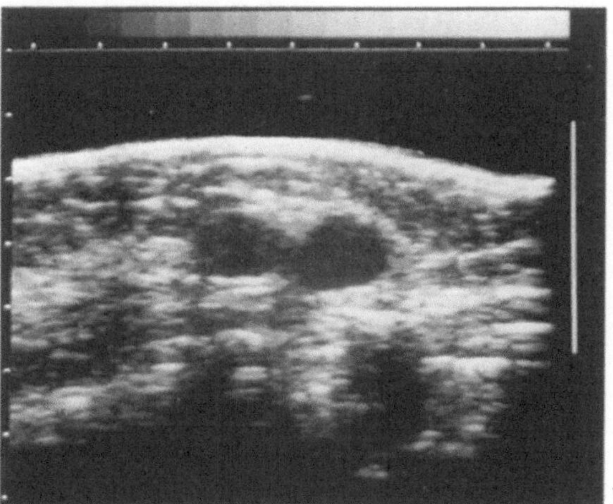
b

Abb. 1.4 a, b. Darstellung von zwei dicht nebeneinander liegenden Mammazysten mit der real-time Methode; **a** ohne Vorlaufstrecke, **b** bei Verwendung einer „Kunststoff-Vorlaufstrecke"

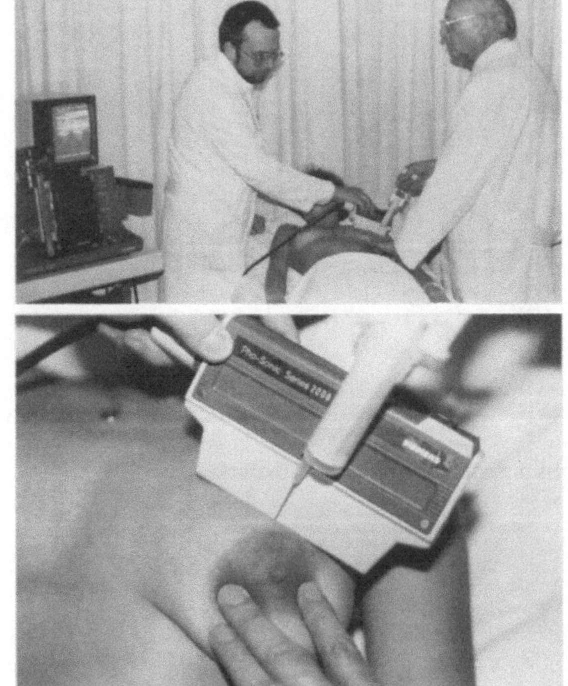

a

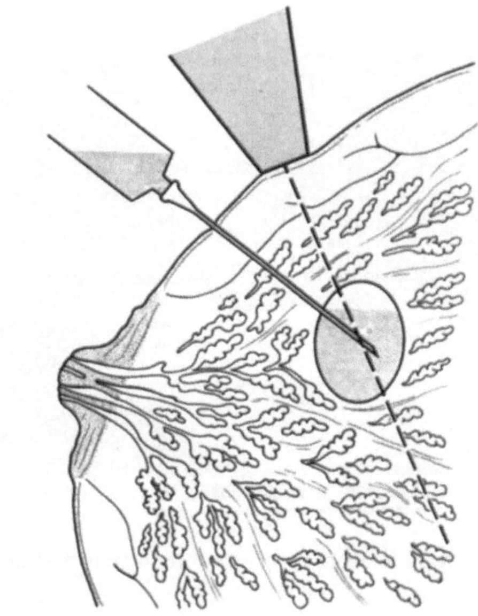

b

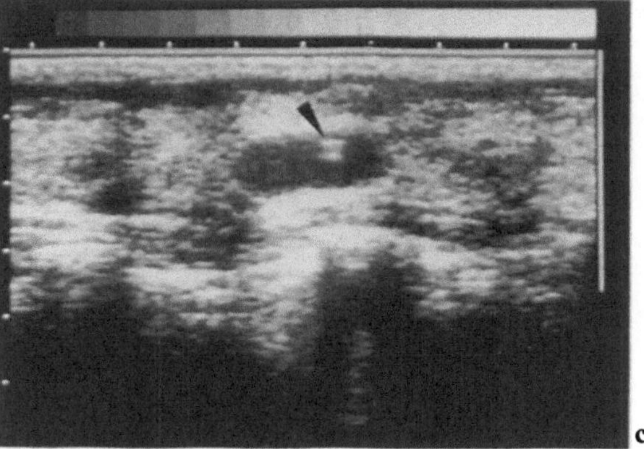

c

Abb. 1.5. a Feinnadelpunktion der Mamma unter Ultraschall-Sicht; **b** Schnittführung bei der ultraschallgeführten Zystenpunktion; **c** Darstellung der Punktionsnadelspitze in einer Zyste

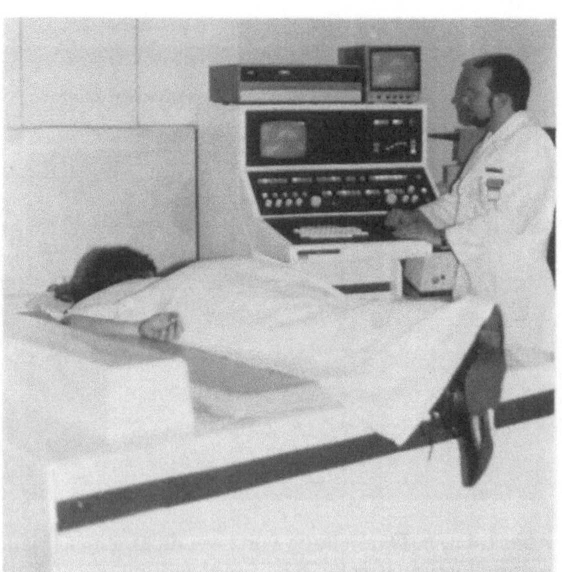

Abb. 1.6. Mammasonographie mittels Immersionsmethode

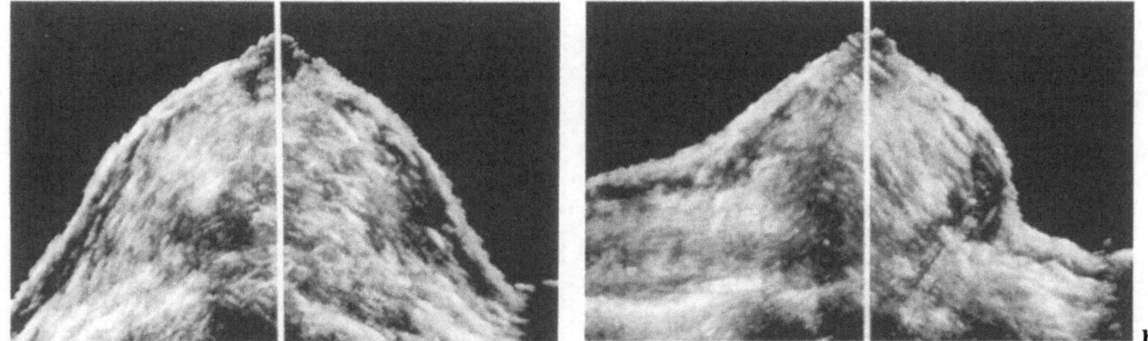

Abb. 1.7 a, b. Mamille als Referenz- und Rotationspunkt bei der automatisierten Immersionstechnik. **a** Querschnitt; **b** Längsschnitt

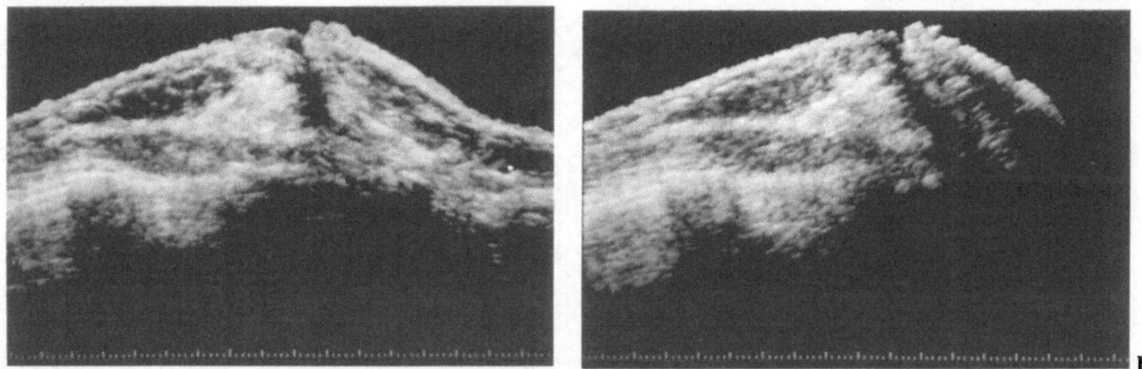

Abb. 1.8. a Compound-Scan (zentral gelegener unscharfer Herd bei einem Mammakarzinom); **b** Single-Scan (gleiche Schnittebene wie bei **a**, deutliches Schallauslöschphänomen hinter dem Herd)

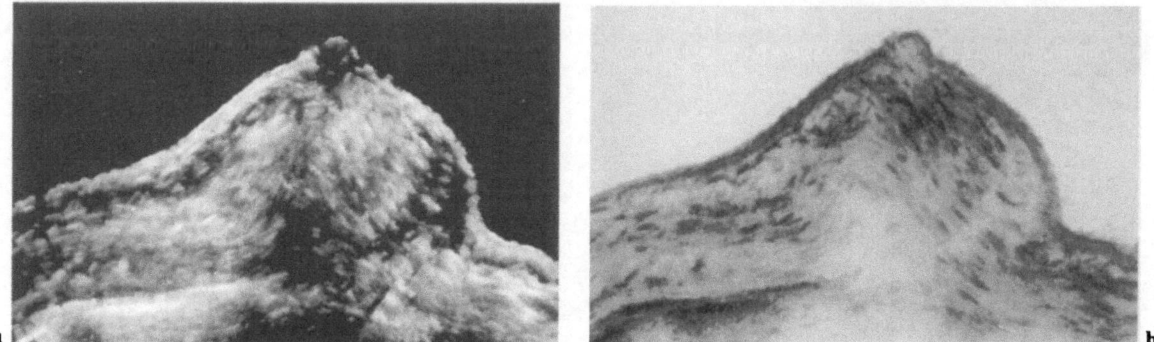

Abb. 1.9 a, b. Mammasonogramm; **a** weiß auf schwarzem Grund; **b** schwarz auf weißem Grund

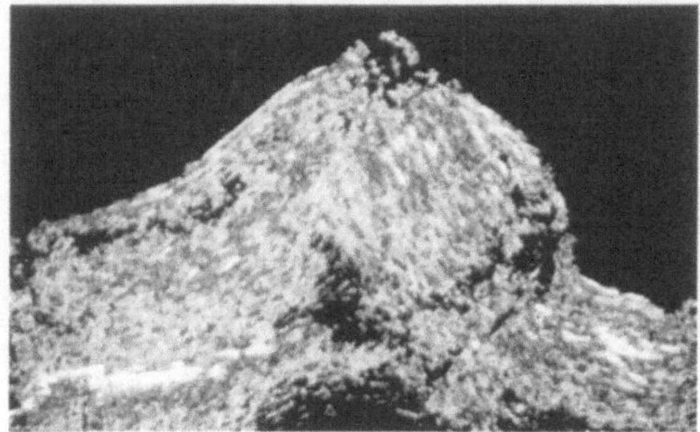

Abb. 1.10. „post processing" bei einem unauffälligen Mammasonogramm

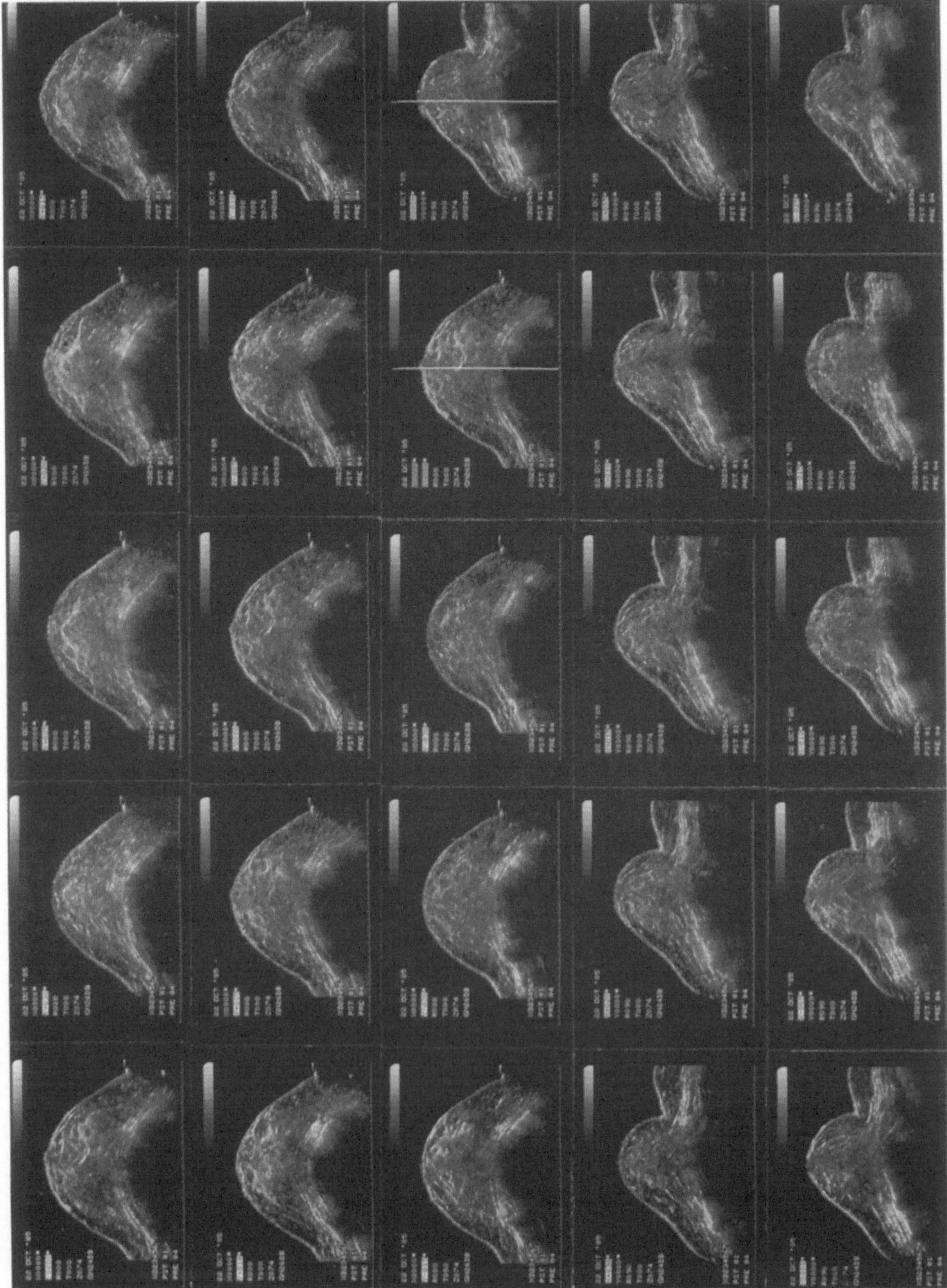

1.3 Anatomische Strukturen und ihre sonographischen Korrelate

Durch die an den Grenzflächen von Geweben, die den Ultraschall in unterschiedlicher Weise leiten, entstehenden Echos werden bei der Mammasonographie „indirekte anatomische Schnittbilder" erzeugt. Dabei stellen sich die einzelnen anatomischen Grundstrukturen immer wieder in vergleichbarer Form dar (Abb. 1.12–1.17; Tabelle 1.1).

Tabelle 1.1. Sonographische Korrelate zu anatomischen Strukturen der Mamma

- *Mamille:* sie kann als Referenzebene benutzt werden; hinter der Mamille kann gelegentlich ohne bisher geklärte Ursache ein Schallauslöschphänomen („Mamillenshadowing") auftreten
- *Haut:* durchgehendes hyperreflektives Band
- *Subkutanfettsaum:* mehr oder weniger stark ausgeprägt; hyporeflektiv
- *Cooper'sche Ligamente:* von der Brustbasis zur Haut ziehend und meist im Subkutanfettsaum als hyperreflektive Bänder zu erkennen
- *Drüsenkörper:* mehr oder weniger schwach hyporeflektives Parenchym und hyperreflektiver Bindegewebsanteil
- *Milchgänge:* feine stark hypo- bis areflektive und gerade oder geschlängelt verlaufende Strukturen, die sich oft kurz vor der Einmündung in die Mamille kleinzystisch aufweiten (Abb. 1.14)
- *Hautvenen:* dicht subkutan gelegene hyperreflektive Doppellinien (Abb. 1.15)
- *axilläre Strukturen* (Abb. 1.16): sie müssen gelegentlich von akzessorischen Drüsenkörpern im Axillabereich abgegrenzt werden (Abb. 1.17)
- *Thoraxwandstrukturen:* Pektoralisfaszie, Pektoralis- und Interkostalmuskulatur, Rippen

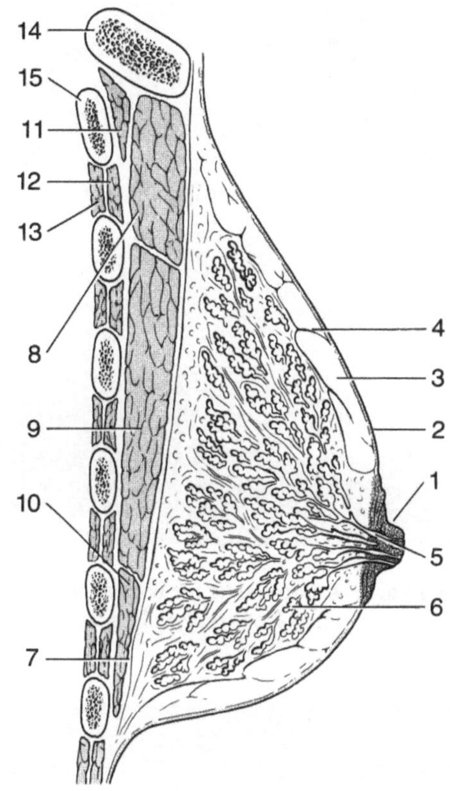

Abb.1.12. Anatomische Grundstrukturen

1 Papilla mammae
2 Cutis
3 Subcutanfettsaum
4 Cooper'sche Ligamente
5 Ductus lactiferi – Sinus lactiferi
6 Lobi glandulae mammariae
7 Fascia pectoralis
8 Pars clavicularis } Musculus pectoralis major
9 Pars sternocostalis } Musculus pectoralis major
10 Pars abdominalis } Musculus pectoralis major
11 Musculus subclavius
12 Musculi intercostales externi
13 Musculi intercostales interni
14 Clavicula
15 Costae

◁ **Abb. 1.11.** Dokumentationstyp des „Multiformatbildes"

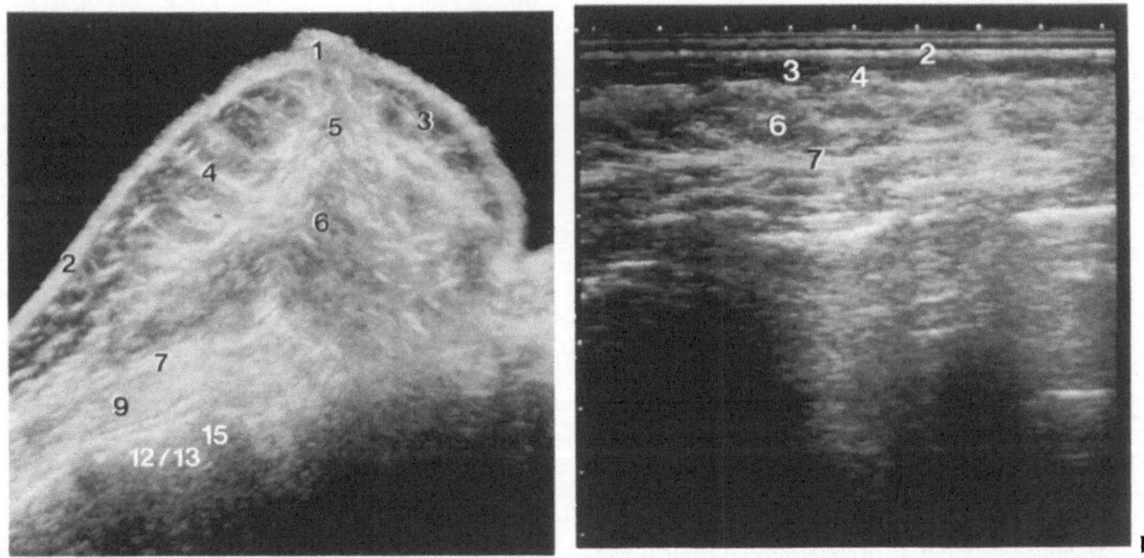

Abb. 1.13 a, b. Anatomische Strukturen im Echogramm (Bedeutung der Ziffern wie bei Abb. 1.12). **a** Immersions-Echogramm; **b** Real-time Echogramm

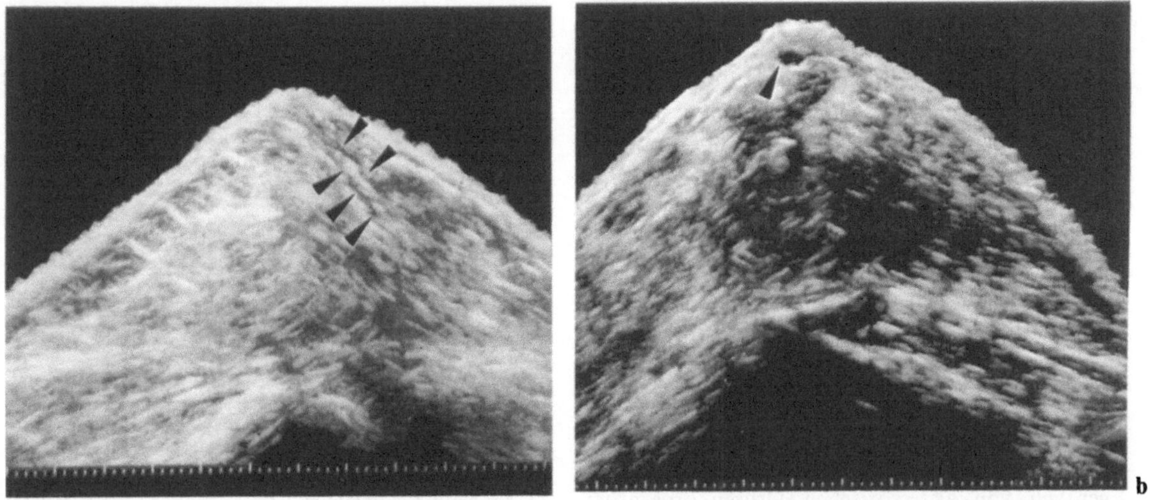

Abb. 1.14. a Ductus lactiferi; **b** Sinus lactiferus

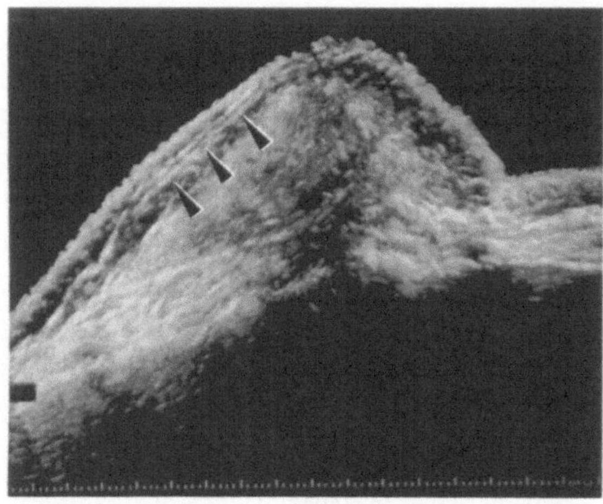

Abb. 1.15. Hautvene

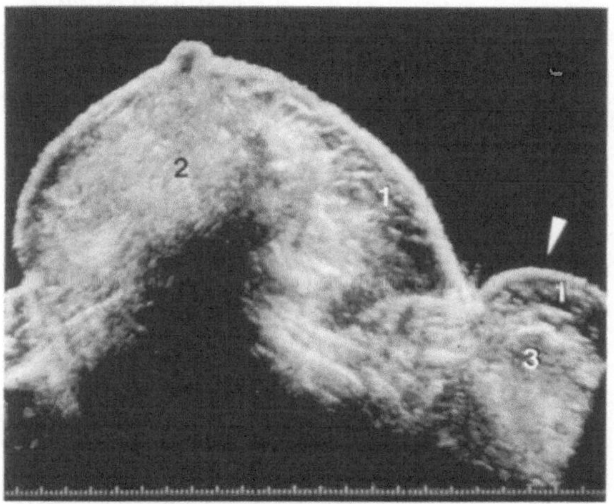

Abb. 1.16. Mammasonogramm mit Anschnitt der Axilla (*1* Fettgewebe; *2* Drüsenkörper; *3* axilläre Muskulatur)

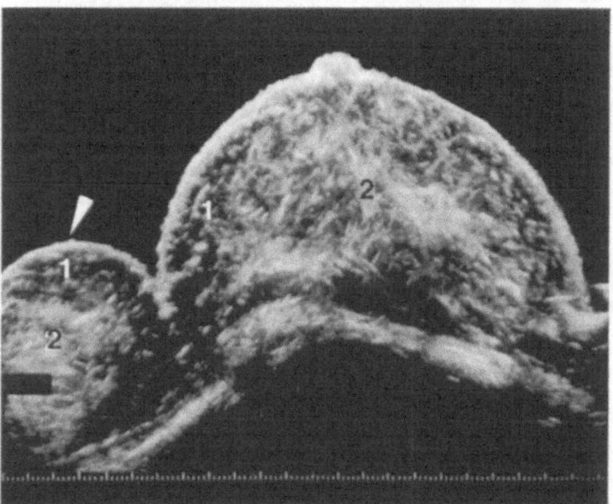

Abb. 1.17. Mammasonogramm bei Vorliegen eines akzessorischen Drüsenkörpers (*1* Fettgewebe; *2* Drüsenkörper)

1.4 Darstellung des Drüsenkörpers

Bereits in den ersten drei Lebenswochen erfährt der Drüsenkörper des Neugeborenen durch noch im Blut verbliebene mütterliche Hormone einen Reiz, der zu Drüsenschwellungen und zystischen Ausweitungen der Milchgänge führt. Sie enthalten ein Sekret aus Fett, Leukozyten und abgeschilfertem Epithel, die sogenannte „Hexenmilch".

Die eigentliche Ausreifung des Drüsenkörpers erfolgt aber erst zum Zeitpunkt der Thelarche, durchschnittlich im 10.–11. Lebensjahr (Abb. 1.18).

Nach der Pubertät lassen sich entsprechend dem jeweiligen Verhältnis von Parenchym zu Binde- und Fettgewebe verschiedene Drüsenkörpertypen unterscheiden (Tabelle 1.2, Abb. 1.19–1.23), die unterschiedlich gut im Sonogramm zu beurteilen sind und sich verschiedenen Altersgruppen bzw. Entwicklungsstadien im Leben der Frau zuordnen lassen (Tabelle 1.3).

Tabelle 1.2. Sonographische Drüsenkörpertypen und ihre jeweilige Beurteilbarkeit

- *dichte, zentral stark schallabsorbierende Mamma:*

  Typ der jungen Frau – unter Kompression gut beurteilbar, mit der freien Immersionstechnik jedoch oft problematisch, da periphere und zentrale Anteile eine unterschiedliche Time-Gain-Compensation zur optimalen Darstellung erfordern (Abb. 1.19)

- *homogen dichte Mamma:*

  Typ der Frau mittleren Alters – generell problemlos zu beurteilen (Abb. 1.20)

- *laktierende Mamma:*

  keine Probleme in der Beurteilung von Herdbefunden, bei diffusen Veränderungen durch die ausgeprägt duktale Strukturierung dagegen schwierig zu begutachten (Abb. 1.21)

- *teilinvolvierte Mamma:*

  Typ der älteren Frau – gerade im Bereich der Involutionsbezirke bestehen oft Schwierigkeiten bei der Auffindung und Abgrenzung von Herdbefunden; hier kann die Untersuchung mit Kompression der Mamma hilfreich sein (Abb. 1.22)

- *Involutionsmamma:*

  Typ der Frau im Senium – durch die vorherrschende Hyporeflektivität kommt es häufig zu großen Problemen bei der Suche nach Herdbefunden (Abb. 1.23)

Tabelle 1.3. Häufigkeit und Altersverteilung der echographischen Drüsenkörpertypen

Drüsenkörpertyp im Sonogramm	Häufigkeit in % (n = 404)	Durchschnittliche Altersverteilung
Stark schallabsorbierend	22	<40
Homogen dicht	38	40–50
Teilinvolviert	35	50–70
Involutionsmamma	5	>70, vereinzelt aber auch schon ab Mitte 20

Abb. 1.18–1.23. Darstellung der verschiedenen Ultraschall-Drüsenkörpertypen mit der Immersions- und der Real-time Methode ▷

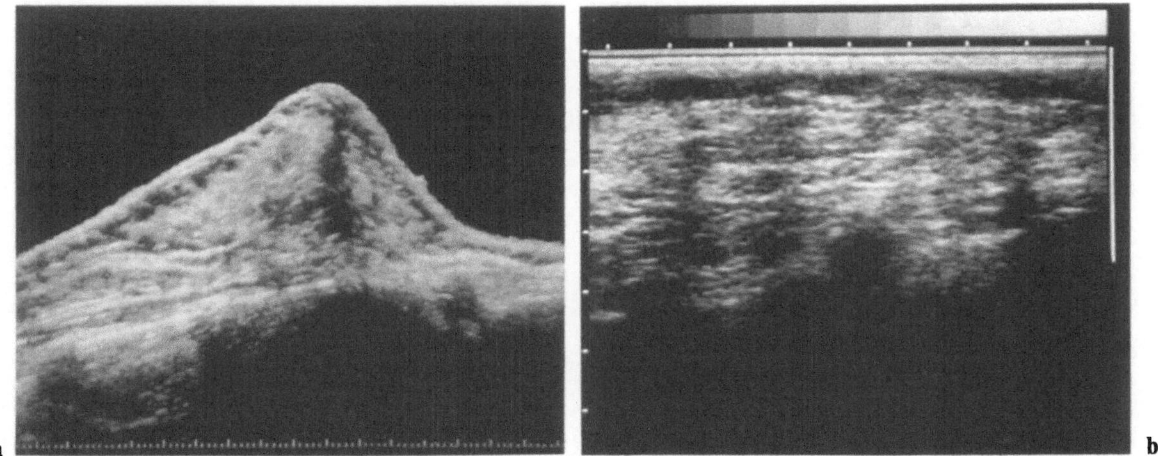

Abb. 1.18 a, b. Pubertärer Drüsenkörper

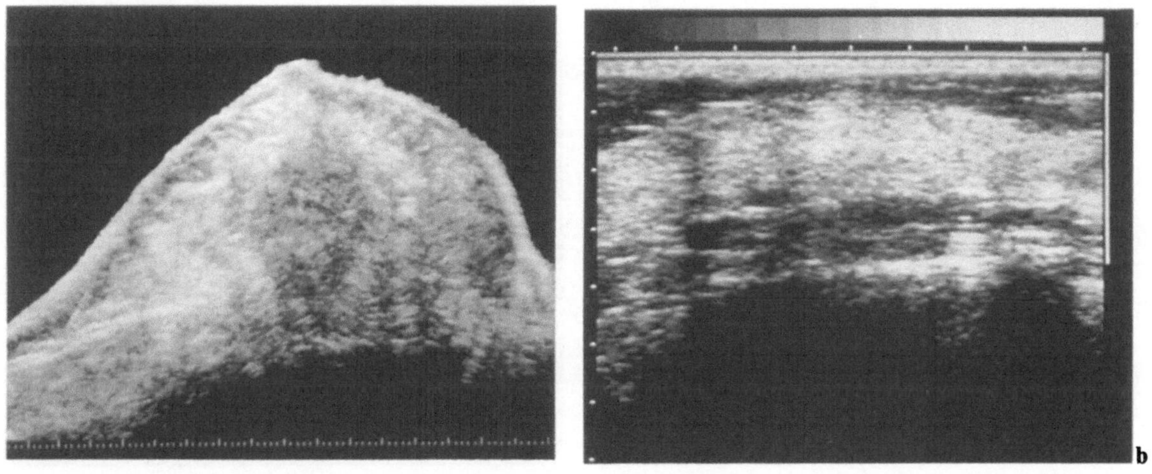

Abb. 1.19 a, b. Zentral stark schallabsorbierender, dichter Drüsenkörper

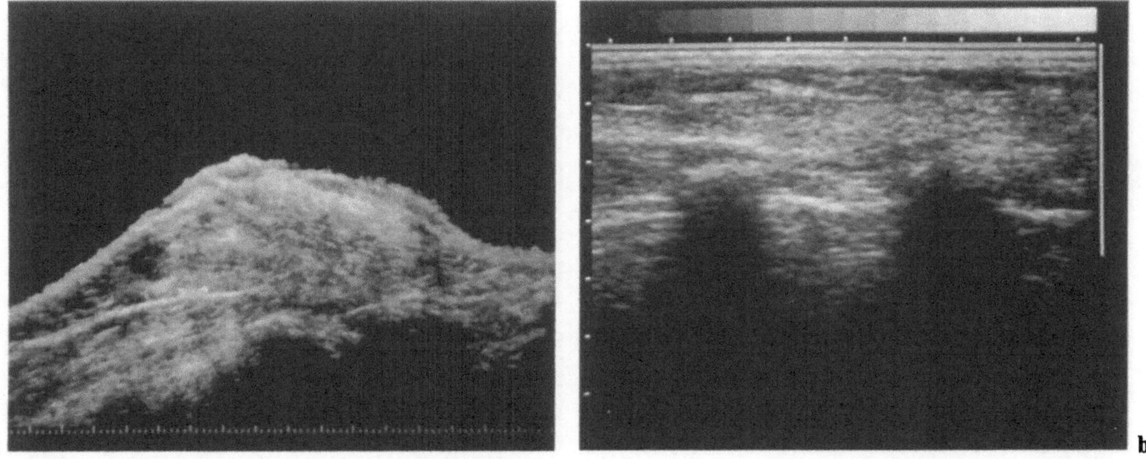

Abb. 1.20 a, b. Homogen dichter Drüsenkörper

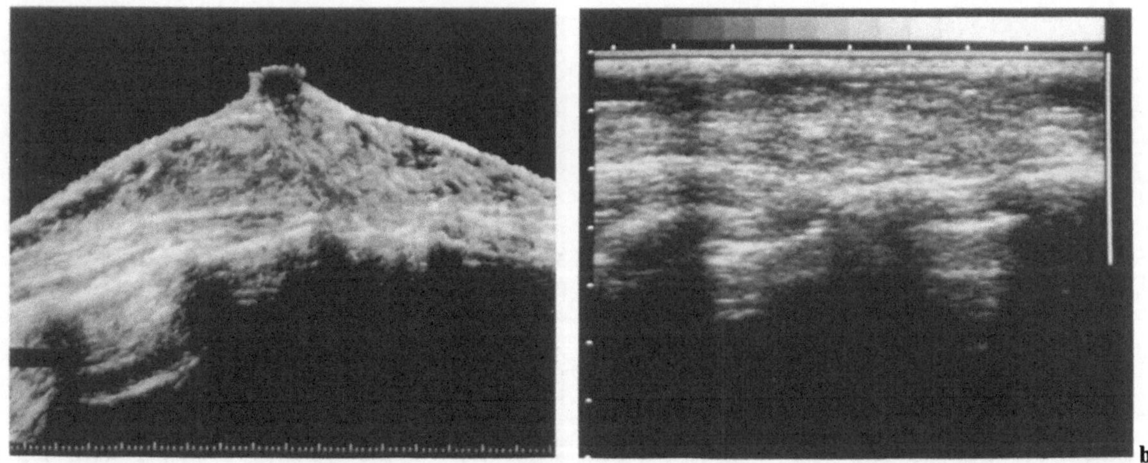

Abb. 1.21 a, b. Laktierende Mamma

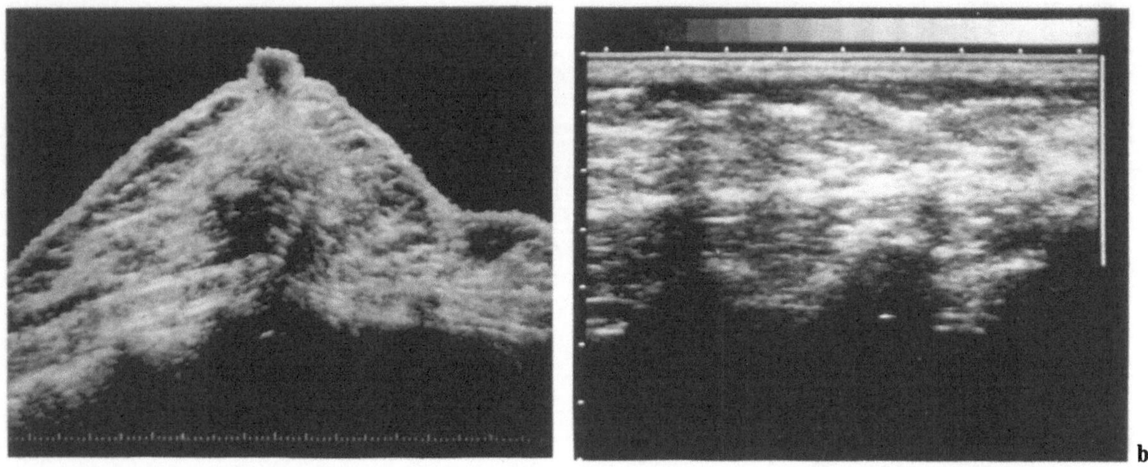

Abb. 1.22 a, b. Teilinvolvierter Drüsenkörper

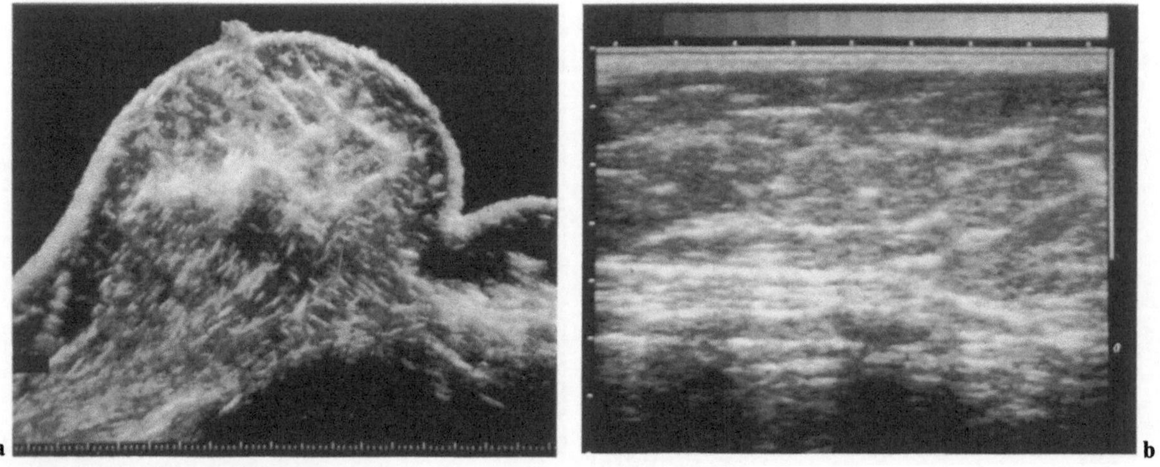

Abb. 1.23 a, b. Involutionsmamma

1.5 Darstellung und Charakterisierung von Herdbefunden im Mammasonogramm

Grundvoraussetzungen für eine gute Darstellung von Herdbefunden sind, daß sie im Fokusbereich des Schallkopfes liegen (Abb. 1.24) und daß die Time-Gain-Compensation optimal eingestellt ist. Letzteres kann mitunter schwierig sein, da manchmal unterschiedliche Einstellungen für verschiedene Drüsenkörperanteile eines Schnittes erforderlich sind (Abb. 1.25). Neben der Anpassung der Time-Gain-Compensation ist zur optimalen Befunddarstellung ein zentraler Anschnitt des Herdes zu fordern, da periphere oder tangentiale Anschnitte oft zu Fehlinterpretationen führen (Abb. 1.26). Sekundärphänomene lassen sich von Fall zu Fall entweder durch vertikales oder tangentiales Beschallen akzentuieren (Abb. 1.27). Hüppe (1982) berichtet über 40 Karzinome, von denen 31 bei vertikaler, aber 38 bei tangentialer Schallkopfankoppelung gut zur Darstellung kamen.

Zur sonographischen Charakterisierung von Herdbefunden können Primär-, Sekundär- und Tertiärkritierien herangezogen werden. Primärkriterien betreffen die Berandung und Binnenechos, während unter Sekundärkriterien Phänomene zu verstehen sind, die durch besondere Schalleiteigenschaften hinter den entsprechenden Herdbefunden auftreten (Pseudoschallverstärkung, Schallabschwächung, Schallauslöschung). Im Gegensatz zu den direkt die Herdbefunde beschreibenden Primär- und Sekundärkriterien sind unter dem Begriff Tertiärkriterien Auffälligkeiten im Sonogramm zu verstehen, die indirekt auf mögliche pathologische Veränderungen in der Mamma hinweisen (Tabelle 1.4).

Grundsätzlich ist zu fordern, daß nur dann von echten Herdbefunden gesprochen werden sollte, wenn diese reproduzierbar und in zwei verschiedenen Untersuchungsebenen darstellbar sind.

Tabelle 1.4. Beurteilungskriterien für pathologische Befunde im Mammasonogramm

- *Primärkriterien:*

  Berandung [glatt/Verdrängungsrandsaum (halo)/teilweise glatt/unscharf/Besenreiser (hyperreflektiv)/Tannenbaumphänomen (hyporeflektiv)]

  Binnenechos (Struktur: regelhaft/irregulär/flau; Verteilung: homogen/inhomogen; hyperreflektive Anteile/areflektive Anteile)

- *Sekundärkriterien:*

  Schallverstärkung (enhancement) (hinter dem gesamten Herd/hinter Herdteilen)

  laterales Schallauslöschphänomen (lateral shadowing) (nur bei glatter Herdberandung bzw. Verdrängungsrandsaum)

  zentrales Schallauslöschphänomen (middle shadowing) (hinter gesamtem Herd/hinter Herdteilen/nur in einer Untersuchungsebene/in beiden Untersuchungsebenen)

- *Tertiärkriterien:*

  Hautphänomene (Vorwölbung/Abflachung (flattening)/Einziehung (retraction)/hyporeflektive Auflockerung und Verdickung (double-line of skin thickening)/Unterbrechung)

  Unterbrechung der Pektoralisfaszie

  axilläre Lymphknoten

  metastasenverdächtige Befunde im Leber-Ultraschall

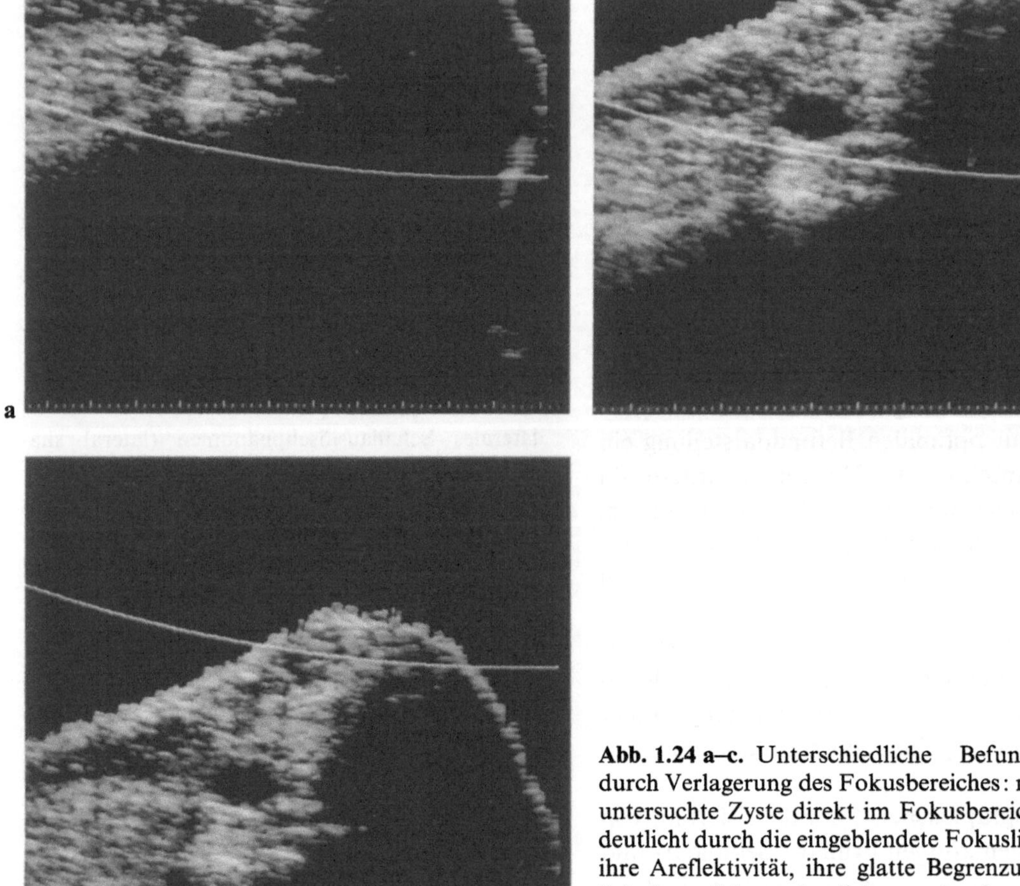

Abb. 1.24 a–c. Unterschiedliche Befunddarstellung durch Verlagerung des Fokusbereiches: nur wenn die untersuchte Zyste direkt im Fokusbereich liegt (verdeutlicht durch die eingeblendete Fokuslinie), kommt ihre Areflektivität, ihre glatte Begrenzung und ihre Schallverstärkung deutlich zum Ausdruck

Abb. 1.25 a, b. Darstellungsprobleme bei einem zentral sehr stark schallabsorbierenden Drüsenkörper. **a** Befriedigende Darstellung der peripheren Drüsenkörperanteile, das Zentrum ist nicht beurteilbar; **b** gute Beurteilbarkeit des Zentrums, die Peripherie ist jetzt total überstrahlt

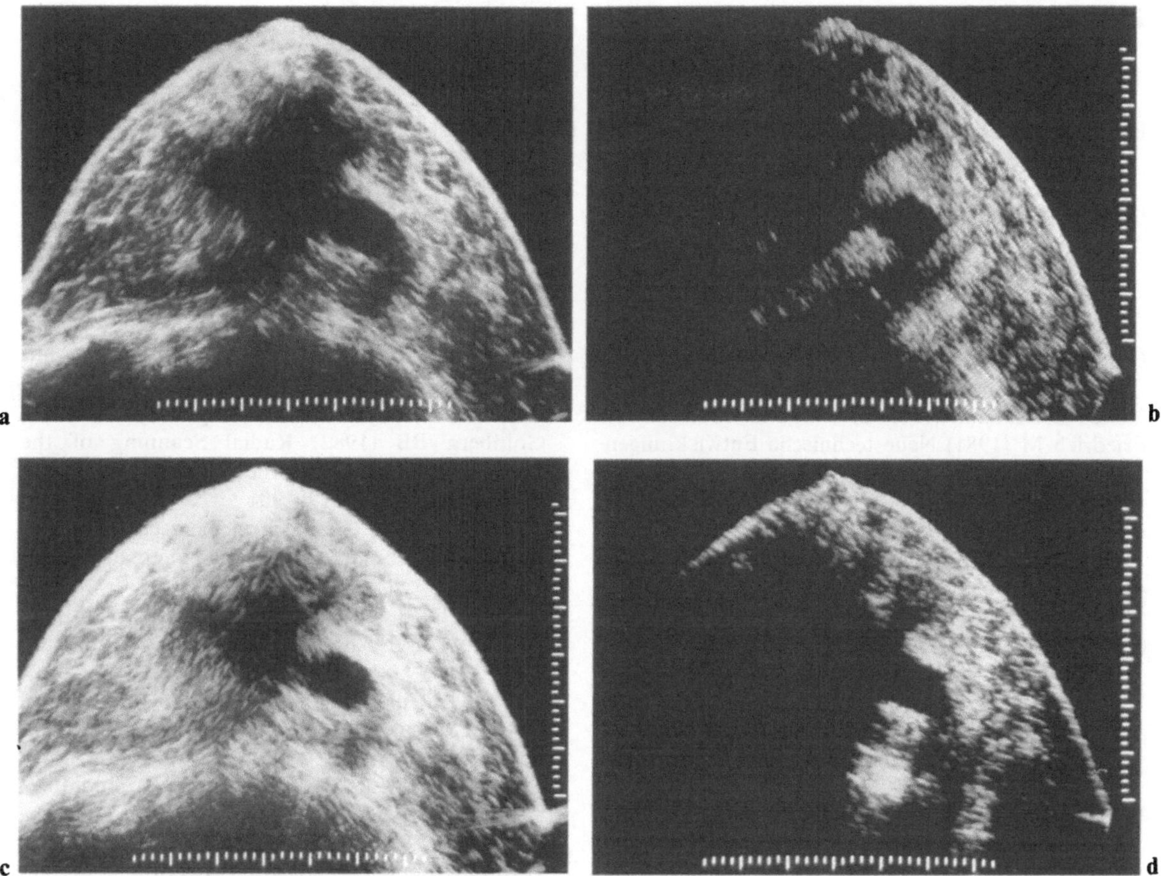

Abb. 1.26 a–d. Abhängigkeit der Befunddarstellung von der Time-Gain-Compensation und dem Schalleinfallswinkel. **a** TGC schlecht eingestellt; **b** Schalleinfallswinkel zu tangential; **c** TGC gut eingestellt; **d** Schalleinfallswinkel richtig gewählt

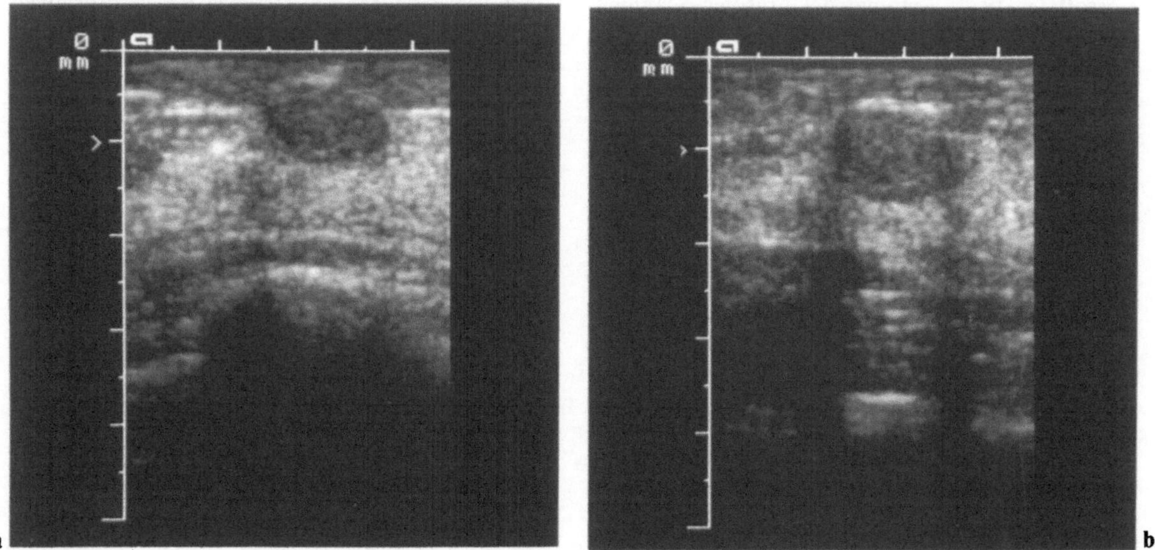

Abb. 1.27. **a** vertikale Schallkopfankoppelung – befriedigende Herddarstellung bei einem Fibroadenom; **b** derselbe Herd bei tangentialer Schallkopfankoppelung – Verdrängungsrandsaum und laterales Schallauslöschphänomen kommen wesentlich akzentuierter zur Darstellung

Literatur

Baum G (1983) A comparison of the Performance of Commercial Ultrasound Breast Scanners Versus a Laboratory Instrument. JCU 11:405–413

Duda V (1982) Ultraschall-Mammographie: Das sonographische Erscheinungsbild anatomischer und pathologischer Strukturen der Mamma unter Anwendung eines Immersionsscanners. Dissertation Marburg:15–43

Ezo MG (1981) Tissue Compression for the Optimization of Images in Waterpath Breast Scanning. Med Ultrasound 5:113–117

Friedrich M (1981) Neue technische Entwicklungen der Röntgen- und Ultraschalluntersuchung der Mamma. Röntgenpraxis 34:181–195

Friedrich M, Claussen CC, Felix R (1981) Methodische Aspekte der Mammasonographie. Erfahrungen mit einem Immersionsscanner (Octoson). RöFo 135:704–713

Gros ChM, Dale G, Gairard B (1978) La compression en échographie mammaire. Senologia 3:3–13

Hackelöer BJ, Duda V, Hüneke B, Lauth G, Bald R, Buchholz R (1982) Ultraschallmammographie: Entwicklung, Stand und Grenzen. Ultraschall in der Medizin 3:94–108

Huber JC, Fischl F, Kubista E, Reinold E (1982) Real-time-Sonographie in der Mammaroutinediagnostik. Ultraschall in der Medizin 3:137–139

Hüppe JR (1982) Zur Technik der Mammasonographie mit Real-Time-Gerät. Vortrag, Mammasonographie-Tagung, München, 24.9.82, Klinikum Großhadern

Kossoff G (1978) Automated Ultrasonic Scanning Techniques. Excerpta Medica: 22–35

Kossoff G, Jellins J (1982) The Physics of Breast Echography. Seminars in Ultrasound 3:5–12

Lauth G, Duda V, Hackelöer BJ (1984) Möglichkeiten und Grenzen der Interpretation von Ultraschall-Mammogrammen. Röntgen-Berichte 13:21–34

Maturo VG, Zusmer NR, Gilson AJ, Smoak WM, Janowitz WR, Bear BE, Goddard J, Dick DE (1980) Ultrasound of the Whole Breast Utilizing a Dedicated Automated Breast Scanner. Radiology 137:457–463

Picker RH, Fulton AJ (1982) Maturational and Physiological Changes in the Female Breast. Seminars in Ultrasound 3:34–37

Rosensweig R, Foy PM, Cole-Beuglet C, Kurtz AB, Goldberg BB (1982) Radial Scanning of the Breast: An Alternative to the Standard Ultrasound Technique. JCU 10:199–201

Sanders RC (1980) Comparison Between Black and White Backgrounds for Ultrasonic Images. JCU 8:413–415

Schneck CD, Lehmann DA (1982) Sonographic Anatomy of the Breast. Seminars in Ultrasound 3:13–33

Teubner J, Müller A, Pickenhan L, van Kaick G (1982a) Morphologie der Brustdrüse im Schallbild. Ultraschalldiagnostik '81:369–370

Teubner J, van Kaick G, Pickenhan L, Schmidt W (1982b) Vergleichende Untersuchungen mit verschiedenen echomammographischen Verfahren. Ultraschall in der Medizin 3:109–118

Teubner J, Müller A, van Kaick G (1983) Echomorphologie der Brustdrüse. Radiologe 23:97–107

Van Kaick G, Schmidt W, Teubner J, Lorenz D, Lorenz A, Müller A (1980) Echomammographie mit verschiedenen Gerätetypen bei herdförmigen Läsionen.Tumordiagnostik 4:179–186

2 Benigne Veränderungen

2.1 Duktektasien

Ebenso wie nicht erweiterte Milchgänge sind auch Duktektasien immer wieder im Sonogramm zu erkennen (Abb. 2.1). Der Nachweis intraduktaler Prozesse gelingt aber mit der Schnittbildtechnik nicht. Wie durch Abb. 2.2 verdeutlicht wird, können intraduktale Papillome oder Karzinome durchaus Binnenechos in Duktektasien erzeugen. Diese sind aber nicht eindeutig von Echos abgrenzbar, die durch tangentiale Anschnitte von Milchgangswänden entstehen. Sonographisch nachgewiesene Duktektasien oder auffällige duktale Muster im Echogramm außerhalb der Laktation können daher stets nur Anlaß zu einer genaueren diagnostischen Abklärung mittels Galaktographie geben (siehe Kap. 5.3). Dabei sind größere duktal strukturierte Drüsenkörperabschnitte im Sonogramm weniger verdächtig als besonders auffällige kleinere Bereiche oder einzelne Duktektasien.

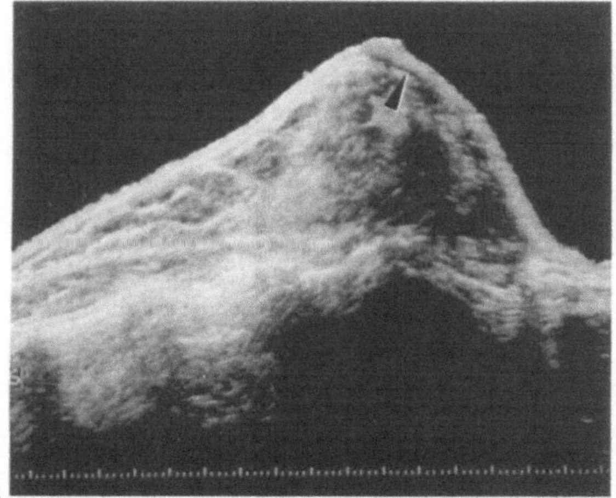
a

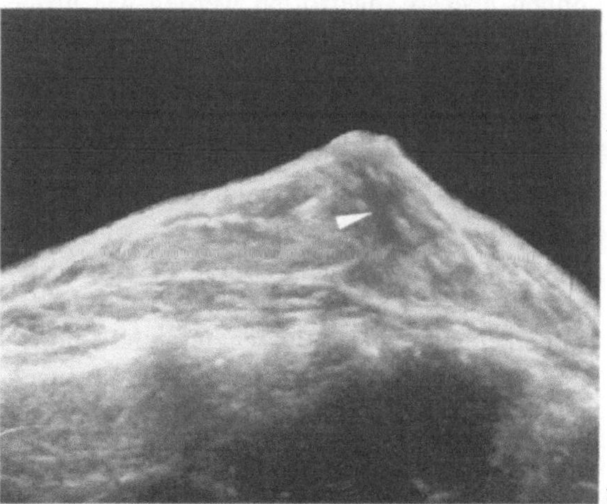
b

Abb. 2.1. a Nicht erweiterter Ductus lactiferus; **b** Duktektasie

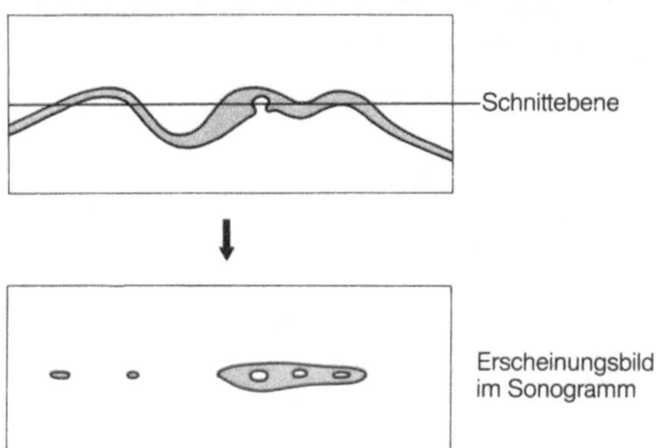

Abb. 2.2. „Intraduktale“ Strukturen im Echogramm

2.2 Zysten

Einfache Mammazysten (Abb. 2.3) erscheinen im Sonogramm als glatt berandete areflektive Herde. Während die Vorder- und besonders die Hinterwand stets sehr scharf begrenzt sind, erscheinen die lateralen Ränder gelegentlich unscharf. Durch Reflektions- und Beugungsphänomene an den lateralen Zystenwandanteilen treten dort mitunter Schallauslöschphänomene des lateralen Typs auf. Die Areflektivität der Zysten erzeugt an deren Hinterwand eine mehr oder weniger ausgeprägte Pseudoschallverstärkung. Deren Ausprägung hängt dabei nicht nur vom Durchmesser der Zysten ab, sondern auch von ihrer Tiefenlage und von der Echogenität ihrer Umgebung. Da diese Faktoren voneinander unabhängig sind, ist die Stärke einer Schallverstärkung bei Zysten sehr variabel; relativ kleine Zysten mit starker Schallverstärkung können ebenso angetroffen werden wie große Zysten mit nur schwacher Verstärkung. Glatte Berandung, Areflektivität und gut erkennbare Sekundärphänomene bei unkomplizierten Mammazysten sind um so deutlicher, je besser die Fokussierung und die Time-Gain-Compensation sind, je senkrechter der Schallwelleneinfall ist und je zentraler die Zyste getroffen ist (Abb. 1.26, 2.4). Periphere Zystenanschnitte können eine unscharfe Begrenzung und eine solide Binnenstruktur vortäuschen und bringen die Sekundärphänomene zum Verschwinden oder lassen sie nur noch andeutungsweise erkennen (Abb. 2.5). Dies führt besonders bei relativ kleinen Zysten häufig zu differentialdiagnostischen Problemen. Hinzu kommt noch die Tatsache, daß sich auch aus der Umgebung Streuechos in die Zysten hineinprojezieren können. In solchen Fällen bringt dann nur eine Punktion Klarheit.

Unkomplizierte Mammazysten treten nicht nur solitär in rundlicher oder ovaler Form auf, sondern häufig auch multipel, polizyklisch und/ oder gekammert bzw. septiert (Abb. 2.6–2.8). Die Diagnose intrazystischer Septen bzw. gekammerter Zysten mittels Ultraschall hat den großen Vorteil, daß man bereits vor einer Punktion diesen Sachverhalt kennt und bei der Punktion dann die Entleerung aller Kompartimente anstreben kann.

Auf die Bedeutung der Sonographie bei der Punktion von Zysten wird noch im Kapitel 5.4 „Ultraschallgeführte Mammapunktionen" einzugehen sein. An dieser Stelle sei nur erwähnt, daß jede zur Punktion anstehende Zyste vorher eingehend auf ihre Berandung und ihre Areflektivität hin sonographisch untersucht werden sollte. Danach kann unter direkter Ultraschall-Sicht die Punktionsnadel in die Zyste eingestochen und diese entleert werden. Am Ende des Aspirationsvorganges sollte die Zyste im Echogramm vollständig verschwunden sein. Gelangen noch Flüssigkeitsreste zur Darstellung, so muß versucht werden, diese durch Veränderung der Nadellage, Lageveränderung der Patientin oder Kompression der Mamma auch noch zu entfernen. Die anschließende Luftfüllung als Nachlaufprophylaxe und als Vorbereitung zur Pneumozystographie verstellt dem Ultraschall jede weitere Beurteilbarkeit der punktierten Zyste. Die eingebrachte Luft erzeugt einen deutlichen hyperreflektiven Saum an der ehemaligen Zystenvorderwand mit dahinter liegendem Schallauslöschphänomen. Gelegentlich kann eine solche hyperreflektive Luftsichel auch strickleiterartige Wiederholungsechos erzeugen (Abb. 2.9–2.11).

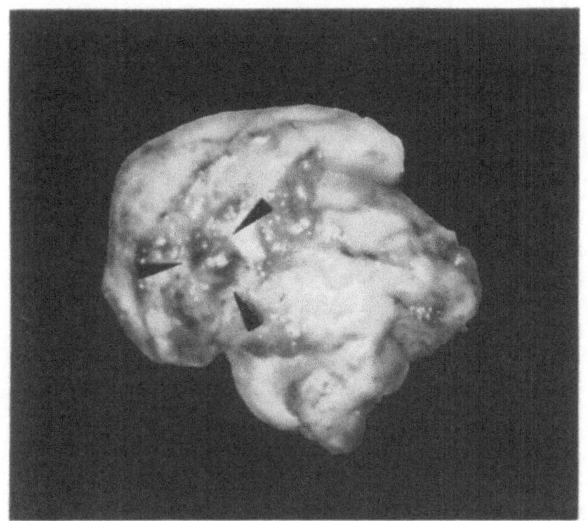

Abb. 2.3. Pathomorphologisches Bild einer einfachen Mammazyste

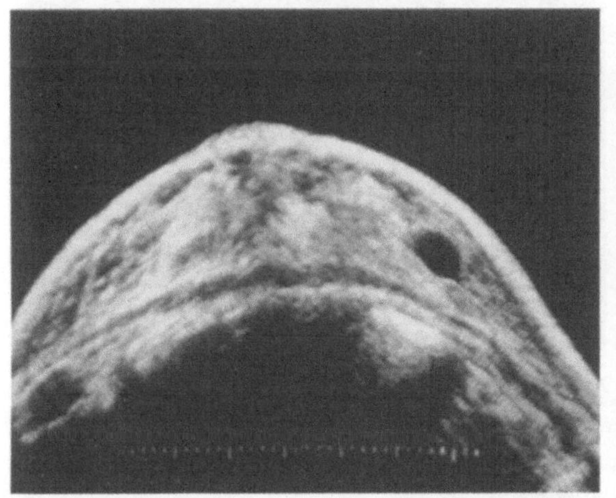

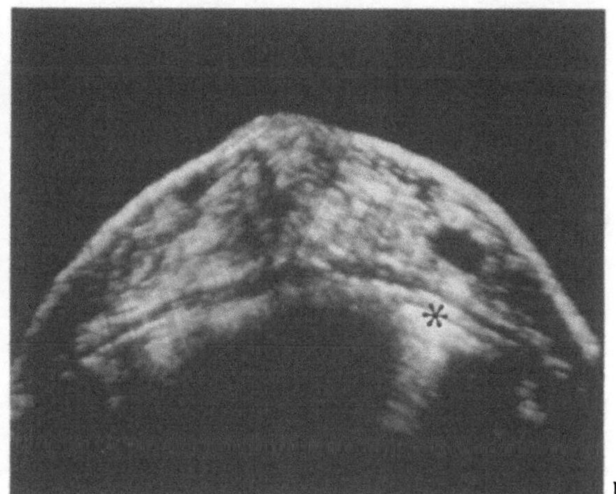

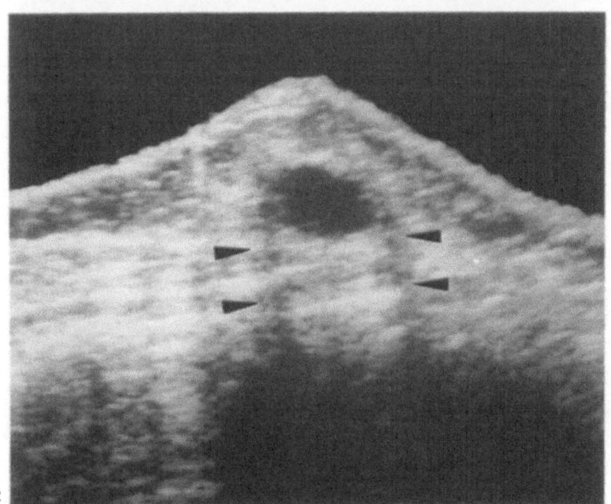

Abb. 2.4 a–c. Einfache Mammazyste: **a** glatt begrenzt, areflektiv; **b** Pseudoschallverstärkung; **c** laterales Schallauslöschphänomen

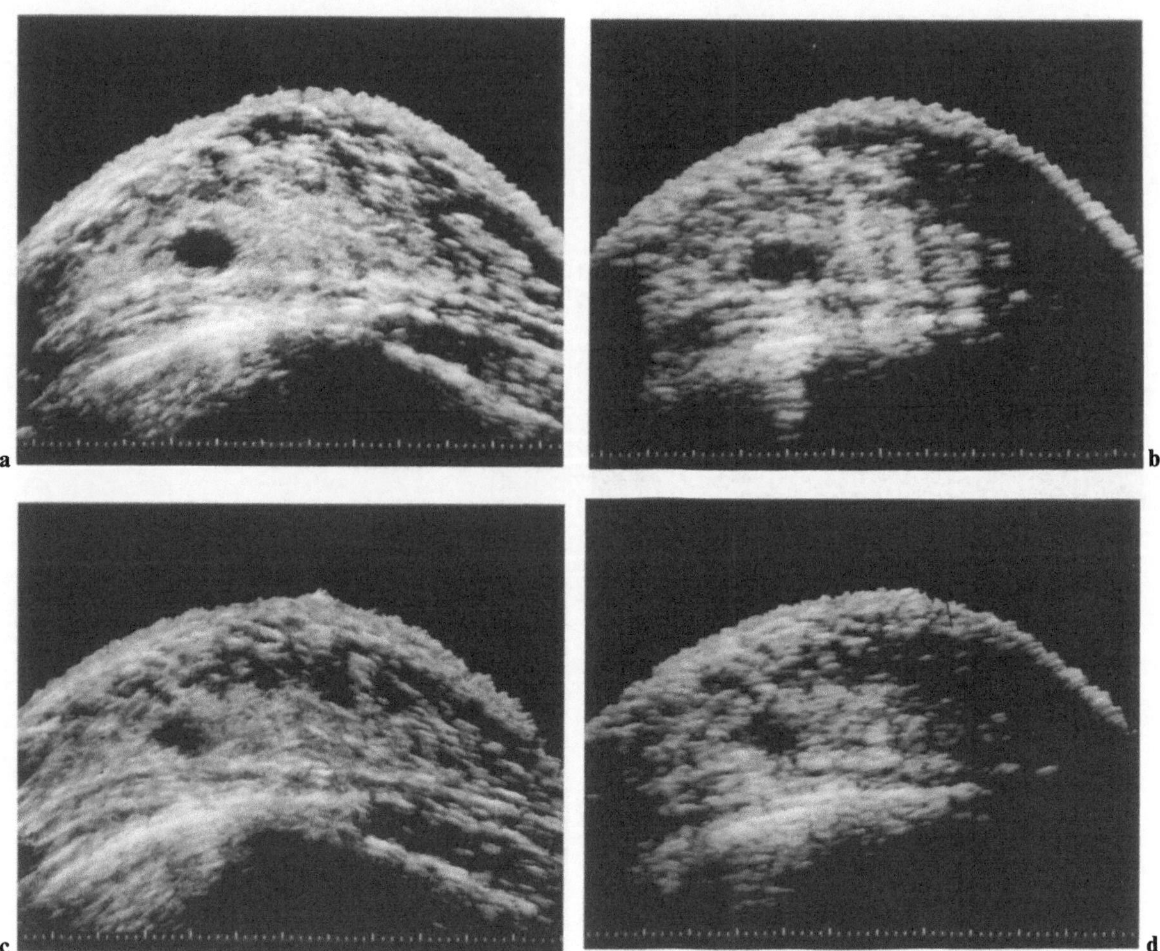

Abb. 2.5. a, b zentraler Zystenanschnitt (glatt begrenzt, areflektiv, Schallverstärkung); **c, d** peripherer Zystenanschnitt (unscharf begrenzt, flau, keine Sekundärphänomene)

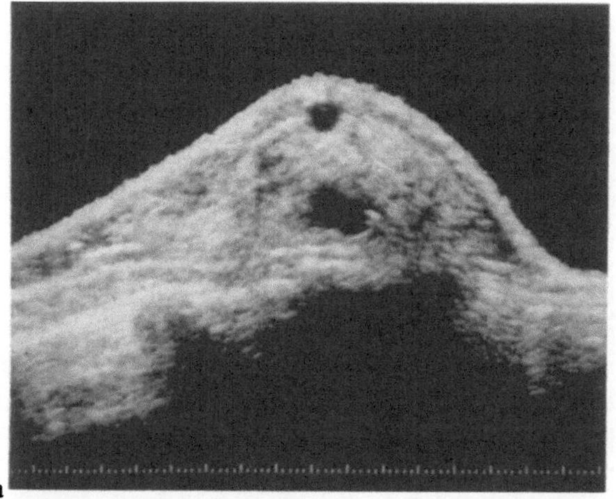
a

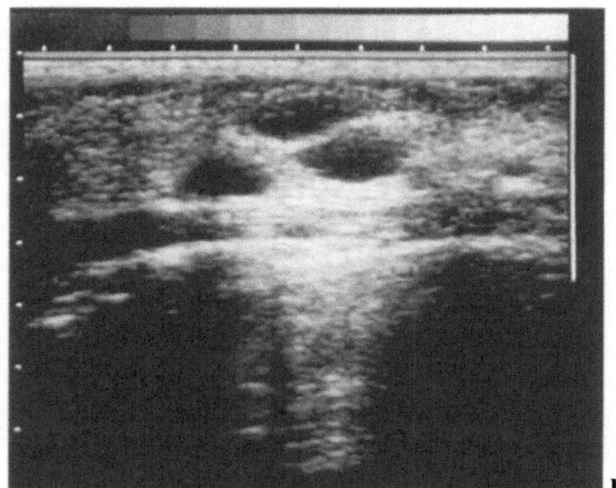
b

Abb. 2.6 a, b. Multiple Zysten

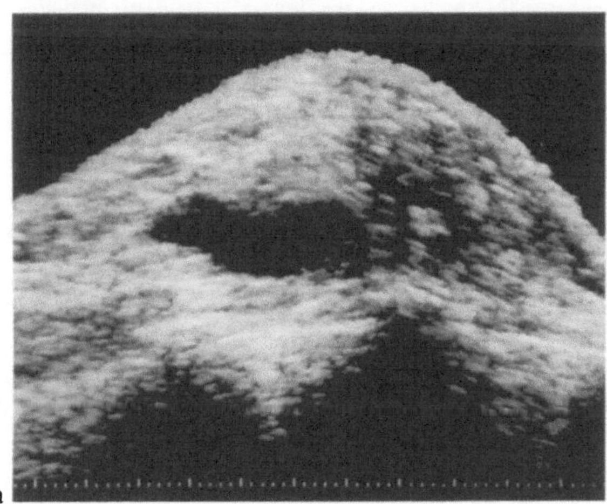
a

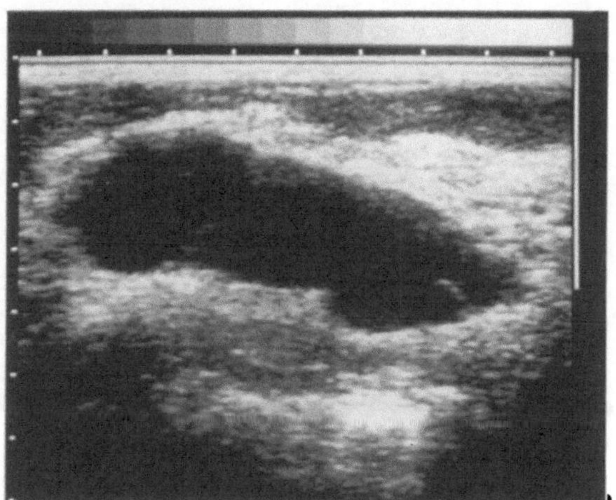
b

Abb. 2.7 a, b. Polyzyklisch begrenzte Zysten

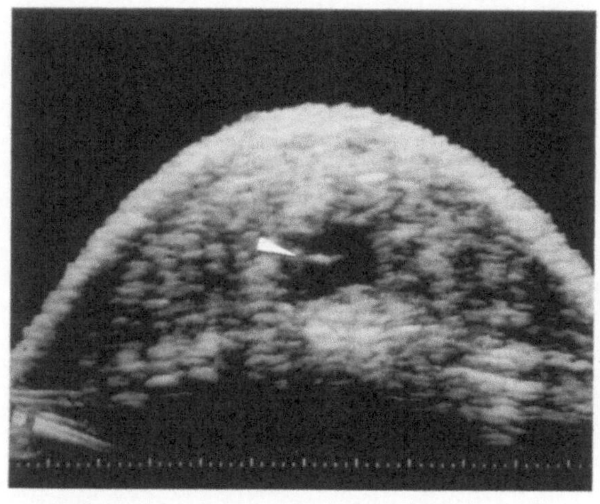
a

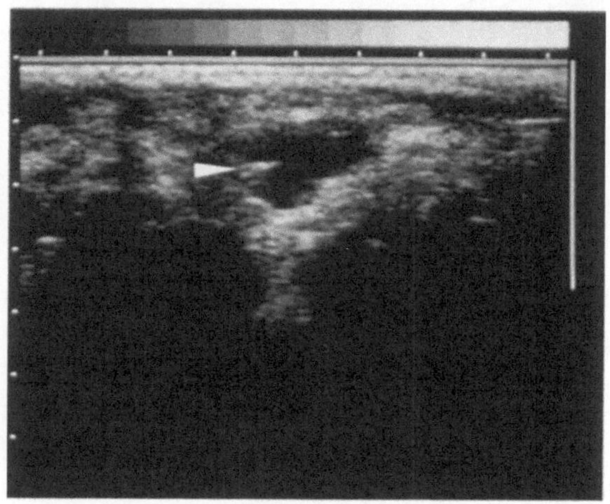
b

Abb. 2.8 a, b. Intrazystische Septen

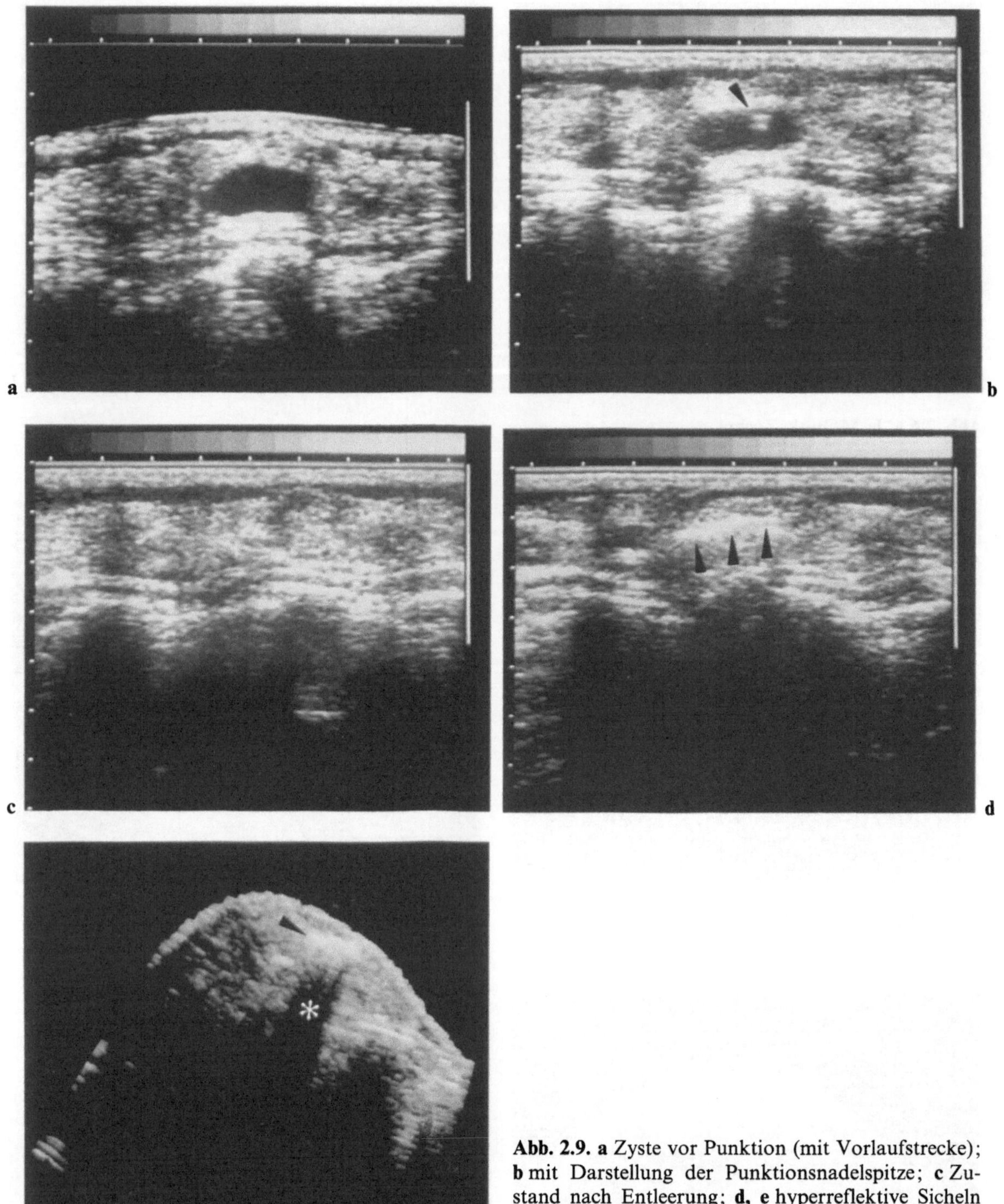

Abb. 2.9. **a** Zyste vor Punktion (mit Vorlaufstrecke); **b** mit Darstellung der Punktionsnadelspitze; **c** Zustand nach Entleerung; **d, e** hyperreflektive Sicheln nach Einbringung von Luft

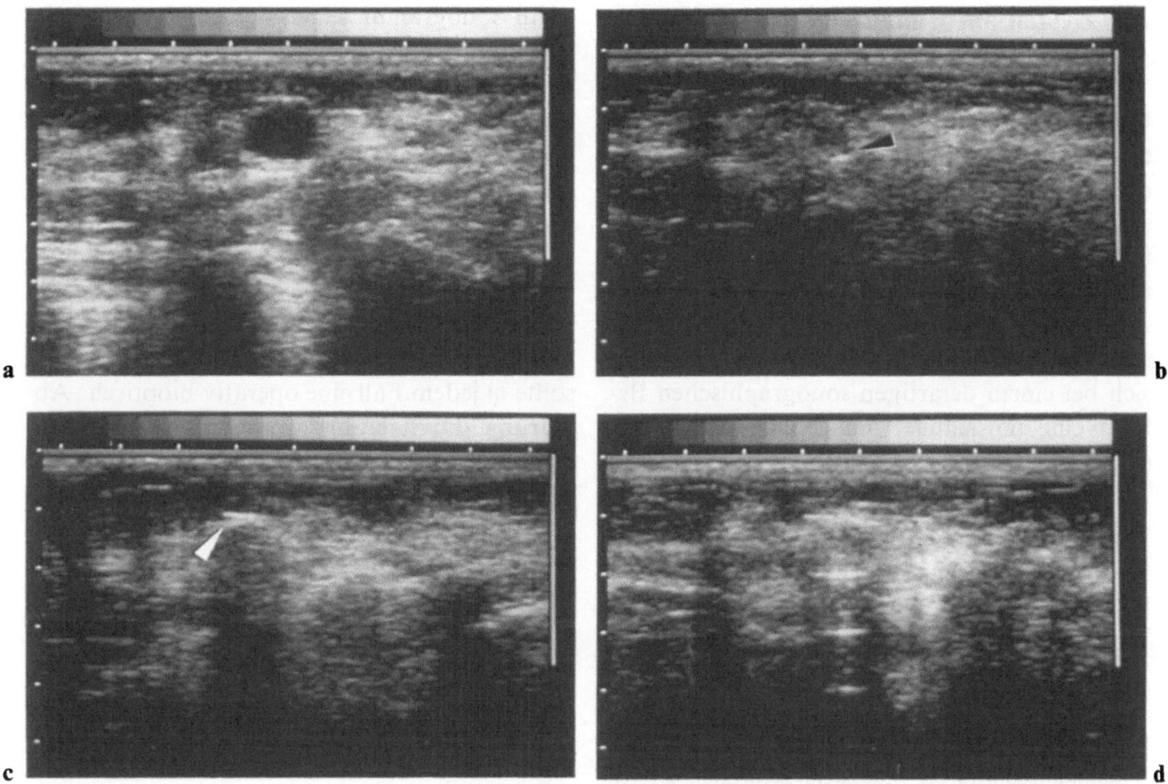

Abb. 2.10. a Zyste vor Punktion; **b** Spitze der Punktionsnadel nach Entleerung; **c** Luftsichel; **d** Strickleiter-Wiederholungsechos der Luftsichel

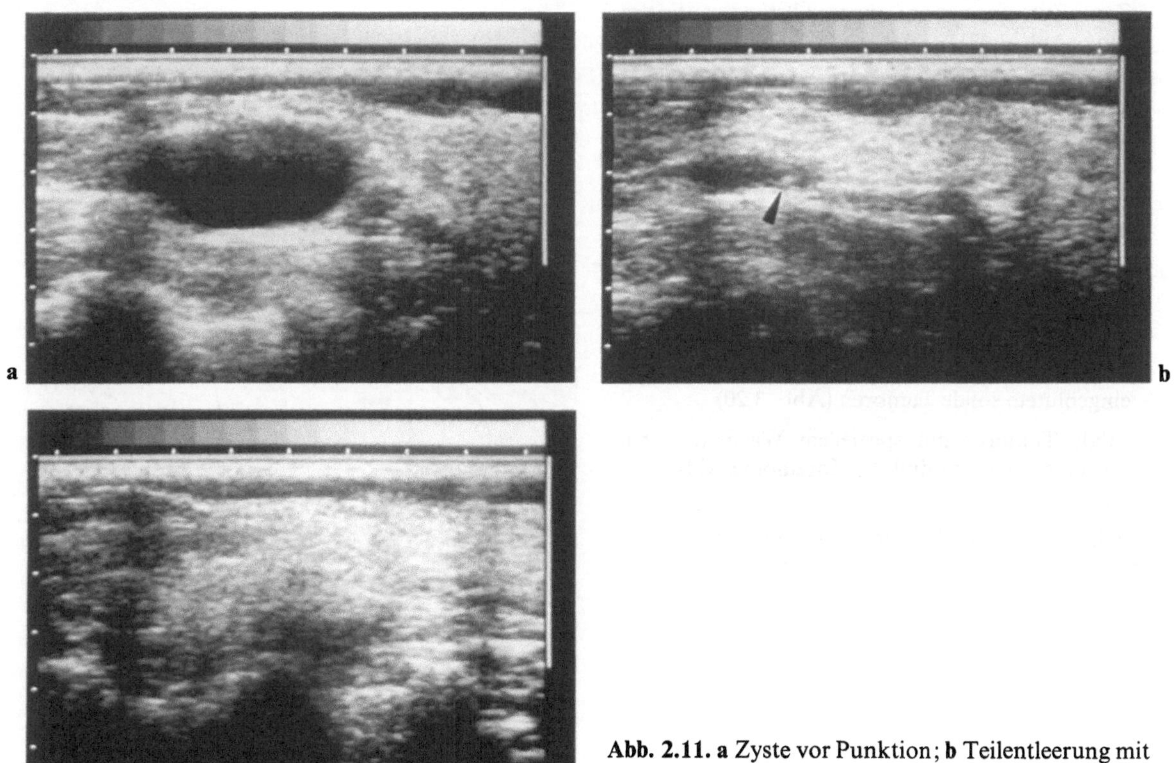

Abb. 2.11. a Zyste vor Punktion; **b** Teilentleerung mit Nadelspitze; **c** vollständige Entleerung

2.3 Zysten mit Binnenechos

Unter der Bezeichnung „Zysten mit Binnenechos" sind sowohl primär zystische Strukturen mit soliden Anteilen, als auch primär solid erscheinende Herde zu verstehen, die bei der weiteren diagnostischen Abklärung einen Zusammenhang mit Zysten erkennen lassen. Da zystisch-solide Prozesse in der Mamma unterschiedlichster Genese sein können, empfiehlt sich bei einem derartigen sonographischen Befund eine umsichtige und genaue Diagnostik (Tabelle 2.1).

Tabelle 2.1. Differentialdiagnosen „binnenechohaltiger Zysten"

Artefizielle Binnenstrukturen:
- Streuechos aus der Umgebung
- periphere Zystenanschnitte (Abb. 2.5)
- Wandanschnitte bei besonders geformten Zysten (Abb. 2.12)

Echte Binnenechos:
- Z. n. Zystenpunktion ohne vollständige Entleerung (Abb. 2.13)
- besonderer Zysteninhalt (z. B. pastös, putride oder hämorrhagisch/Abb. 2.14)
- Epidermoidzysten
- intrazystisches Papillom (Abb. 2.15)
- intrazystisches Karzinom (Abb. 2.16)

Sonstiges:
- Hämatome (Abb. 4.1–4.3)
- Abszesse (Abb. 2.17–2.22)
- eingeblutete solide Tumoren (Abb. 3.20)
- solide Tumoren mit speziellem Wachstum (z. B. muzinöse oder medulläre Karzinome/Abb. 3.22–3.32)
- teilweise nekrotische Tumoren (Abb. 3.19)

Im Sonogramm zeigen sich entsprechend der verschiedenen Ursachen entweder atypisch aussehende Zysten oder solide Tumoren, die durch ihre glatte Begrenzung oder Schallverstärkungen an Zysten denken lassen (Abb. 2.12–2.16). Der präoperativen Abklärung dienen in solchen Fällen neben einer sorgfältigen echographischen Untersuchung besonders die Pneumozystographie und eine exakte zytologische Begutachtung des aspirierten Zysteninhaltes. Bei auffälliger Pneumozystographie oder Zytologie sollte in jedem Fall eine operativ-bioptische Abklärung durchgeführt werden. Nur in Fällen mit völlig unauffälligem Pneumozystogramm und negativer Zytologie (entsprechend Pap. I/II) kann man sich mit der sonographischen Diagnose „artefizielle Binnenechos bei einfacher Mammazyste" zufrieden geben. Die Patientin sollte dann aber dennoch kurzfristig, d. h. nach etwa 3 Monaten, zu einer echographischen Kontrolle einbestellt werden. Laufen Zysten innerhalb kürzester Zeit (2–3 Tage) nach vollständiger Entleerung nach und imponieren z. B. wieder als Tastbefund, so sollte stets eine erneute Punktion erfolgen, um z. B. intrazystische Karzinome nicht zu übersehen.

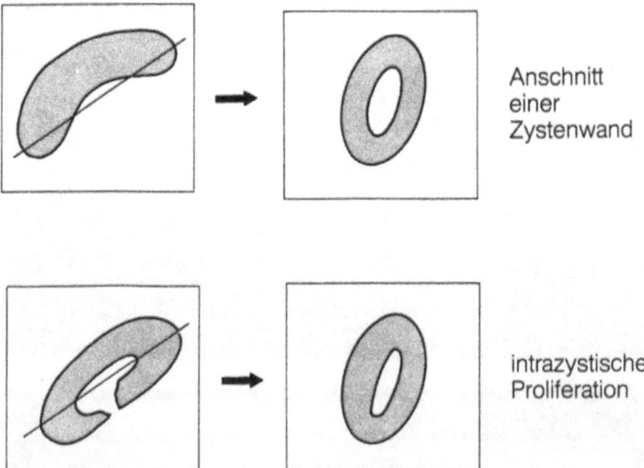

Abb. 2.12. Artefizielle und reale Ursachen für „binnenechohaltige" Zysten

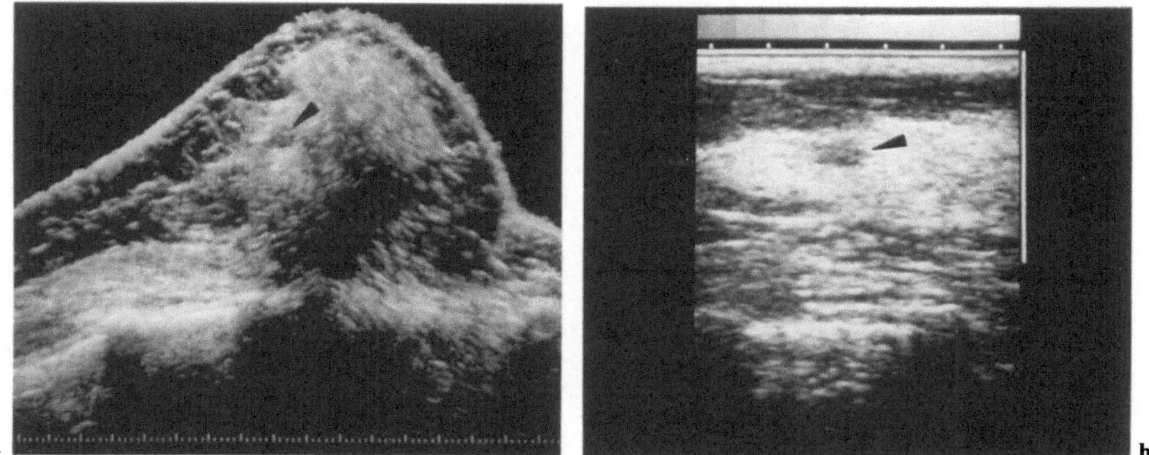

Abb. 2.13 a, b. Zustand nach $5^1/_2$ Wochen zurückliegender unvollständiger Entleerung einer punktierten Zyste

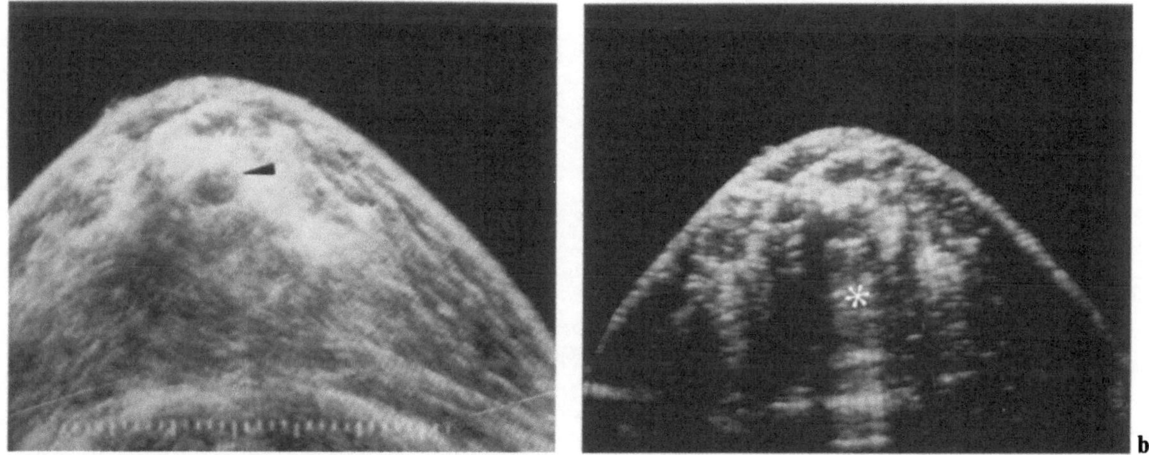

Abb. 2.14 a, b. Zyste mit pastösem Inhalt als kleiner „solider" Herd mit Schallverstärkung

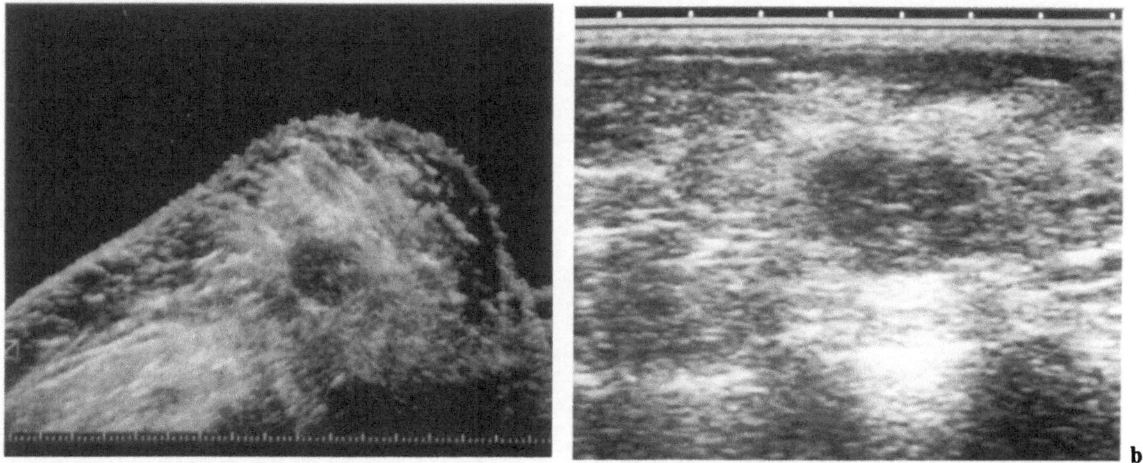

Abb. 2.15 a, b. Intrazystisches Papillom: 69jährige Patientin mit 2,5 cm großem derbem Tumor links bei 2 Uhr/8 cm

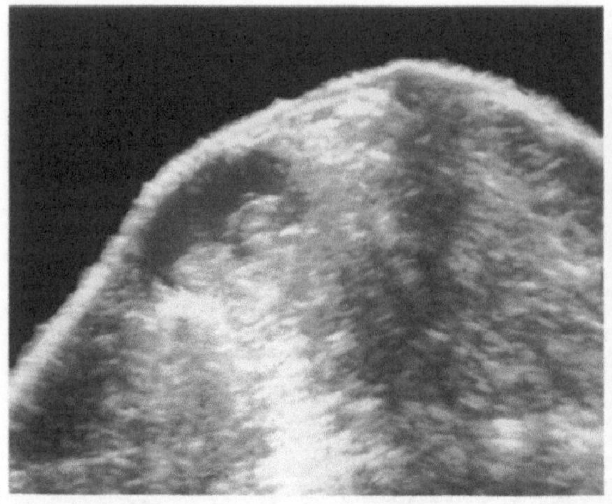

a

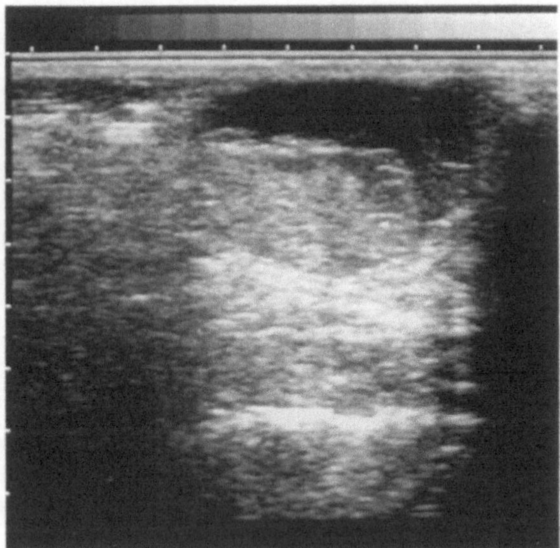

b

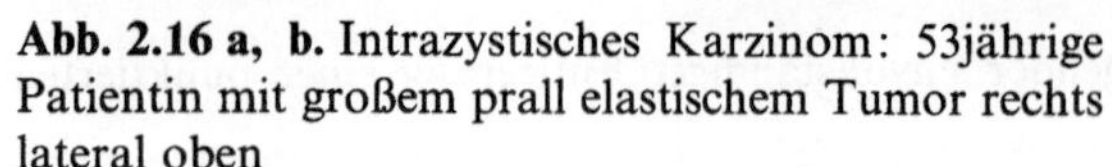

Abb. 2.16 a, b. Intrazystisches Karzinom: 53jährige Patientin mit großem prall elastischem Tumor rechts lateral oben

2.4 Mastitiden

Grob schematisch lassen sich bei den Brustdrüsenentzündungen puerperale, non puerperale und granulomatöse Mastitiden unterscheiden. Daneben treten an der Brust natürlich auch noch entzündliche Veränderungen auf, die nicht primär den Drüsenkörper betreffen, wie z.B. Follikulitiden (Tabelle 2.2).

Im Sonogramm erscheinen entzündliche Veränderungen meist als unspezifische bzw. vielfältige Strukturveränderungen der Haut oder des Drüsenkörpers. Eine große Bedeutung kommt dem Ultraschall auf dem Gebiet der Mastitiden beim Nachweis von Abszedierungen zu. Sie stellen sich als areflektive oder starke hyporeflektive Bezirke mit Schallverstärkung dar (Abb. 2.19, 5.8). In vielen Fällen hilft der Ultraschall durch den Nachweis von noch nicht klinisch erfaßbaren Abszessen. Dadurch kann den Patientinnen eine Wärmeapplikation zur Förderung der Einschmelzung erspart und die Therapiedauer insgesamt verkürzt werden. Die Sonographie ist ein ideales Diagnostikum zur Erfolgskontrolle einer Antibiotikatherapie bei Mastitis (Abb. 2.20). Bei der Beurteilung von chronischen Mastitiden mit Nekrosen und Narbenbildungen oder nach Mastitisinzisionen hat der Ultraschall dagegen nur eine eingeschränkte Aussagekraft (Abb. 2.21). Dies gilt in gleichem Maße für die Beurteilbarkeit bei Narben anderer Genese (Abb. 4.3–4.5).

Auch die echographische Differenzierung von inflammatorischen Karzinomen und Mastitiden kann sich mitunter als schwierig, wenn nicht gar unmöglich erweisen (Abb. 5.3, 5.4/Kap. 5.2).

Tabelle 2.2. Mastitiden

- *Mastitis puerperalis*

  häufigste Erreger: Staphylokokken oder Streptokokken
  Infektionsweg: meist interstitiell über infizierte Rhagaden an der Mamille, seltener parenchymatös, d.h. hämatogen oder ascendierend über die Milchgänge als Galaktophoritis (Abb. 2.17)

- *Mastitis non puerperalis*

  infizierte Zysten (oft bei jungen Frauen mit aberrierenden Milchgängen als Ausgangspunkt) (Abb. 2.18)

  eitrig abszedierende Mastitis (Abb. 2.19)

  Plasmazellmastitis (oft um das 40. Lebensjahr und mit Laktationsstörungen in der Anamnese)

  unspezifische Mastitis (oft mit Nekrosen und Narben) (Abb. 2.21)

- *Granulomatöse Mastitis*

  Fremkörpergranulome

  spezifische Erkrankungen (z.B. Tbc, Morbus Boeck, Lepra, Lues, Aktinomykose, Typhus)

  Mykosen (z.B. Sporotrichose, Blastomykose)

  parasitäre Erkrankungen (z.B. Echinokokken, Zystizerkose, Filariasis, Bilharziose)

- *Follikulitis* (Abb. 2.22)

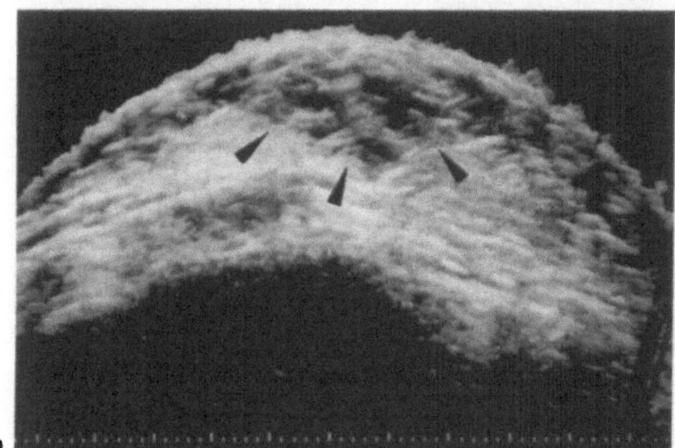
a

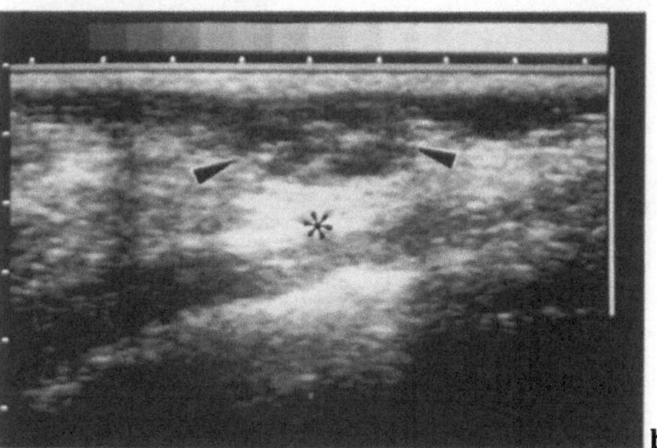
b

Abb. 2.17 a, b. Galaktophoritis 8 Tage post partum: im Bereich des 2,5 cm großen gut abgrenzbaren druckdolenten Tumors kommt im Sonogramm ein Areal mit ausgeprägten Duktektasien und Schallverstärkung ins Bild, bei Punktion Aspiration von 3 ml milchiger Flüssigkeit

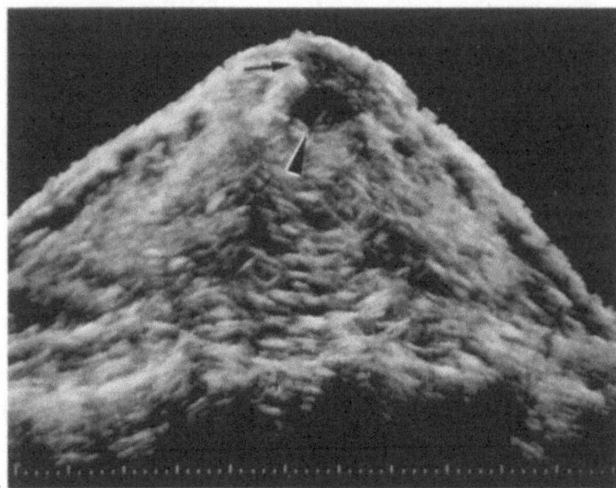
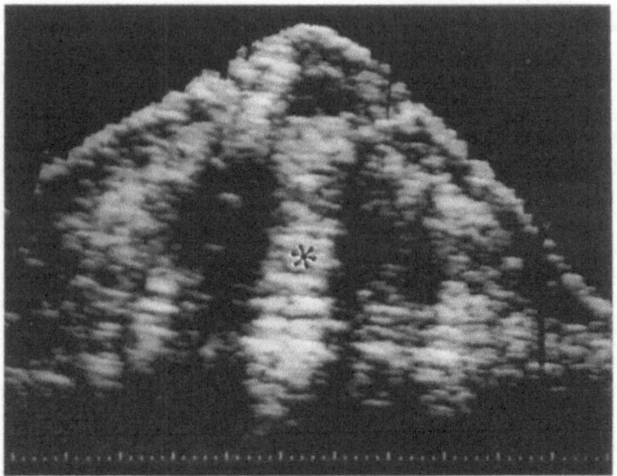

a b

Abb. 2.18 a, b. Infizierte Zyste bei 14jährigem Mädchen: über der sonografisch unauffälligen Zyste kommt die bis zur Haut reichende hyporeflektive Auflockerung des entzündlich veränderten Gewebes in der Umgebung der Zyste zur Darstellung

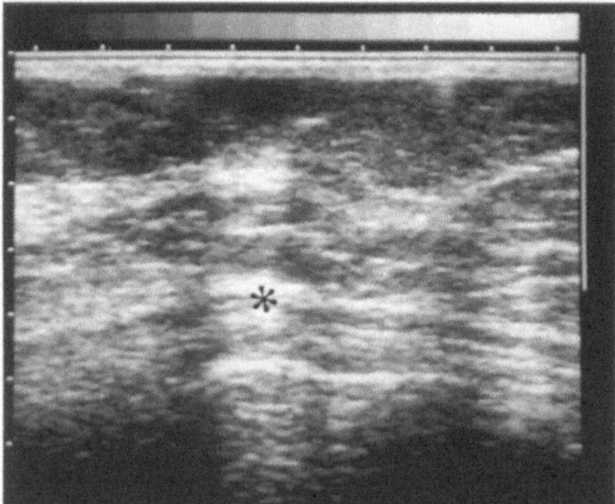

Abb. 2.19. Abszedierende Mastitis: unscharf abgrenzbarer stark hyporeflektiver Herd mit deutlicher Schallverstärkung

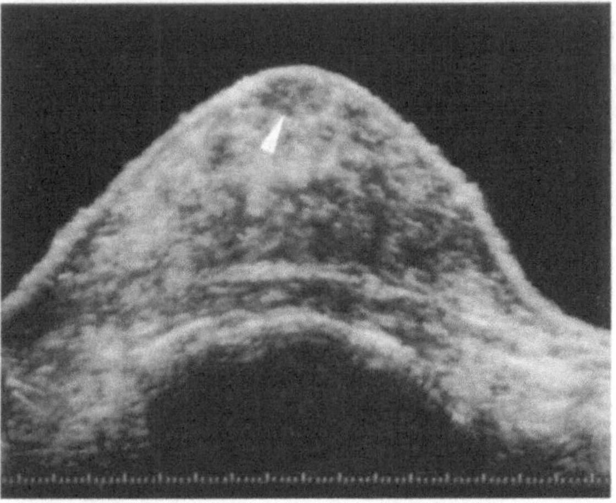

Abb. 2.20. Mastitis nach Antibiotikatherapie: solider Herdbefund ohne Anhalt für größere Abszesse

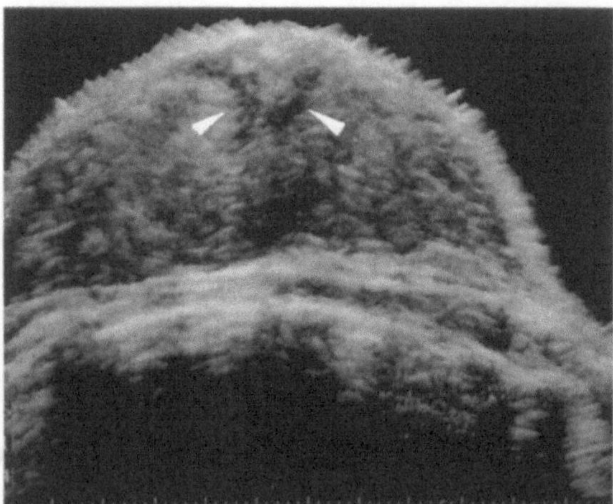

Abb. 2.21. Chronische Mastitis mit Vernarbungen und Verkalkungen

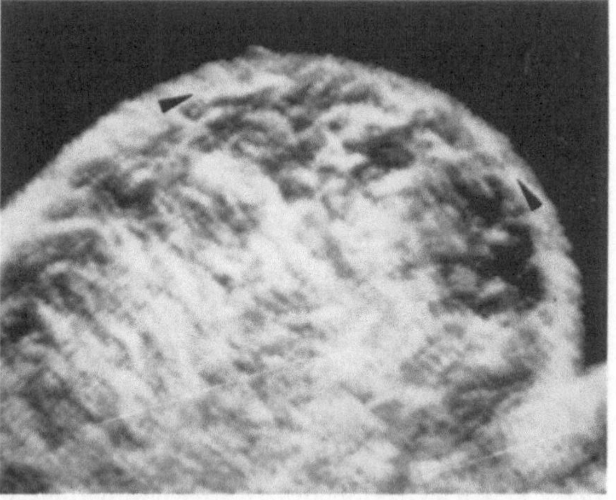

Abb. 2.22. Follikulitis: deutliche Auflockerung der Haut

2.5 Seltene benigne Mammatumoren

In diese Gruppe gehört eine Reihe der verschiedensten Erkrankungen, die tumorartige Veränderungen in der Mamma hervorrufen können (Tabelle 2.3). Das sonographische Bild solcher Veränderungen ist verständlicherweise sehr vielgestaltig. Sie lassen sich oft nur schwer von malignen Tumoren abgrenzen. Die folgenden exemplarischen Beispiele sollen daher mehr die auftretenden diagnostischen Probleme verdeutlichen, als Anleitungen zur Identifizierung geben.

Tabelle 2.3. Seltene benigne Mammatumoren (verändert nach Bässler 1978)

Häm- und Lymphangiome	Leiomyome
Fibroepitheliome	Lipome
Fibrome	Granularzelltumoren
Tumoren bei Sklerodermie	Chondrome
Neurofibrome (Morbus Recklinghausen)	Osteome
	Adenome
Histiozytome	Adenomyotheliome

Lipome und Fettgewebsnekrosen

Lipome zeichnen sich im Röntgenbild meist nur dadurch aus, daß im Bereich eines Tastbefundes kein Drüsenparenchym zur Darstellung kommt (Abb. 2.23a, b). Im Sonogramm präsentieren sie sich als mehr oder weniger leicht abgrenzbare Herde mit Isoreflexie zum übrigen Fettgewebe und eventueller Schallverstärkung (Abb. 2.23c–e). Eine Differenzierung zwischen umschriebenen Lipomen und in den Drüsenkörper vordringenden Involutionsbereichen läßt sich dabei nicht immer vornehmen.

Ebenso wie Lipome lassen sich auch Fettgewebsnekrosen oft als Tastbefund abgrenzen. Ist es bei den Lipomen schwierig, sie überhaupt darzustellen, so bieten die Fettgewebsnekrosen sowohl röntgenologisch als auch sonographisch häufig Probleme in ihrer Differenzierung von Karzinomen. Ihr Echogramm zeigt meist einen unscharf begrenzten hyporeflektiven Herd mit potentiellem Schallauslöschphänomen (Abb. 2.24). Bässler (1978) findet bei der Untersuchung von ca. 200 Fällen in 100% einen tastbaren Tumor, in ca. 50% eine Hautretraktion, aber in nur etwa 40% ein Trauma in der Vorgeschichte. So kommt er nur in 20% zu einer richtigen klinischen Diagnose, während in ca. 28% klinisch ein Karzinom vermutet wird. Die aus diesen Ergebnissen von Bässler abgeleitete „Notwendigkeit einer ... pathologischen Sicherung“ läßt sich nach den bisher gemachten sonographischen Erfahrungen nur bestätigen.

Die gelegentlich im Subkutanfettsaum zu beobachtenden kleinen areflektiven glatt begrenzten Rundherde, die bei Punktion ein gelbliches fettiges Aspirat erbringen, lassen sich als Ölzysten bei Fettgewebsnekrosen sonographisch am ehesten durch ihre Lokalisation von echten Mammazysten unterscheiden (Abb. 2.25).

Granularzelltumoren

Diese im Echogramm eher unscharf begrenzten und irregulär strukturierten Tumoren können eine Abgrenzung von malignen Veränderungen in der präoperativen Diagnostik unmöglich machen (Abb. 2.26). Von ihrer Häufigkeit her sind diese Tumoren allerdings als Raritäten zu betrachten; nur etwa 7% aller Granularzelltumoren treten in der Mamma auf (Bässler 1978).

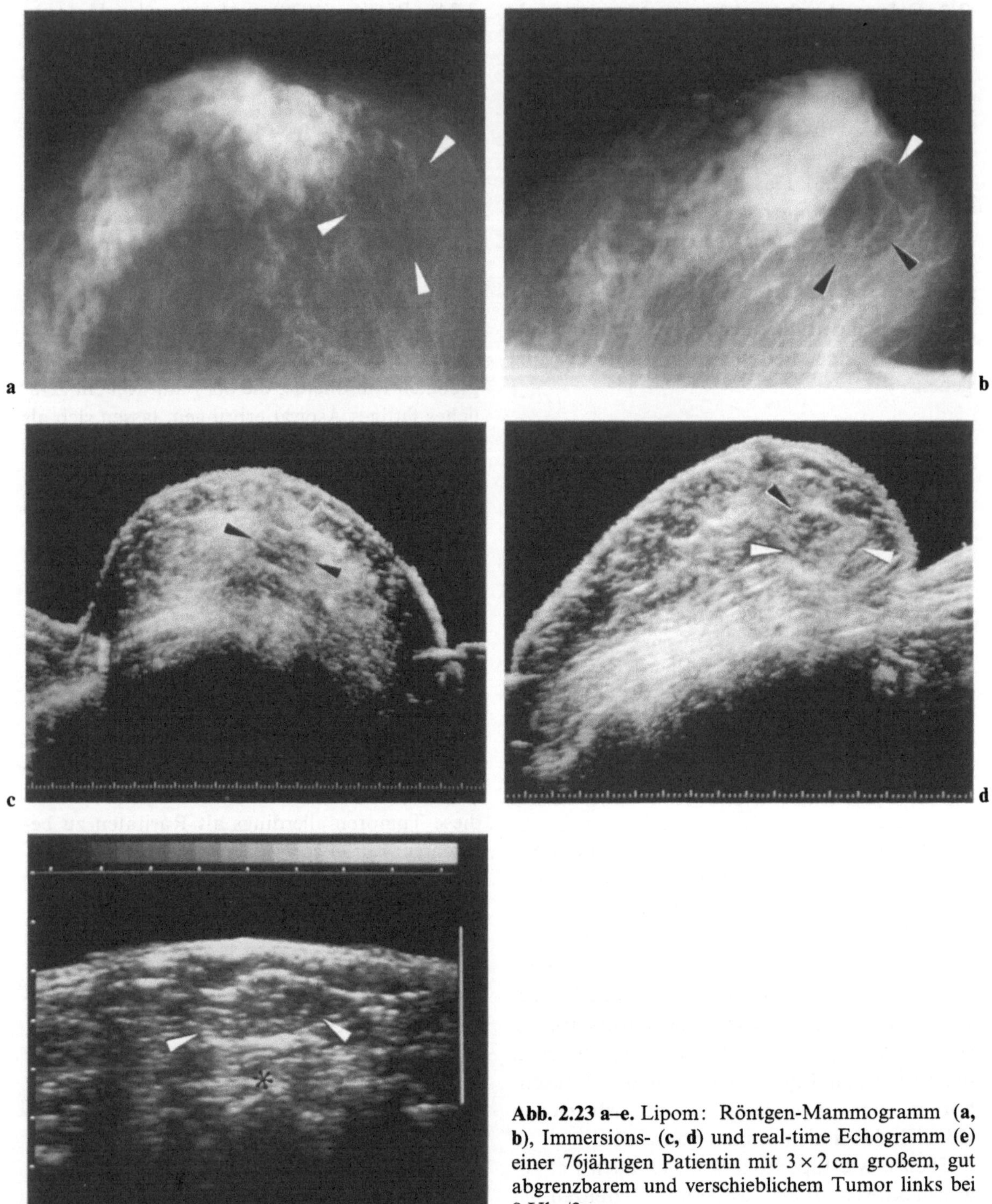

Abb. 2.23 a–e. Lipom: Röntgen-Mammogramm (**a**, **b**), Immersions- (**c**, **d**) und real-time Echogramm (**e**) einer 76jährigen Patientin mit 3 × 2 cm großem, gut abgrenzbarem und verschieblichem Tumor links bei 8 Uhr/3 cm

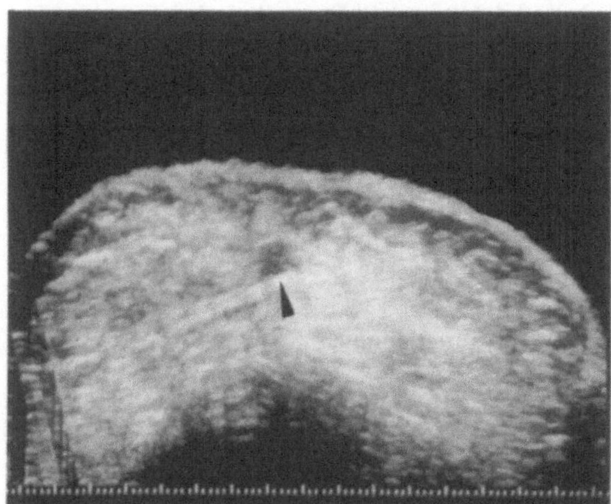

Abb. 2.24. Fettgewebsnekrose: 50jährige Patientin mit kleiner derber Resistenz links bei 11 Uhr/5,5 cm bei Zustand nach Tumorexstirpation vor 6 Jahren

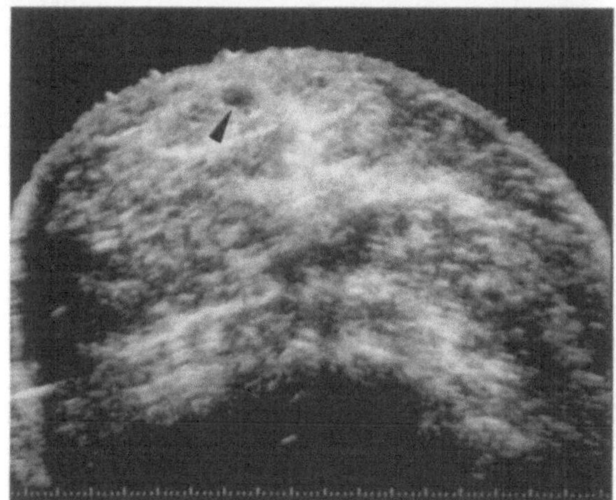

a

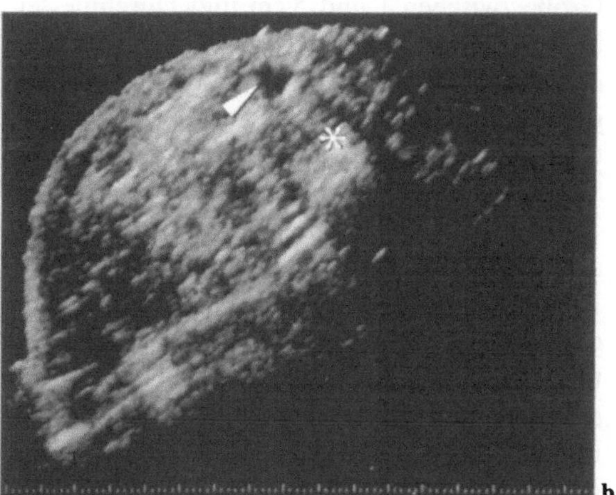

b

Abb. 2.25 a, b. Ölzysten: kleiner zystischer Herd im Subkutanfettsaum ca. 14 Tage nach einem stumpfen Trauma; bei Punktion Aspiration von fettig-öliger Flüssigkeit

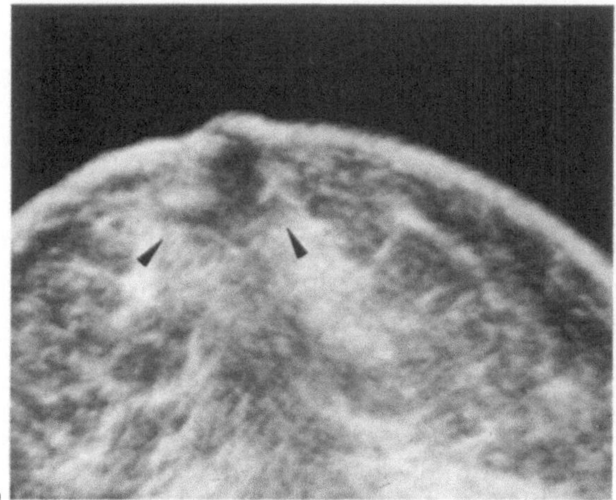

a

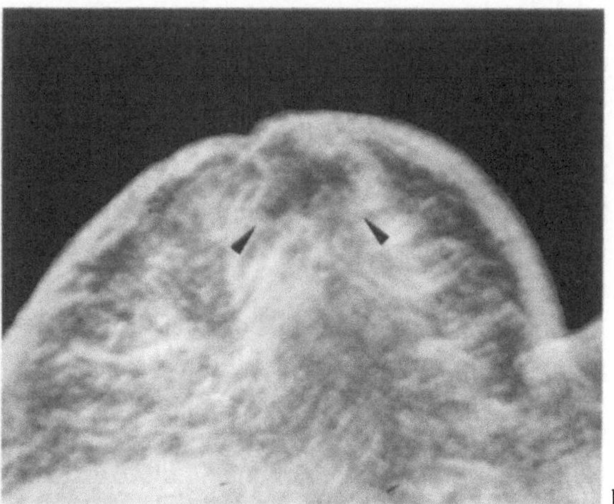

b

Abb. 2.26 a, b. Granularzelltumor: 69jährige Patientin mit 2 cm großem derbem Tumor rechts etwas oberhalb und lateral der Mamille, angedeutet positivem Jackson-Phänomen und bräunlichem Mamillensekret

2.6 Fibroadenome

Die Fibroadenome stehen in der Häufigkeit bei den Mammaerkrankungen nach den Karzinomen und den fibrozystischen Mastopathien an dritter Stelle. Das Fibroadenom ist der häufigste Tumor der jungen Frau und tritt meist als solitärer, glatt begrenzter, rundlicher Tumor von 2–3 cm Größe mit fester bis elastischer Konsistenz auf (Abb. 2.27). Nach Bässler (1978) findet sich in 12,6% ein multiples (Abb. 2.31) und in nur 4,2% ein bilaterales Wachstum. 60% der Fibroadenome haben eine Größe zwischen 1 und 5 cm und Durchmesser über 6 cm sind selten (Abb. 2.37). Fibroadenome wachsen meist relativ langsam, können gelegentlich aber auch eine intensive Proliferation zeigen, wie z.B. in der Pubertät, in der Schwangerschaft oder kurz vor der Menopause.

Sonographisch imponieren Fibroadenome als glatt begrenzte schwach hyporeflektive Rundherde. Von der Fibroadenose bzw. fibroadenomatoiden Hyperplasie lassen sie sich pathomorphologisch durch eine Kapsel aus zusammengedrücktem Gewebe der Umgebung trennen. Eine solche Kapsel findet ihre sonographische Entsprechung im sogenannten Verdrängungsrandsaum. Diese Randsäume wiederum können ebenso wie glatte Zystenwände durch Reflektions- und Beugungsvorgänge ein laterales Schallauslöschphänomen auslösen. Die Binnenechos der Fibroadenome sind in der Regel homogen verteilt und regelhaft strukturiert. Diese Tatsache wirkt sich auch auf die Beobachtung aus, daß ungefähr $^{1}/_{4}$ der Fibroadenome im Echogramm eine Schallverstärkung an ihrer Hinterwand zeigen. Die Häufigkeit der einzelnen Beurteilungskriterien für Fibroadenome kann der Tabelle 2.4 entnommen werden.

Während die Binnenechos der Fibroadenome, die mit der real-time Methode dargestellt werden, als „gekörnt“ zu charakterisieren sind, trifft bei der Darstellung mit der freien Immersion eher die Bezeichnung „blättrig“ zu (Abb. 2.28–2.30). Diese „blättrige“ Struktur, die in gewisser Weise der Fettgewebsstruktur ähnelt, führt beim Einsatz der Immersionsmethode gelegentlich dazu, daß besonders am Rand des Drüsenkörpers gelegene Fibroadenome nur schwer vom Subkutanfettsaum bzw. von Involutionsbezirken abzugrenzen sind. Hier kann sich die manuelle real-time Methode mit ihrer Kompression als vorteilhafter erweisen (Abb. 2.32, 2.33). Schwierigkeiten in der Abgrenzung selbst mit der Kompressionsmethode bieten Fälle von fibroadenomatoider Hyperplasie durch das Fehlen einer Kapsel bzw. des Verdrängungsrandsaumes (Abb. 2.34).

Sonographisch durch eine unscharfe Berandung oder inhomogen-irreguläre Binnenechos atypisch erscheinende Fibroadenome können pathologisch völlig unauffällig sein (Abb. 2.35). Sie können im Einzelfall aber auch pathohistologische Auffälligkeiten aufweisen (Abb. 2.36). Zur Entartung von Fibroadenomen meint Bässler (1978), daß „kausale Beziehungen zwischen Fibroadenom und Karzinom oder Sarkom sel-

Tabelle 2.4. Ultraschall-Beurteilungskriterien von Fibroadenomen in ihrer prozentualen Häufigkeit

Primärkriterien	
– Begrenzung:	
glatt	60%
Verdrängungsrandsaum	71%
(laterales Schallauslöschphänomen	45%)
unscharf	12%
Besenreiser	0%
Tannenbaumphänomen	0%
teilweise glatt	29%
– Binnenechos:	
homogen verteilt	82%
regelhaft strukturiert	68%
inhomogen verteilt	17%
irregulär strukturiert	12%
areflektive Herdanteile	0%
hyperreflektive Herdanteile	30%
flau gezeichnete Herde	28%
Sekundärkriterien	
– Schallverstärkung:	
hinter Herdteilen	1%
hinter Gesamtherd	24%
hinter Gesamtherd in beiden Ebenen	13%
– Schallauslöschphänomen:	
laterales	45%
zentrales	5%
zentrales in beiden Ebenen	5%

ten" sind, d.h. in Einzelfällen „wohnt auch dem Fibroadenom die Potenz der Malignität inne", wobei aber nicht „allgemein von einem präkanzerösen oder präsarkomatösen Tumor gesprochen werden sollte".

Bei besonders großen, sonographisch Fibroadenomen ähnelnden Herdbefunden kann es sich um das seltene Auftreten eines Fibroadenoms mit einem Durchmesser über 6 cm handeln (Abb. 2.37). Es kann sich dabei aber, gerade wenn der Tumor auch noch mehrknollig ist, um ein den Fibroadenomen nahestehendes Cystosarcoma phylloides handeln (Abb. 2.38). In ihrer Häufigkeit stellen diese Tumoren nur 0,3% aller Mammageschwülste und 2–3% aller Fibroadenome (Bässler 1978).

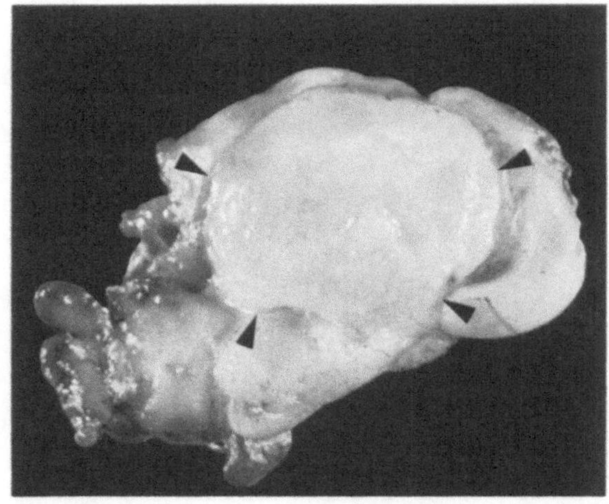

Abb. 2.27. Pathomorphologisches Bild eines Fibroadenoms

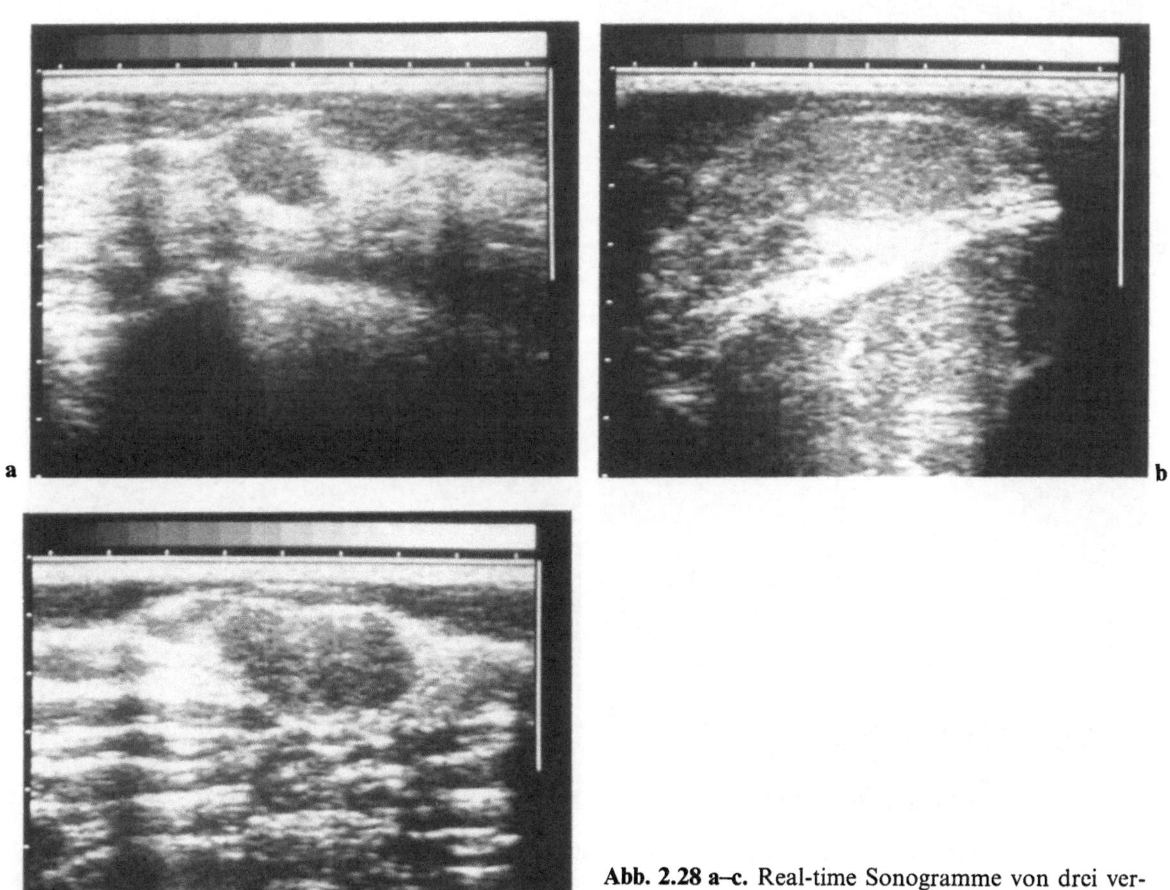

Abb. 2.28 a–c. Real-time Sonogramme von drei verschiedenen Fibroadenomen (glatte Begrenzung, teilweise Verdrängungsrandsaum, teilweise Schallverstärkung, homogene „körnige" Binnenechos)

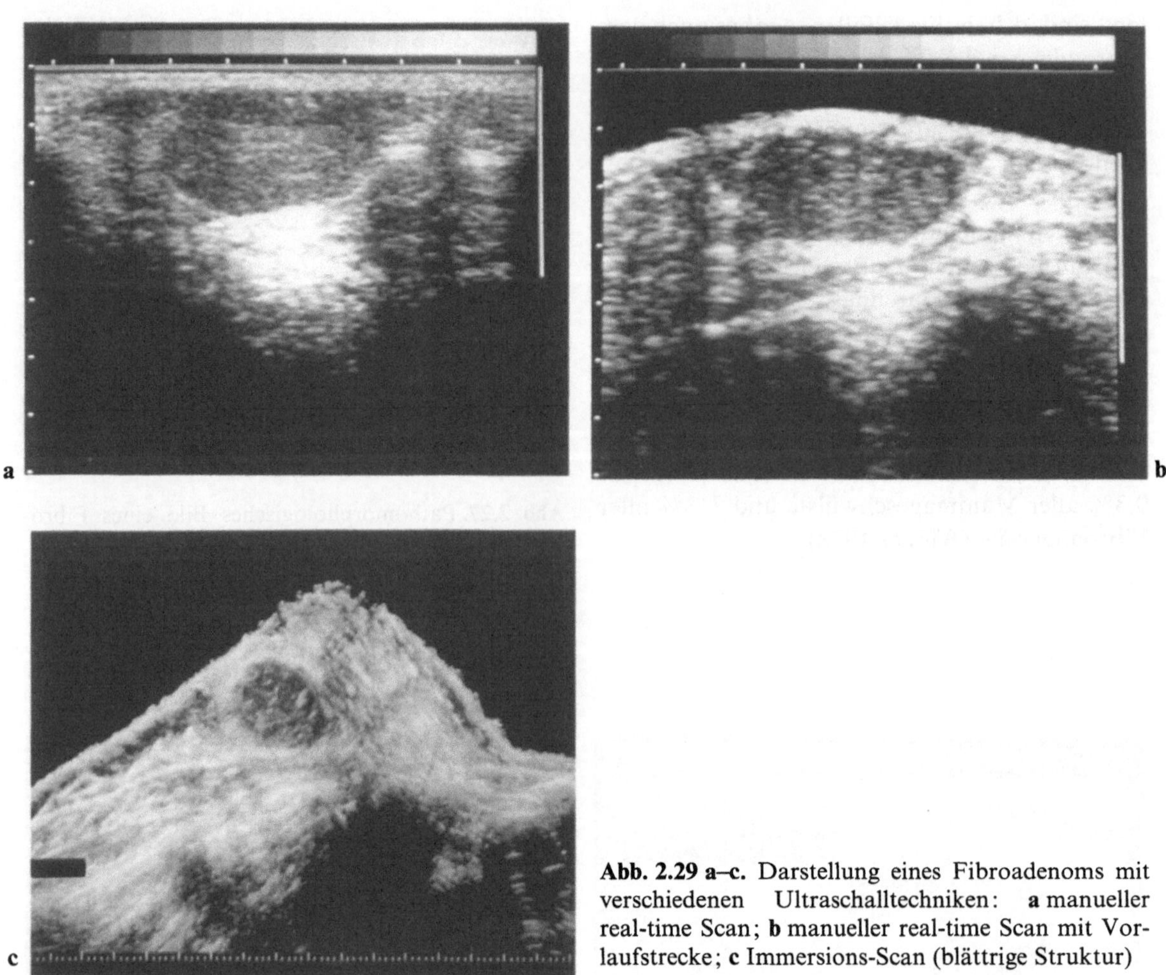

Abb. 2.29 a–c. Darstellung eines Fibroadenoms mit verschiedenen Ultraschalltechniken: **a** manueller real-time Scan; **b** manueller real-time Scan mit Vorlaufstrecke; **c** Immersions-Scan (blättrige Struktur)

Abb. 2.30 a, b. Fibroadenom im Immersionsscan mit lateralem Schallauslöschphänomen

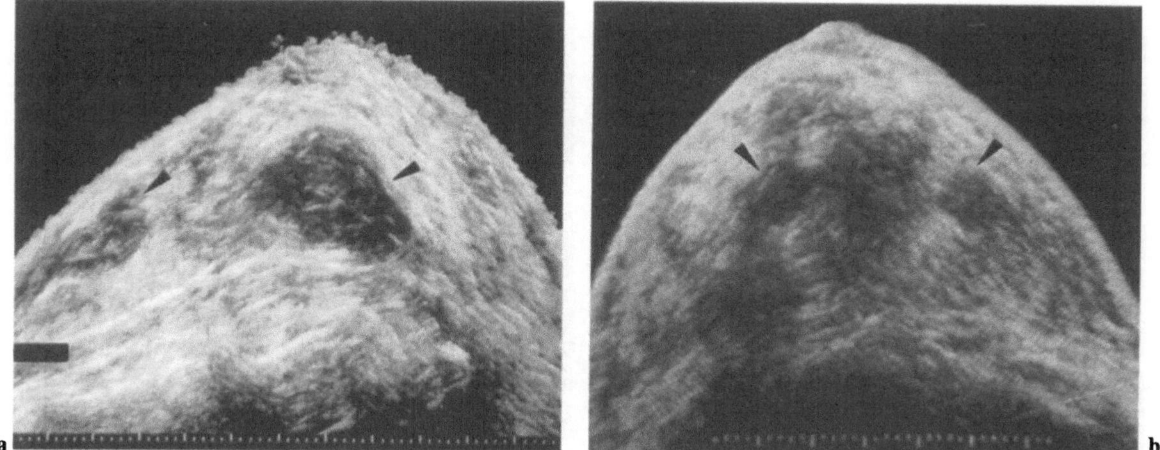

Abb. 2.31 a, b. Multiple Fibroadenome bei (**a**) einer 20- und (**b**) einer 22jährigen Patientin

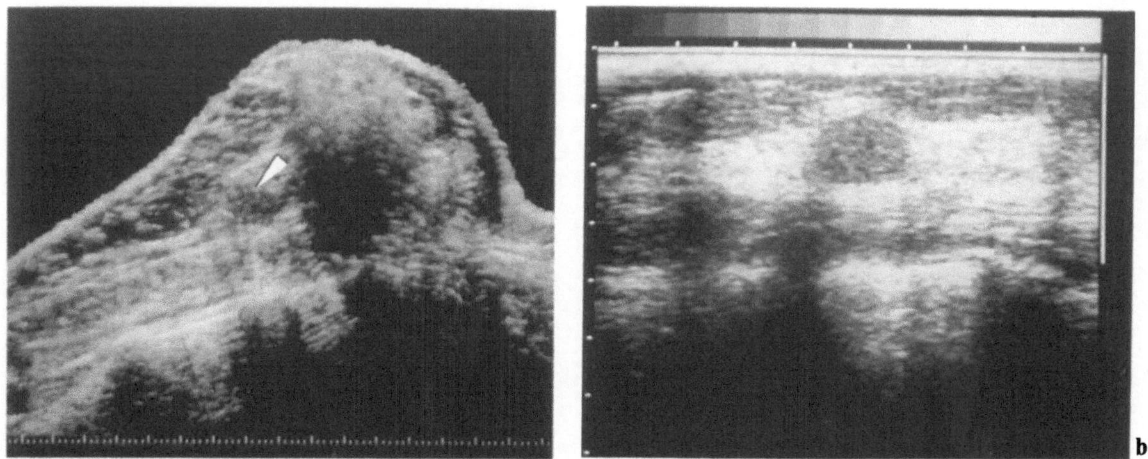

Abb. 2.32 a, b. 1,8 cm großes Fibroadenom bei 49jähriger Patientin: im Immersionsscan nur schlecht, im real-time Scan gut abgrenzbar

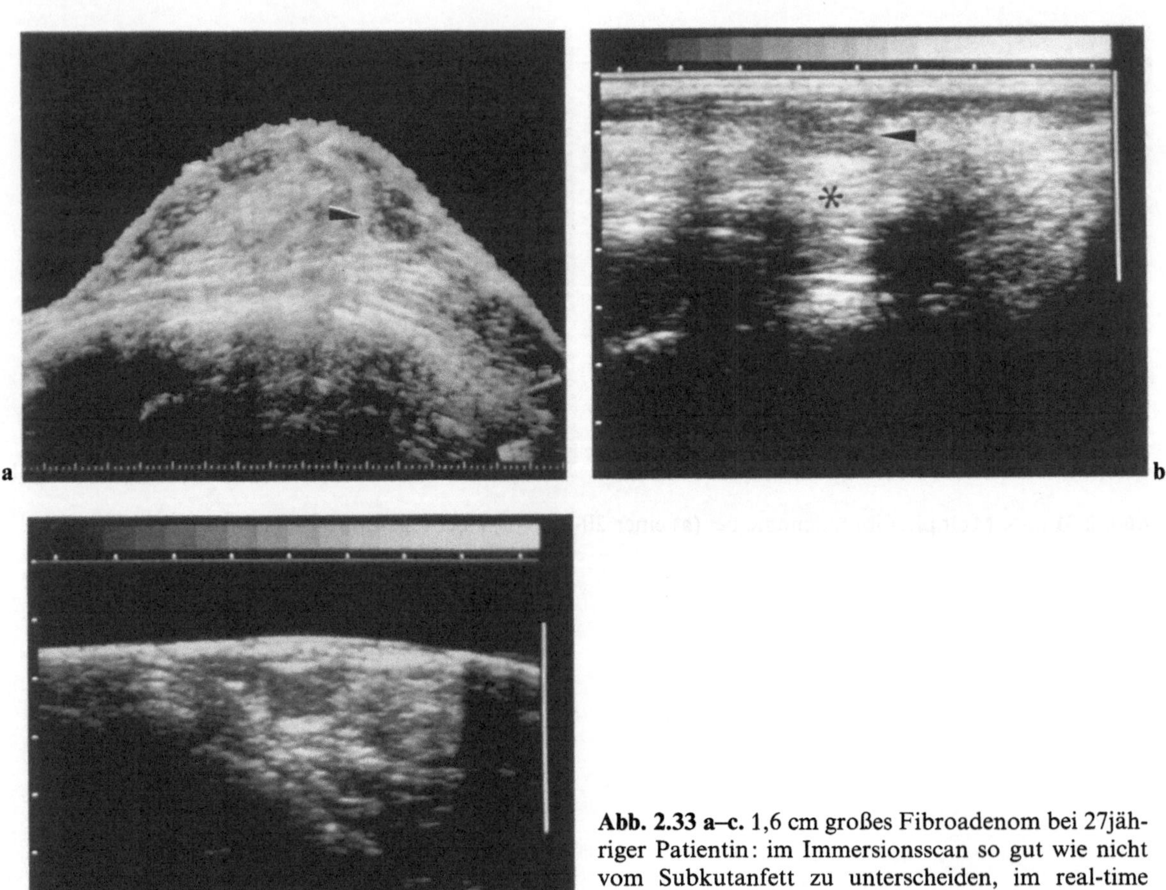

Abb. 2.33 a–c. 1,6 cm großes Fibroadenom bei 27jähriger Patientin: im Immersionsscan so gut wie nicht vom Subkutanfett zu unterscheiden, im real-time Scan besser abgrenzbar, aber erst bei Einsatz einer Vorlaufstrecke eindeutig mit Verdrängungsrandsaum zu erkennen

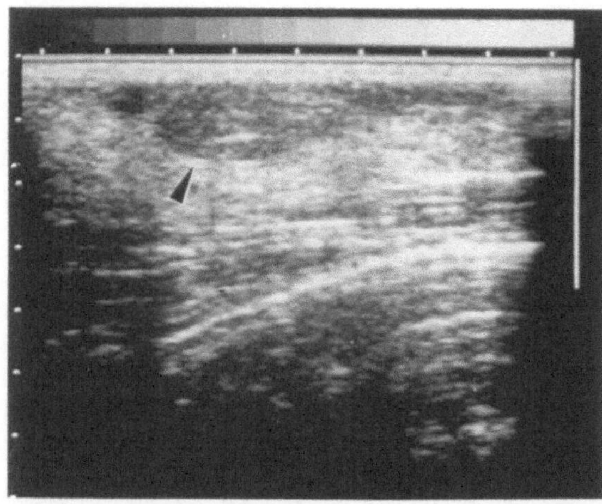

Abb. 2.34. Fibroadenomatoide Hyperplasie: 24jährige Patientin mit 4 × 3 cm großem Tumor links bei 2 Uhr/2 cm, der im Ultraschall auch unter Kompression nur schwer auszumachen ist

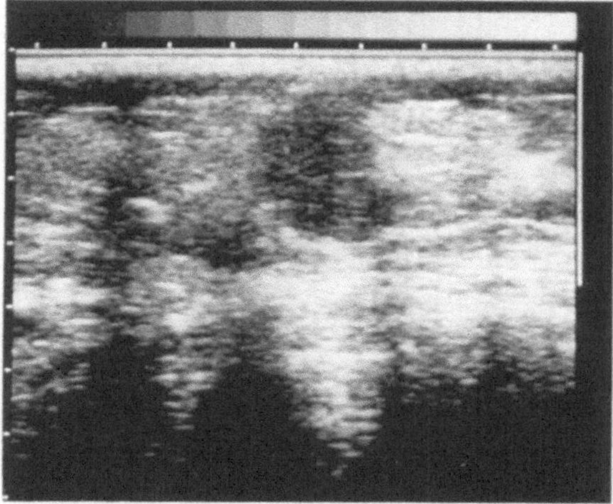

Abb. 2.35. Sonografisch unscharf begrenzter Herd bei 45jähriger Patientin mit 3 × 2 cm großem beweglichem Tumor – pathohistologisch unauffälliges Fibroadenom

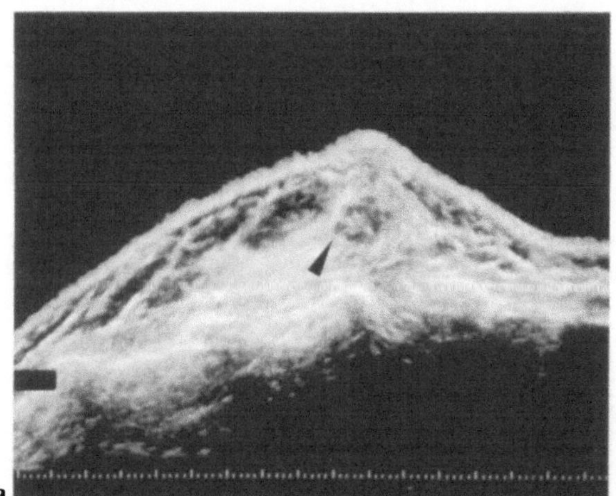

a

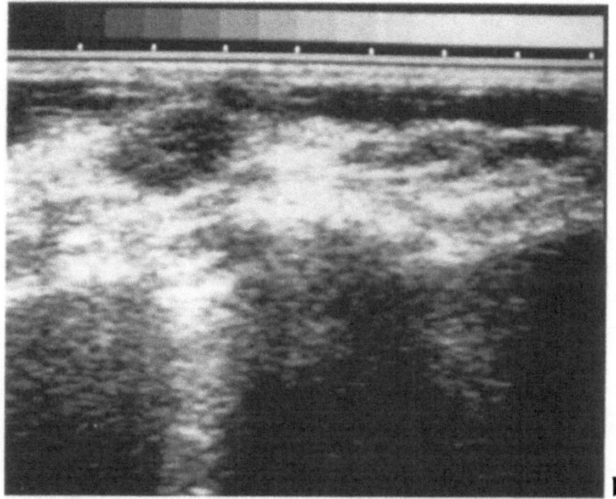

b

Abb. 2.36 a, b. Fibroadenom mit Kernatypien bei 54jähriger Patientin mit 1,5 cm großem Tumor rechts bei 2 Uhr/5 cm

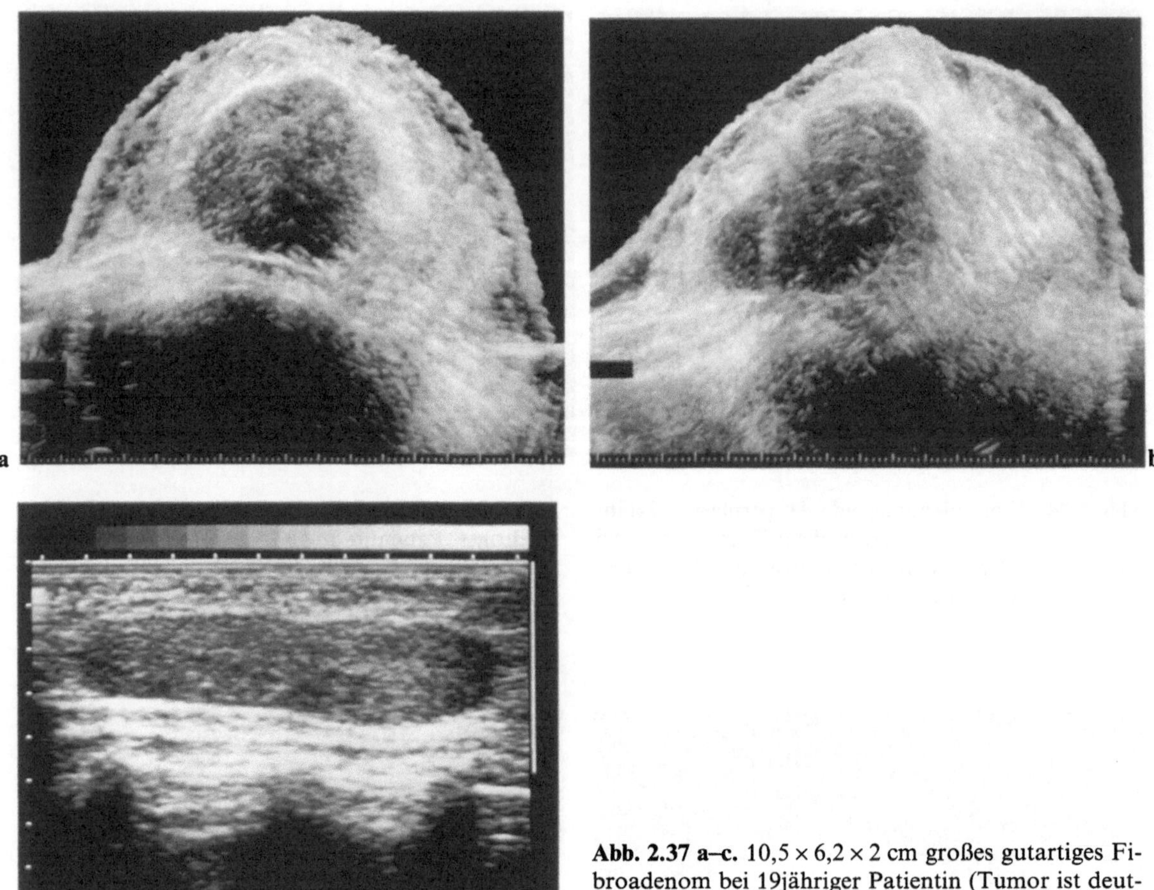

Abb. 2.37 a–c. 10,5 × 6,2 × 2 cm großes gutartiges Fibroadenom bei 19jähriger Patientin (Tumor ist deutlich komprimierbar!)

Abb. 2.38 a, b. Mehrknolliges Cystosarcoma phylloides bei 18jähriger Patientin

2.7 Diffuse benigne Mammaerkrankungen

Neben den tumorartigen Erkrankungen gibt es auch noch eine Reihe diffuser benigner Erkrankungen in der Mamma. Nach der Proliferation bestimmter Zellen bzw. Gewebeanteile kann man verschiedene Formen unterscheiden (Tabelle 2.5).

Tabelle 2.5. Diffuse benigne Mammaerkrankungen

- intraduktale Epithelproliferationen (Mastopathie)
- Proliferation myoepithelialer Zellen (sklerosierende Adenose)
- Proliferation des kollagenen Bindegewebes (Fibrosis mammae bzw. Fibrosklerose)

Mastopathien

Die fibrös-zystische Mastopathie ist die häufigste diffuse Mammaerkrankung. Nach Bässler (1978) findet sie sich überwiegend bei Frauen zwischen 35 und 50 Jahren, also vor der Menopause, und läßt sich bei einem unselektierten Sektionsgut von ca. 3000 Fällen in etwa 51% diagnsotizieren. Nach der z.Z. gebräuchlichsten, von Prechtel zwischen 1972 und 1975 erarbeiteten pathohistologischen Einteilung können Mastopathien I., II. und III. Grades unterschieden werden (Tabelle 2.6; Prechtel 1972, Prechtel u. Gehm 1975).

Das sonographische Erscheinungsbild mastopathischer Veränderungen aller Grade ist sehr vielfältig. Wenn es bei Vorliegen einer Mastopathie zu echographischen Auffälligkeiten kommt, so können sich diese in Form von duktalen Mustern, Duktektasien, Zysten, unscharfen Herdbefunden oder ausgeprägten Unterbrechungen der Mammaarchitektur zeigen (Abb. 2.39–2.41). Nicht selten findet sich auch ein mehr oder weniger ausgeprägtes Schallauslöschphänomen hinter mastopathisch verändertem Mammagewebe. Dabei läßt das sonographische Bild keinerlei Rückschluß auf den Grad einer Mastopathie zu. Eine MP I° kann durchaus einen malignen Befund vortäuschen; andererseits kann aber auch eine MP III° völlig unauffällig erscheinen. Die Behauptung, daß mit steigendem Mastopathiegrad auch ein erhöhtes Entartungsrisiko verbunden sei, wurde neuerdings wieder in Frage gestellt. Tatsächlich können sich bei allen Graden einer Mastopathie Übergänge in karzinomatöse Veränderungen finden (Abb. 2.42). Die echographische Differenzierung zwischen Mastopathien und Karzinomen sowie zwischen Mastopathien oder Karzinomen und Narben kann unter Umständen unmöglich sein (Abb. 2.43). Aus dem eigenen Untersuchungsgut (Tabelle 2.7) ergibt sich eine etwa gleichgroße Chance, bei Vorliegen einer Mastopathie auf ein eher benignes oder auf ein eher malignes Ultraschall-Erscheinungsbild zu stoßen. Diese Ergebnisse decken sich nicht mit den von Leucht et al. (1985) veröffentlichten Untersuchungen an 131 Fällen von Mastopathie, bei denen immerhin 96% ein benignes oder unklares, aber nur 4% ein malignes Erscheinungsbild zeigen. Die Unterschiede in den Resultaten lassen sich vielleicht dadurch erklären, daß im eigenen Kollektiv hauptsächlich Untersuchungen mit der Immersionsmethode zur Auswertung kommen, während Leucht und Mitarbeiter ausschließlich über Untersuchungen mit der manuellen real-time Methode berichten.

Tabelle 2.6. Mastopathie-Einteilung (nach Prechtel 1972–75)

- MP I° ohne intraduktale Epithelproliferationen
- MP II° mit intraduktalen Epithelproliferationen ohne Atypien
- MP III° mit intraduktalen Epithelproliferationen und Atypien mäßigen Grades

Tabelle 2.7. Ultraschall-Erscheinungsbilder bei Mastopathie

	Unauffällig	Eher benigne[a]	Eher maligne	Gesamt
MP I°	2 (8%)	11 (44%)	12 (48%)	25 (100%)
MP II°	8 (19%)	18 (42%)	17 (39%)	43 (100%)
MP III°	2 (7%)	9 (31%)	18 (62%)	29 (100%)
Gesamt	12 (12%)	38 (39%)	47 (49%)	97 (100%)

[a] z.B. Duktektasien, Zysten etc.

Sklerosierende Adenose und Fibrosklerose

Bei der durch die Proliferation myoepithelialer Zellen geprägten sklerosierenden Adenose findet sich meist eine diffuse, seltener eine tumorbildende Form. Auch die sklerosierende Adenose tritt generell vor der Menopause auf (Abb. 2.44, 2.45). Die sich durch die Proliferation des kollagenen Bindegewebes auszeichnende Fibrosis mammae führt häufig zu einer lokalen Parenchymatrophie und gehört durch ihr kontinuierliches Übergehen in das angrenzende Stützgewebe ebenfalls zu den diffusen Mammaveränderungen (Abb. 2.46).

Während sich weder für die sklerosierende Adenose, noch für die Fibrosklerose eine Beziehung zum Mammakarzinom nachweisen läßt (Bässler 1978), können beide Erkrankungen in der Mammadiagnostik und besonders auch sonographisch Probleme bei der Differenzierung von malignen Erkrankungen bereiten.

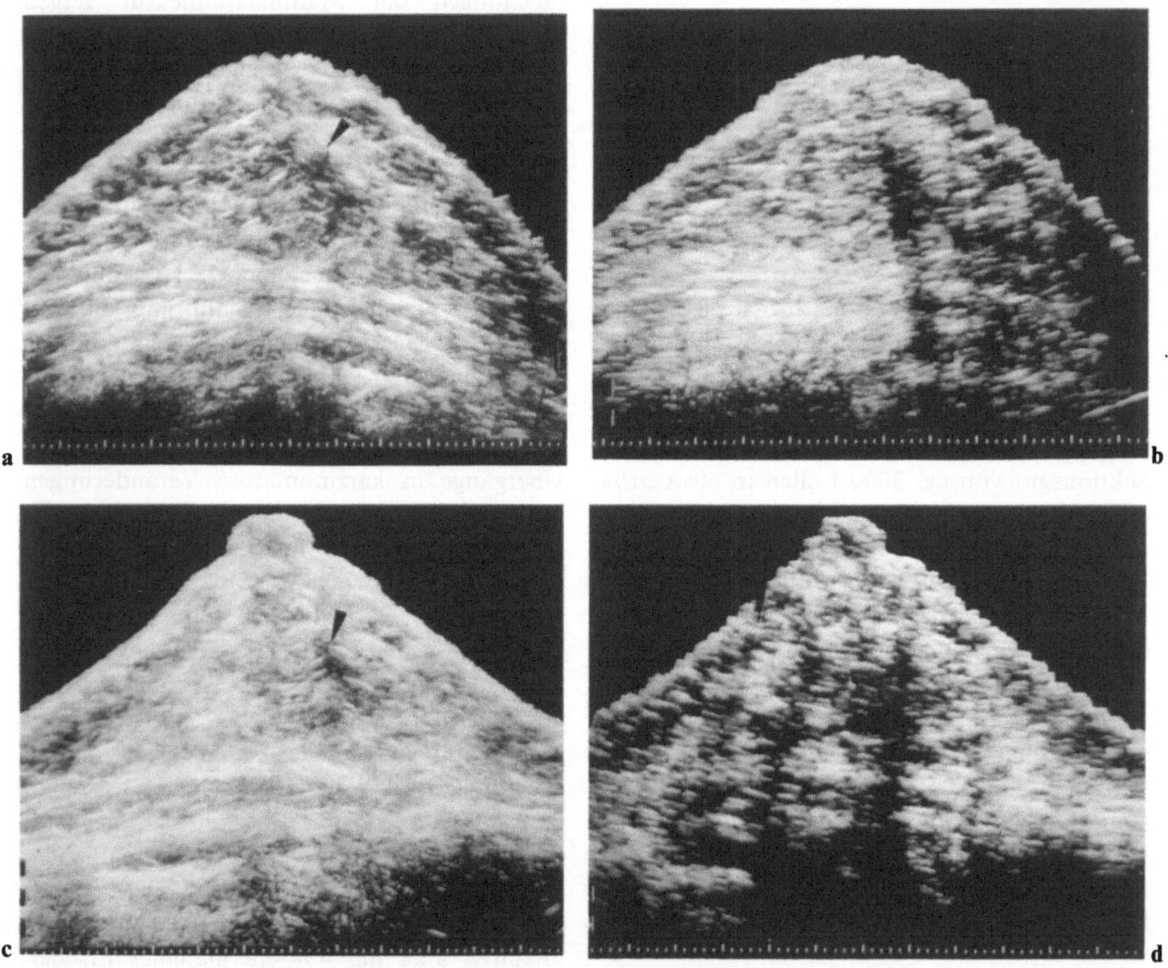

Abb. 2.39 a–d. Mastopathie I°: Strukturunterbrechung mit Schallauslöschphänomen bei 50jähriger Patientin mit kleinem Knötchen links lateral etwas unterhalb der Mamille

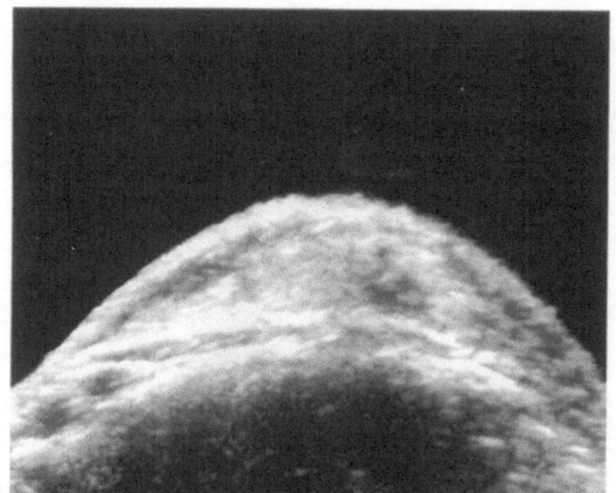

a

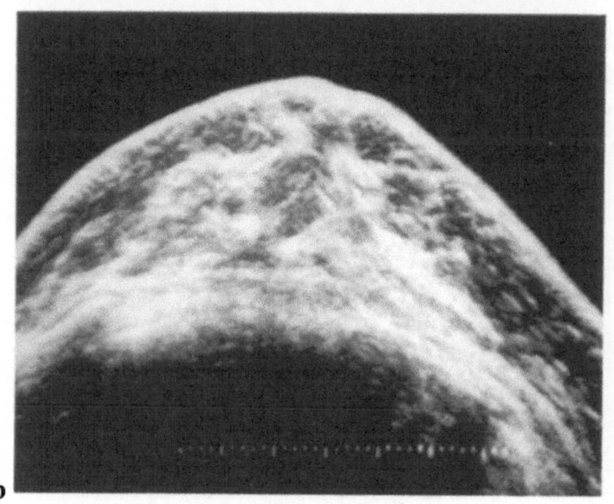

b

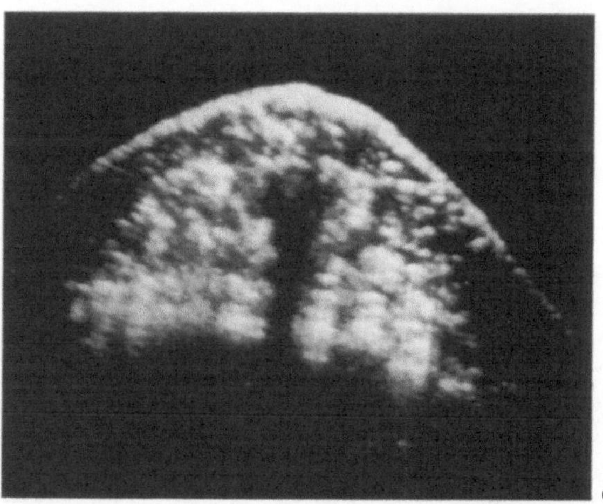

c

Abb. 2.40 a–c. Mastopathie II°: **a** unscharf begrenzter inhomogen-irregulärer Herdbefund bei 24jähriger Patientin mit 1,5 cm großem Tumor; **b, c** Strukturunterbrechung mit Schallauslöschphänomen bei 53jähriger Patientin mit blutig sezernierender Mamma links

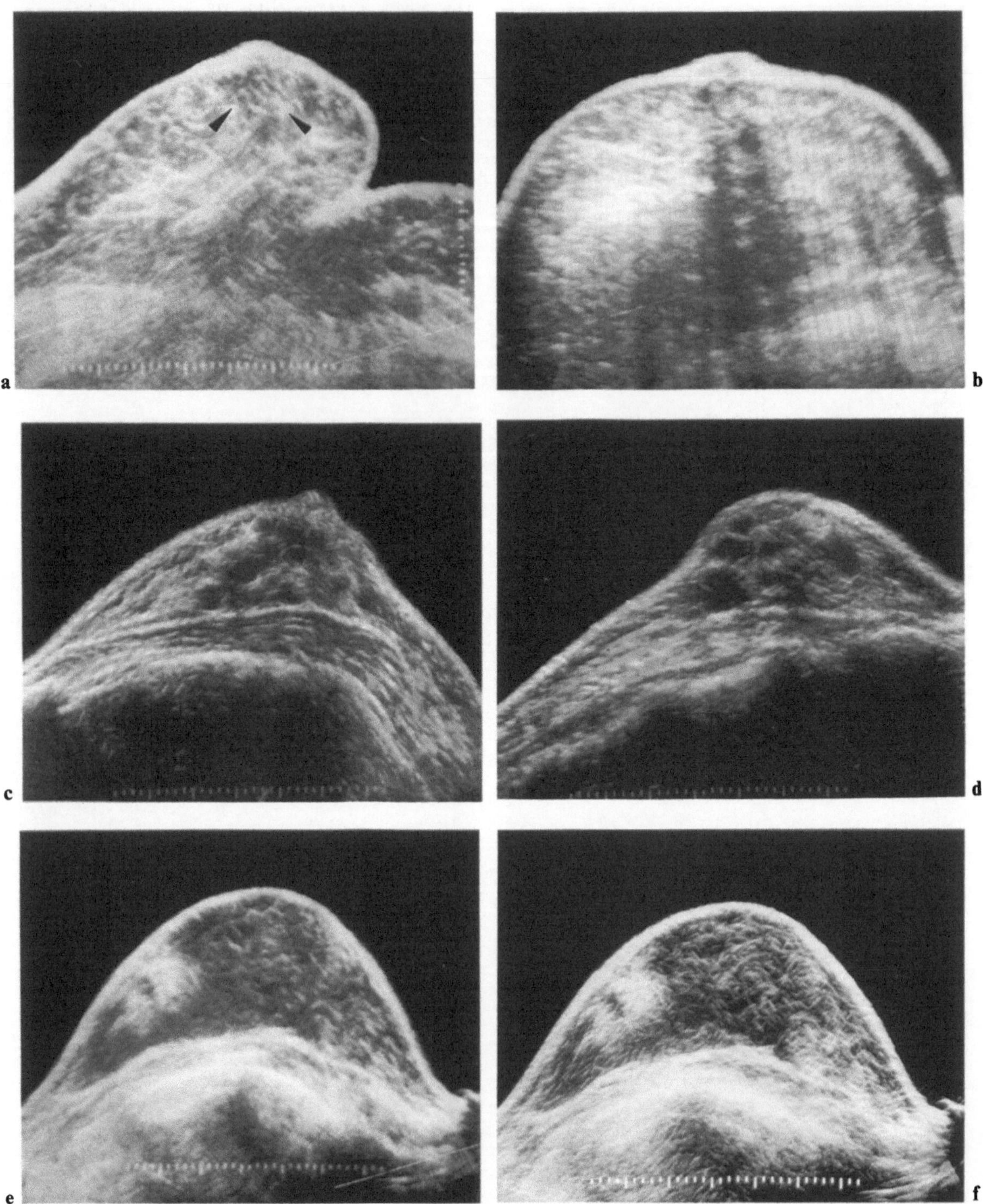

Abb. 2.41 a–f. Mastopathie III°: **a, b** Areal mit auffälligem duktalem Muster und Schallauslöschphänomen bei 63jähriger Patientin mit blutig sezernierender Mamma rechts; **c, d** multiple Zysten bei 41jähriger Patientin; **e, f** auffällige hyperreflektive Struktur mit hyporeflektivem Zentrum bei 20jähriger Patientin mit ca. 1 cm großem Tumor rechts bei 8.30 Uhr/6 cm (Sonogramm mit weicher und harter Zeichnung in der Bildwiedergabe)

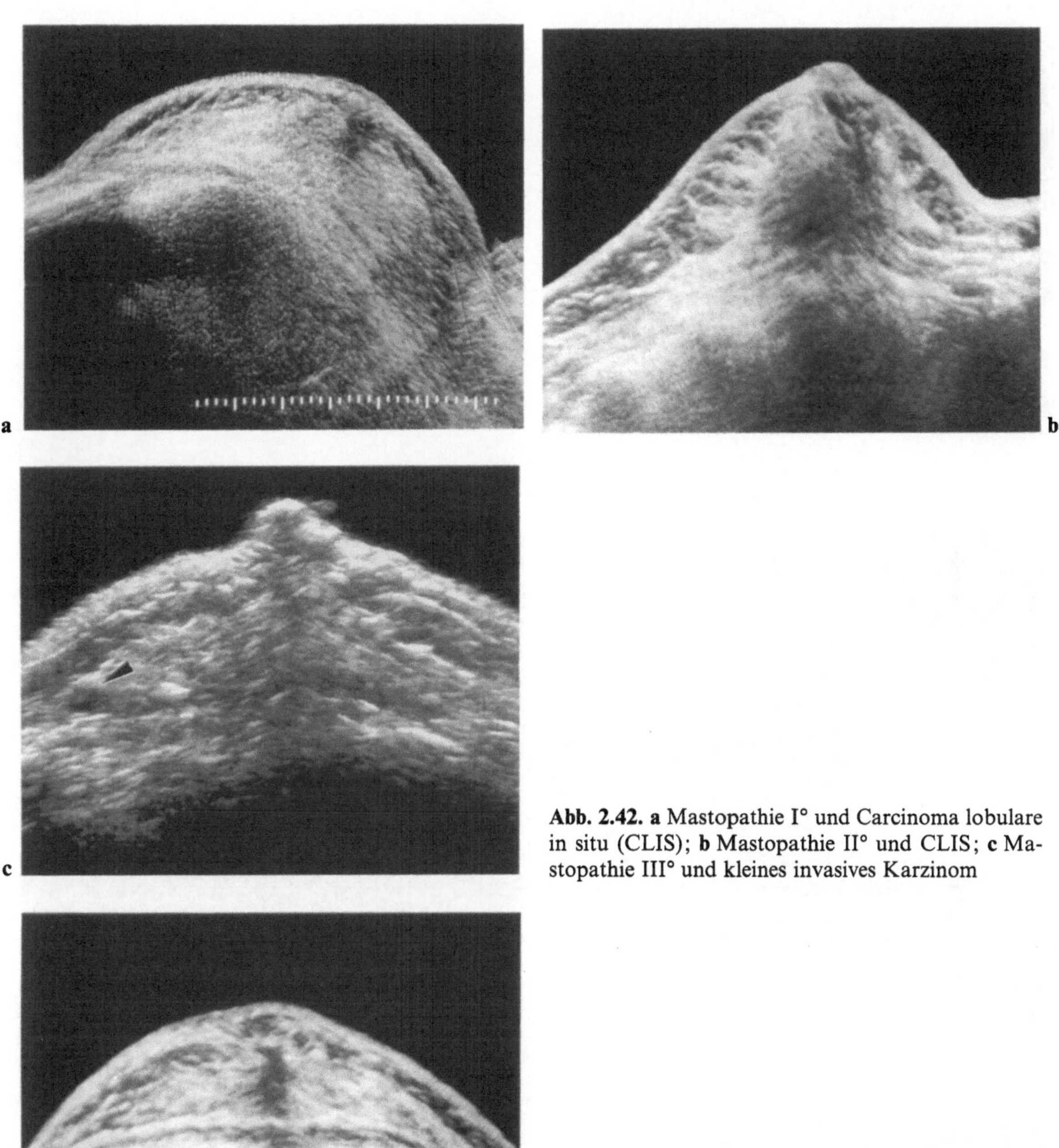

Abb. 2.42. a Mastopathie I° und Carcinoma lobulare in situ (CLIS); **b** Mastopathie II° und CLIS; **c** Mastopathie III° und kleines invasives Karzinom

Abb. 2.43. Mastopathie II° und Narbe

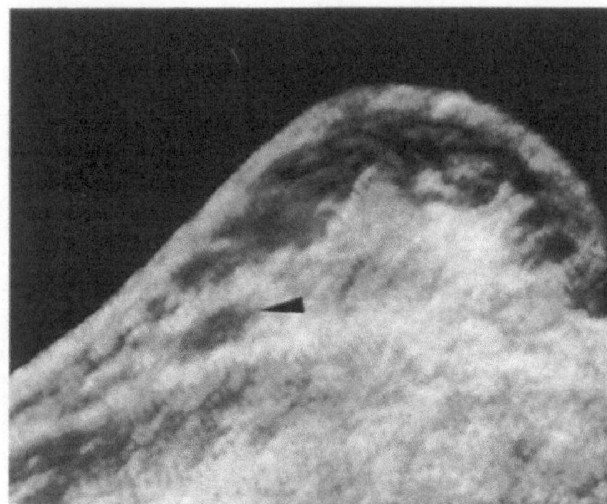

Abb. 2.44. Sklerosierende Adenose: 41jährige Patientin mit bohnengroßem derbem Knoten bei 1 Uhr

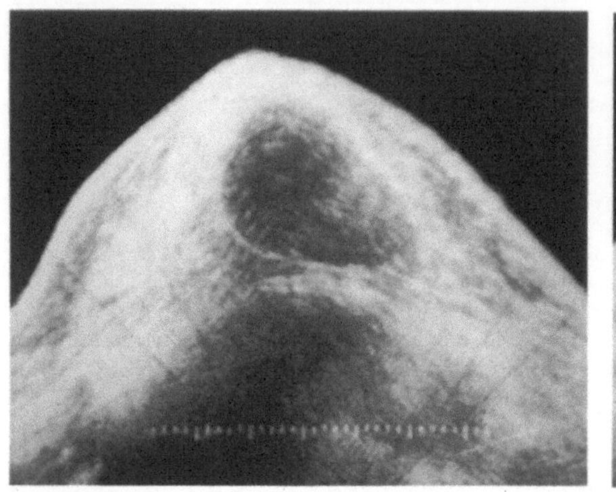

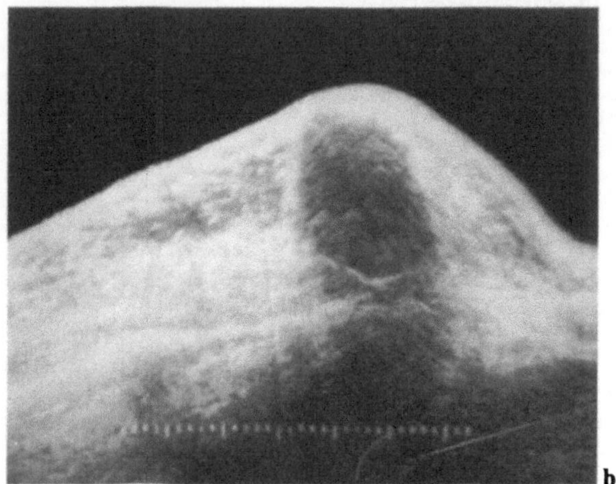

Abb. 2.45 a, b. Tumorförmige sklerosierende Adenose: 54jährige Patientin mit 4 × 4 cm großem relativ weichem Tumor in der linken Mamma

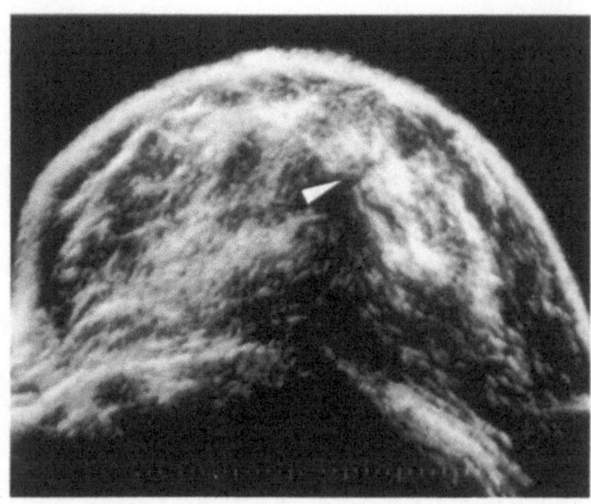

Abb. 2.46. Fibrosklerose: 53jährige Patientin mit 2 × 2 cm großem derbem Tumor links bei 2 Uhr/7 cm

Literatur

Bässler R (1978) Pathologie der Brustdrüse. In: Doerr, Seifert, Uehlinger (Hrsg) Spezielle pathologische Anatomie Bd. 11. Springer, Berlin Heidelberg New York

Callao J, Hernandez G, Olloqui E, Madrid G, Martinez-Comin L, Solsona F (1977) Ecografia en el diagnóstico del fibroadenoma mamario. Radiologia 19, Suppl. 1:71–88

Cole-Beuglet C, Soriano R, Kurtz AB, Meyer JE, Kopans DB, Goldberg BB (1983a) Ultrasound, X-Ray Mammography, and Histopathology of Cystosarcoma Phylloides. Radiology 146:481–486

Cole-Beuglet C, Soriano R, Kurtz AB, Goldberg BB (1983b) Fibroadenoma of the Breast: Sonomammography Correlated with Pathology in 122 Patients. AJR 140:369–375

Croll J, Kotevich J, Tabrett M (1982) The Diagnosis of Benign Disease and the Exclusion of Malignancy in Patients with Breast Symptoms. Seminars in Ultrasound 3:38–50

Cukierfajn M, Loriaux Cl, Cattoor JP, De Maubeuge R, Longrée H, Ardichvili D (1980) Granular Cell Myoblastoma of the Breast. J Belge de Radiol 63:625–628

Duda V (1982) Ultraschall-Mammographie: Das sonographische Erscheinungsbild anatomischer und pathologischer Strukturen der Mamma unter Anwendung eines Immersionsscanners. Dissertation Marburg:44–71/86–93

Eulenburg R, Hüneke B, Duda V, Hackelöer BJ, Lauth G, Buchholz R (1982) Ultraschallmammographie. Die abszedierende Mastitis und ihre sonographische Differentialdiagnose. Deutsches Ärzteblatt 79:31–34/37

Gairard B, Dale G, Gros Ch (1976) Echographie et Kystes Mammaires. Nucléaire 57:574–575

Geißl G (1978) Zystenmamma. MMW 120:918

Heywang SH, Lipsit ER, Glassman LM, Thomas MA (1984) Specifity of Ultrasonography in the Diagnosis of Benign Breast Masses. J of Ultrasound in Med 3:453–461

Jaffe CC, Rosenfield AT, Sommer G, Taylor KJ (1980) Technical Factors Influencing the Imaging of Small Anechoic Cysts by B-Scan Ultrasound. Radiology 135:429–433

Jellins J, Hughes C, Ryan J, Reeve TS, Kossoff G (1977a) A Comparative Evaluation of a Case of Cystosarcoma Phylloides: Ultrasound, Xeroradiography and Thermography. Radiology 124:803–804

Jellins J, Kossoff G, Reeve TS (1977b) Detection and Classification of Liquid-Filled Masses in the Breast by Grey Scale Echography. Radiology 125:205–212

Kalbfleisch H, Lauth G, Mühlberger G, Nitschke S (1978) Das Granularzellmyoblastom der weiblichen Brust und seine differentialdiagnostische Abgrenzung gegen das Mammacarcinom. Radiologe 18:143–147

Kleedorfer D, Pflanzer D, Pflanzer K, Kiprov S, Fochem K (1982) Wertigkeit der Ultraschalluntersuchung und sonographische Differentialdiagnose der Mammacyste. Röntgenblätter 35:287–294

Kowand LM, Verhulst LA, Copeland CM, Bose B (1984) Epidermal Cyst of the Breast. Can Med Assoc J 131:217–219

Lang J, Zana R, Gairard B, Dale G, Gros Ch (1978) Ultrasonic Absorption in the Human Breast Cyst Liquids. Ultrasound in Med Biol 4:125–130

Leucht W, Rabe D, Müller A, von Fournier D, Humbert KD, Schmidt W (1985) Verbesserung der präoperativen Abklärung von palpablen, nicht-zystischen Prozessen der Mamma durch die Echomammographie. Ultraschall 6:19–25

Prechtel K (1972) Beziehungen der Mastopathie zum Mammakarzinom. Fortschr Med 90:43–45

Prechtel K, Gehm O (1975) Morphologisch faßbare Vorstadien des Mammakarzinoms. Verh Dtsch Ges Pathol 59:498

Rombaut M (1981) Echographie et Kyste Mammaire. J Belge de Radiol 64:479–485

Seymour EQ (1982) Blastomycosis of the Breast. AJR 139:822–823

Sickles EA, Filly RA, Callen PW (1984) Benign Breast Lesions: Ultrasound Detection and Diagnosis. Radiology 151:467–470

Steinbock RT, Stomper PC, Meyer JE, Kopans DB (1983) The Ultrasound Appearance of Giant Fibroadenoma. JCU 11:451–454

Volkov NA (1983) Ultrasonographic Diagnosis in the Treatment of Lactation Mastitis. Akush Ginekol 5:51–53

3 Maligne Veränderungen

3.1 Mammakarzinome

In der Bundesrepublik Deutschland ist das Mammakarzinom ebenso wie in ganz Europa die häufigste Krebstodesursache. Allein 1981 starben in der BRD 12808 Frauen (=17,1% der weiblichen Krebstoten) am Brustkrebs bzw. dessen Folgen. Dabei sterben ca. 40% aller an Brustkrebs erkrankten Frauen vor dem 65. Lebensjahr, und in der Altersklasse zwischen 35 und 54 Jahren ist das Mammakarzinom bei den Frauen die häufigste Todesursache überhaupt. Zwischen 1956 und 1975 nahmen die Erkrankungen an Brustkrebs in Mittel- und Westeuropa jährlich um etwa 1% zu, d.h. im Gesamtzeitraum um ca. 20% (Becker et al. 1984).

Vor dem Hintergrund dieser Zahlen waren die in die Sonographie von Mammakarzinomen gesetzten Erwartungen verständlicherweise sehr hoch. Mittlerweile ist der diagnostische Stellenwert dieses Aspektes der Mammasonographie relativiert und überschaubar gemacht worden (Tabelle 3.1).

Bei 260 untersuchten Karzinomen erbrachte der Ultraschall in 6% der Fälle keinen entsprechenden Herdbefund. Dabei handelte es sich in allen Fällen um T1-Stadien. Als Ursachen konnten die geringe Tumorgröße (<1 cm), die Verdeckung eines kleinen Karzinoms durch beispielsweise ausgedehnte mastopathische oder fibrosklerotische Veränderungen in seiner Umgebung, Tumoren mit gerade beginnender Infiltration oder ein multizentrisches Tumorwachstum in Form von vielen kleinen Tumorzellnestern ausgemacht werden. 60% dieser nicht entdeckten Karzinome lagen in teilinvolvierten Drüsenkörpern, 20% in stark schallabsorbierenden und die restlichen 20% in homogen dichten.

Tabelle 3.1. Diagnostischer Stellenwert der Sonographie bei der Untersuchung von Mammakarzinomen

- kleinste bisher als Herdbefund dargestellte Karzinome: ca. 5 mm
- Mikrokalk: mit modernsten Geräten wohl darstellbar, aber (noch) nicht im eigentlichen Sinne als solcher nachzuweisen (siehe Kapitel 5.3)
- Entdeckungsrate für Karzinome aller Größenstufen:
  Ultraschall: 94% Röntgenmammographie: 95%
- Entdeckungsrate für Karzinome ≦1 cm:
  Ultraschall: 82% Röntgenmammographie: 92%

Die Beschreibung des Ultraschall-Erscheinungsbildes von Mammakarzinomen folgt in Einteilung und Nomenklatur der von der WHO 1982 herausgegebenen histopathologischen Klassifikation der Mammakarzinome (Tabelle 3.2).

Das invasive duktale Karzinom erscheint im Sonogramm ebenso uneinheitlich wie die Verteilung seiner Zellen und Bindegewebsbestandteile im pathohistologischen Schnitt. Seine Berandung kann von eher glatt bis zu total unscharf mit Besenreiserausläufern und Tannenbaumphänomen reichen. Dabei spielt die schon erwähnte Verteilung von Zellen und Bindegewebe ebenso eine Rolle wie die Beschaffenheit des Mammagewebes in der Tumorumgebung. Zellreiche Karzinome kommen eher in Form eines relativ unscharfen Rundherdes zur Darstellung, bindegewebsreiche eher in Form einer Struktur- oder Brustarchitektur-Unterbrechung. Mastopathische oder fibrosklerotische Veränderungen in der Nachbarschaft eines Karzinoms führen selbst bei sehr zellreichen Karzinomen ebenfalls zu einer mehr unscharfen Tumorberandung. Die Binnenechostruktur und -verteilung bei Karzinomen ist meist inhomo-

Tabelle 3.2. Histopathologische Klassifikation der Mammakarzinome (WHO 1982)

1. Nicht invasive Karzinome

- intraduktales Karzinom
- Carcinoma lobulare in situ (CLIS)

2. Invasive Karzinome

- invasives duktales Karzinom (= alle Karzinome ohne besondere Differenzierung, z. B. Adeno-Karzinom, Carcinoma solidum simplex oder szirrhosum)
- invasives duktales Karzinom mit vorwiegend intraduktalem Wachstum
- invasives lobuläres Karzinom
- muzinöses Karzinom
- medulläres Karzinom (stromaarm mit lymphoidem Infiltrat und relativ scharfer Begrenzung)
- duktales papilläres Karzinom
- tubuläres Karzinom
- adenoidzystisches Karzinom
- sezernierendes (juveniles) Karzinom
- Adeno-Karzinom mit apokriner Metaplasie (apokrines Karzinom)
- Karzinom mit Metaplasie:
  - Plattenepithel-Metaplasie
  - Spindelzell-Metaplasie
  - Knorpel-/Knochen-Metaplasie
  - Metaplasie mehrerer Typen
- andere Karzinome (z. B. lipoid sezernierendes, karzinoidähnliches, kleinzelliges oder Siegelringzellen-Karzinom)

3. Paget-Karzinom der Mamille

gen-irregulär oder flau. Nekrotische Tumoranteile können zu areflektiven Herdteilen führen, Verkalkungen zu hyperreflektiven.

Von den Sekundärphänomenen findet sich am häufigsten das zentrale Schallauslöschphänomen, das oft hinter dem gesamten Tumor, zum Teil aber auch nur hinter bestimmten Tumorbezirken auftritt. Ein Schallauslöschphänomen hinter einem Karzinom scheint von dessen Bindegewebsgehalt abhängig zu sein (Kobayashi 1979). Die Ursache für ein Schallauslöschphänomen hinter randständigen Karzinomanteilen scheint in einem ausgeprägten invasiven Wachstum am Rand zu liegen, wobei eine oberflächliche Betrachtung solcher Tumoren schnell zu Verwechslungen mit gutartigen Veränderungen führen kann (Abb. 3.1). Für das eher auf einen gutartigen Tumor hinweisende „laterale Schallauslöschphänomen" muß daher als Grundvoraussetzung unbedingt eine durchweg glatte Begrenzung des Tumors oder sogar ein Verdrängungsrandsaum gefordert werden. Bei zellreichen, langsam wachsenden oder nekrotischen Karzinomen schließlich kann es sogar zu einer retrotumoralen Schallverstärkung kommen. Eine solche Schallverstärkung tritt etwa zu gleichen Teilen hinter dem gesamten Herd wie nur hinter Herdteilen auf.

Die Beurteilungskriterien zur sonographischen Charakterisierung eines als Herdbefund dargestellten Karzinoms lassen sich nach Primär- und Sekundärkriterien oder nach Benignitäts- und Malignitätskriterien aufschlüsseln (Tabelle 3.3, 3.4).

Tabelle 3.3. Ultraschall-Beurteilungskriterien von Karzinomen in ihrer prozentualen Häufigkeit

Primärkriterien:	
– Begrenzung:	
glatt	1%
Verdrängungsrandsaum	0%
unscharf	84%
Besenreiser	64%
Tannenbaumphänomen	24%
teilweise glatt	16%
– Binnenechos:	
homogen verteilt	21%
regelhaft strukturiert	10%
inhomogen verteilt	66%
irregulär strukturiert	71%
areflektive Herdanteile	12%
hyperreflektive Herdanteile	7%
flau gezeichnete Herde	38%
Sekundärkriterien:	
– Schallverstärkung:	
hinter Herdteilen	10%
hinter Gesamtherd	11%
hinter Gesamtherd in beiden Ebenen	7%
– Schallauslöschphänomen:	
laterales	0%
zentrales	74%
zentrales in beiden Ebenen	56%

Tabelle 3.4. Ultraschall-Beurteilungskriterien von Karzinomen nach Benignitäts- und Malignitätskriterien geordnet

Benignitätskriterien:	
– glatte Begrenzung	1%
– Verdrängungsrandsaum	0%
– laterales Schallauslöschphänomen	0%
– homogen verteilte Binnenechos	21%
– regelhaft strukturierte Binnenechos	10%
– Schallverstärkung hinter Gesamtherd	11%
– Schallverstärkung in beiden Untersuchungsebenen	7%
Malignitätskriterien:	
– unscharfe Begrenzung	84%
– Besenreiser	64%
– Tannenbaumphänomen	24%
– inhomogen verteilte Binnenechos	66%
– irregulär strukturierte Binnenechos	71%
– zentrales Schallauslöschphänomen	74%
– zentrales Schallauslöschphänomen in beiden Ebenen	56%

Vergleicht man für jeden Herdbefund die Summe seiner Benignitätskriterien ($\sum_b$) mit der Summe seiner Malignitätskriterien ($\sum_m$), dann erscheinen 6% der untersuchten Karzinome eher benigne ($\sum_b > \sum_m$), 7% indifferent ($\sum_b = \sum_m$) und 87% eher maligne ($\sum_b < \sum_m$). Das Verfahren der „Kriterienaddition“ hat den Vorteil, daß einzelne Beurteilungskriterien nicht überbewertet werden, und bringt durchaus gute Ergebnisse, sowohl im Vergleich mit den Resultaten anderer Autoren, als auch im Vergleich mit anderen Untersuchungsmethoden wie Palpation oder Röntgen. Eine ausführliche Wertung dieser Methode erfolgt in Kapitel 5.5 „Sonographie – Pathohistologie“.

Läßt man die Beurteilung von Einzelkriterien oder deren Summierung nach Kriterienkategorien außer Betracht und wendet sich den vorkommenden Kriterienkombinationen zu, dann erkennt man immer wiederkehrende Erscheinungsbilder. Die kleineren Karzinome mit teilweise glatter Begrenzung, flauen Binnenechos und fehlenden Sekundärphänomenen haben dabei das uncharakteristischste Bild (Abb. 3.2–3.4). Von diesem Grundtyp gibt es die unterschiedlichsten Übergänge in den Typ des unscharfen Rundherdes mit inhomogen-irregulären Binnenechos und fehlenden oder nur schwach ausgeprägten Sekundärphänomenen (Abb. 3.5–3.8). Mit zunehmender Unschärfe der Tumorberandung nimmt gerade bei kleineren Karzinomen wieder die flaue Zeichnung des Herdbefundes zu. Auch eine retrotumorale Schallabschwächung bzw. ein zentrales Schallauslöschphänomen läßt sich bei unscharfen Herden eher nachweisen (Abb. 3.9). Erfahrungsgemäß ist ein Schallauslöschphänomen bei freier Immersion häufiger nachzuweisen als bei Anwendung der mit Kompression verbundenen Methode des handgeführten real-time Ultraschalls (Abb. 3.10–3.13). Dies bedeutet aber keinesfalls, daß es mit letzterer Methode nicht möglich sei, Schallauslöschphänomene darzustellen (Abb. 3.14). Die Auslösbarkeit dieses Sekundärphänomens ist ebenso wie die der Schallverstärkung nicht nur von der Gerätetechnik (Untersuchungsmethode und MHz-Bereich) und vom Tumor selbst, sondern auch von der Lage des Tumors im Drüsenkörper (oberflächennah – tief/zentral – peripher) und von der allgemeinen Drüsenkörperstruktur abhängig.

Der größere Bildausschnitt und die fehlende Kompression bei der Immersionsmethode erleichtern in vielen Fällen die Beurteilung des Verhaltens eines Tumors zu seiner Umgebung – verdrängendes oder infiltrierendes Wachstum.

Hautveränderungen lassen sich nur unter Einsatz einer Vorlaufstrecke und in optimaler Weise mit der freien Immersionstechnik wiedergeben. Tumorbedingte Hautvorwölbungen, -abflachungen oder -einziehungen lassen sich problemlos nachweisen (Abb. 3.16a, b). Eine Lymphangiosis carcinomatosa cutis oder ein exulzerierendes Krebswachstum lockern das normalerweise gleichmäßig hyperreflektive Echo der Haut auf oder unterbrechen es (Abb. 3.16c, d).

Die Darstellung einer Pektoralisinfiltration gelingt wiederum besser mit der handgeführten real-time Technik. Hier wird durch die Kompression der Weg des Ultraschalls bis zur Pektoralisfaszie deutlich verkürzt und es entstehen in der entsprechenden Tiefe auch keine Unschärfen durch die Überschneidung der Sektoren wie bei der Immersionstechnik im Compound-Scan. Die Pektoralisinfiltration erscheint im Echogramm als mit dem Tumor in Zusammenhang stehende Unterbrechung der sonst durchgehend darstellbaren Muskelfaszie (Abb. 3.17).

Die Trennung mehrerer Herdbefunde bei multizentrischem Tumorwachstum gelingt mit der Immersionsmethode in gleichem Maße wie mit dem handgeführten real-time Ultraschall (Abb. 3.18a–e). Im Vergleich zur Röntgentechnik bzw. zu Summationsbildern kann das Schnittbildverfahren der Sonographie bei der Identifizierung deutlich voneinander getrennt liegender Herde sogar Vorteile bieten (Abb. 3.18g).

Bei den im Zusammenhang mit Mammakarzinomen im Sonogramm abgrenzbaren areflektiven Bezirken kann es sich um Tumornekrosen, Einblutungen, aber auch intrazystische Karzinome handeln (Abb. 3.19–3.21).

Mammakarzinome mit besonderer Gewebedifferenzierung (muzinöses, medulläres, papilläres, tubuläres oder adenoidzystisches Wachstum oder Karzinome mit Metaplasien) sind generell selten. Nach den bisher gewonnenen Erkenntnissen zeigen sie ein in der Mehrzahl eher benignes oder indifferentes Ultraschall-Erscheinungsbild (Abb. 3.22–3.32).

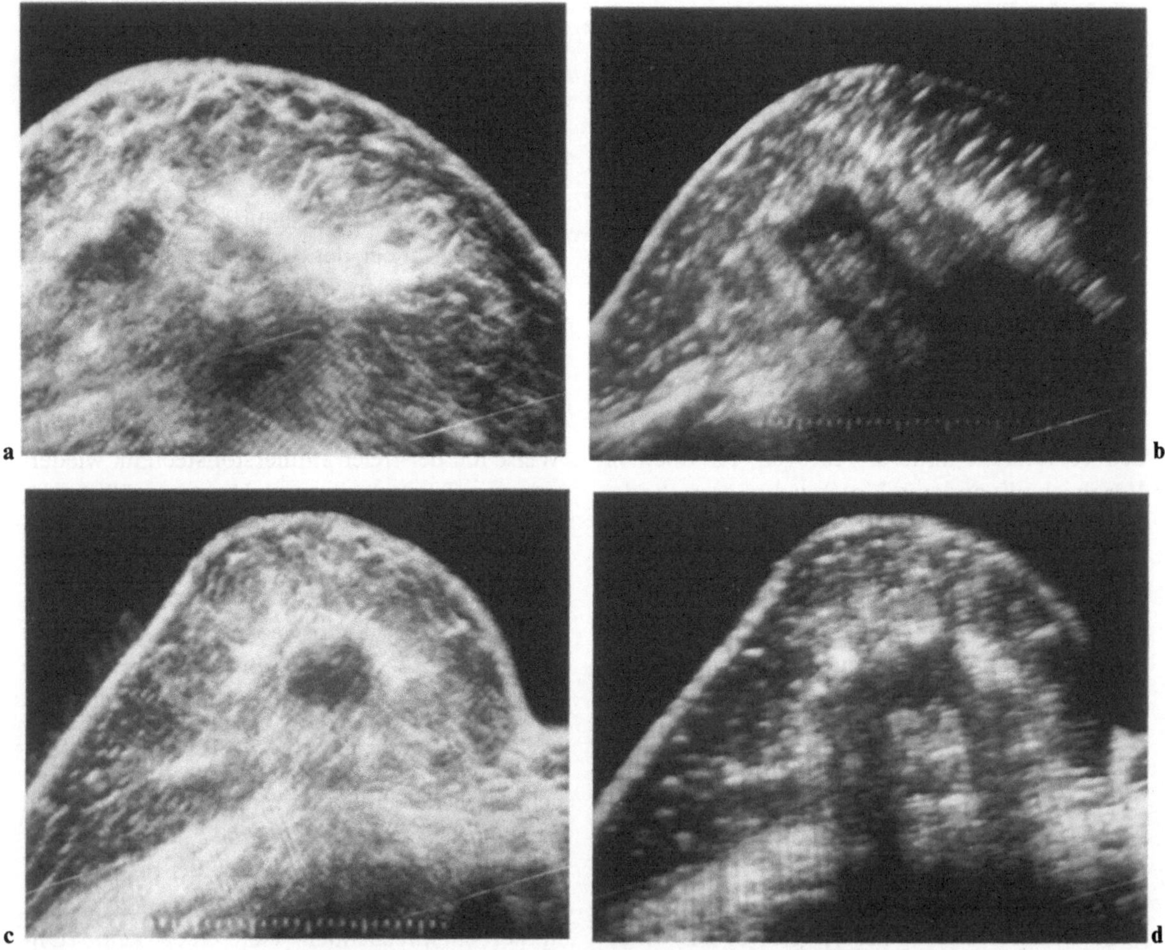

Abb. 3.1 a–d. 2,5 cm großes Carcinoma solidum simplex bei einer 55jährigen Patientin. Durch Schallauslöschphänomene hinter randständigen Tumorteilen und den Rundherdcharakter des Tumors ist eine Verwechslung mit einem gutartigen Tumor gut vorstellbar

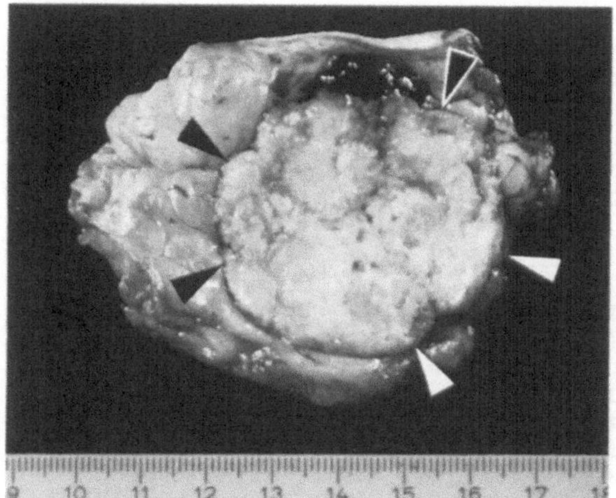

Abb. 3.2. Pathomorphologisches Bild eines zellreichen Karzinoms

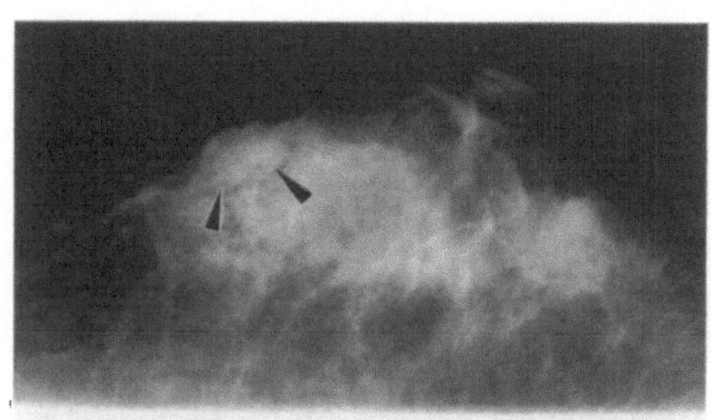
a

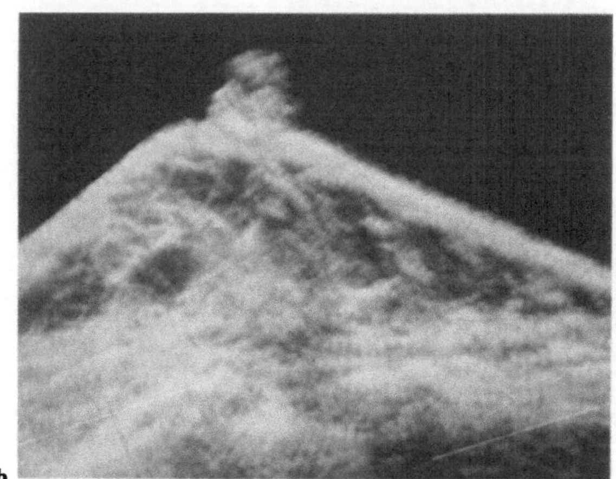
b

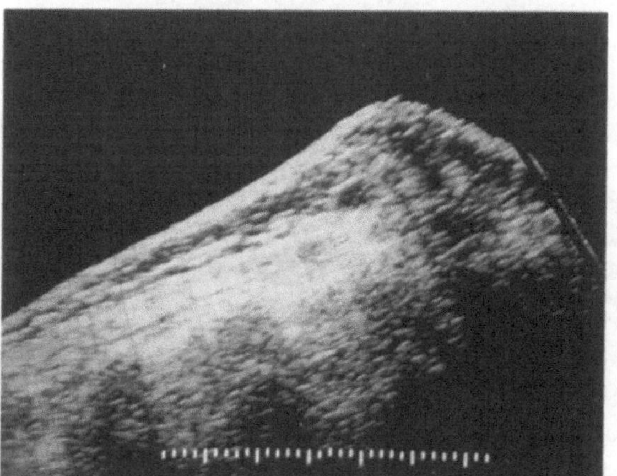
c

Abb. 3.3 a–c. Röntgenbild und Sonogramme eines zellreichen (soliden) Karzinoms bei einer 57jährigen Patientin

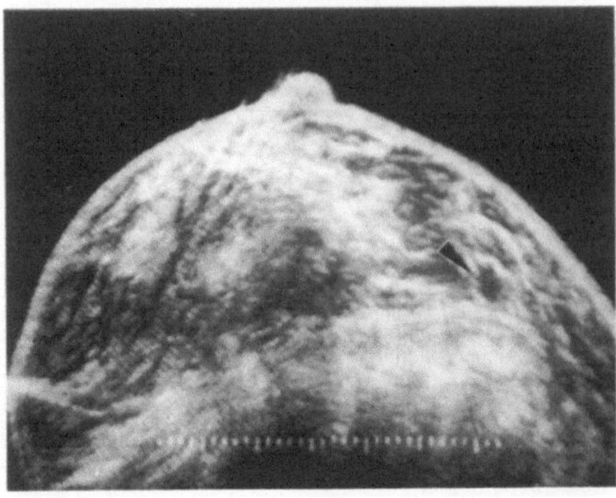

Abb. 3.4. 1,4 cm großes drüsig-kribriformes Karzinom bei 39jähriger Patientin mit 2,5 cm großem Tumor links lateral oben

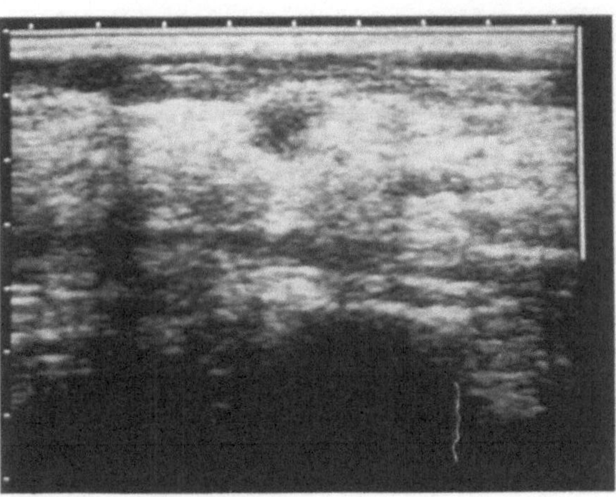

Abb. 3.5. 1,6 cm großes kribriform-papilläres Karzinom bei 47jähriger Patientin mit 1,5 cm großem Tumor rechts bei 8.30 Uhr/4,5 cm

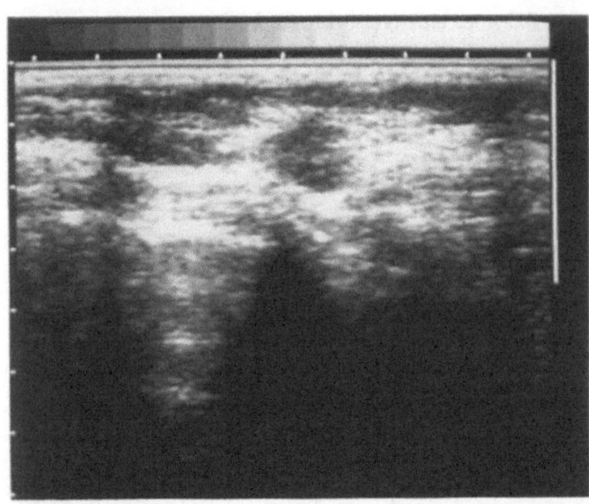

Abb. 3.6. 2,2 cm großes kribriformes Karzinom bei 75jähriger Patientin mit 2 cm großem Tumor links bei 11 Uhr/3 cm

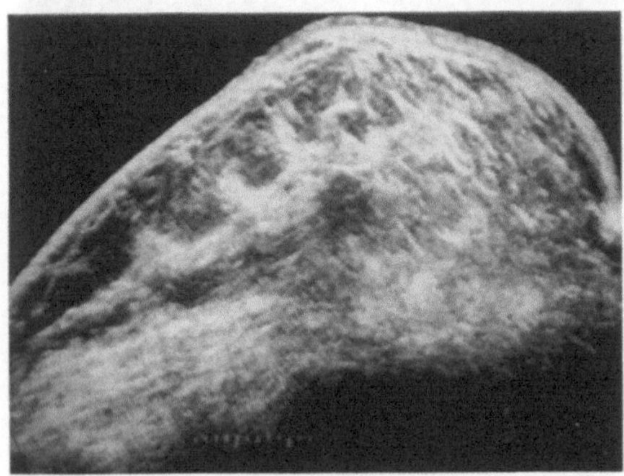

Abb. 3.7. 4 cm großes solides Karzinom bei 65jähriger Patientin mit 5 cm großem Tumor rechts medial bei 8 Uhr

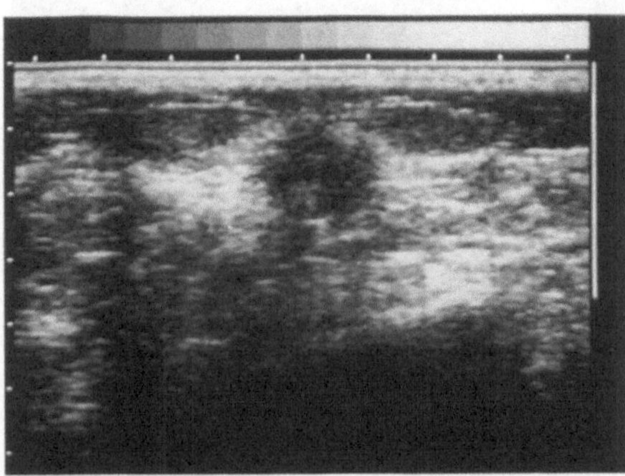

Abb. 3.8. 2,5 cm großes szirrhöses Karzinom bei 46jähriger Patientin mit 3 cm großem Tumor rechts bei 1.30 Uhr/2 cm

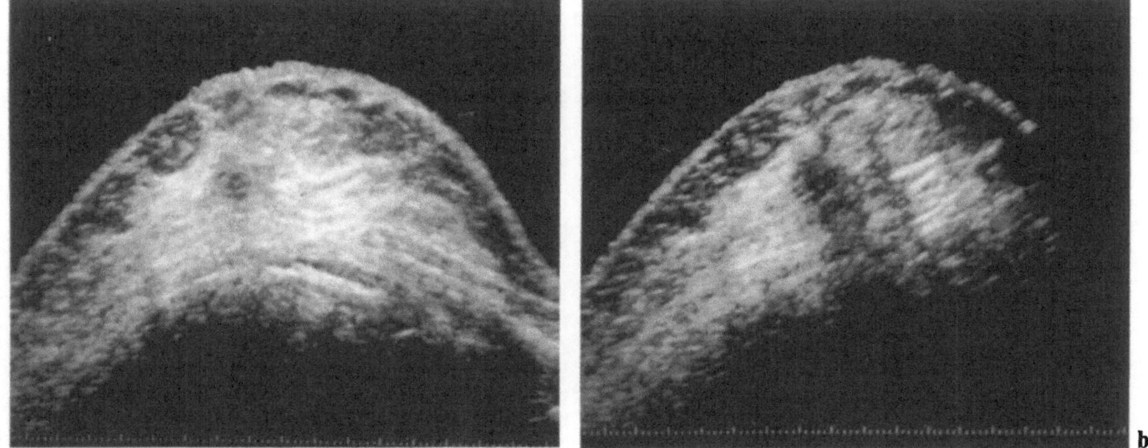

Abb. 3.9 a, b. 1,5 cm großes solides Karzinom bei 53jähriger Patientin mit 2 cm großem Tumor rechts bei 7.30 Uhr/3 cm

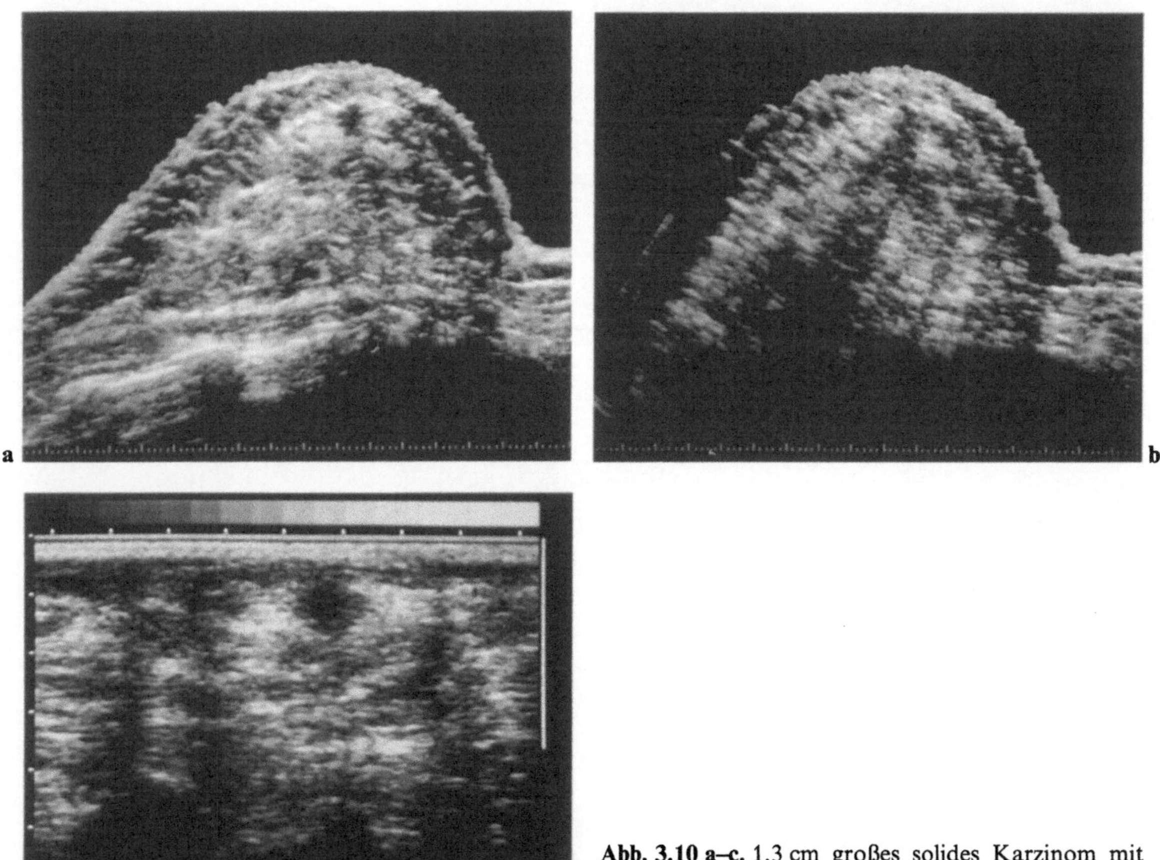

Abb. 3.10 a–c. 1,3 cm großes solides Karzinom mit zentraler Hyalinose und ausgeprägter Fibrosklerose bei 37jähriger Patientin mit 2 cm großem derbem Tumor links bei 9 Uhr/2 cm

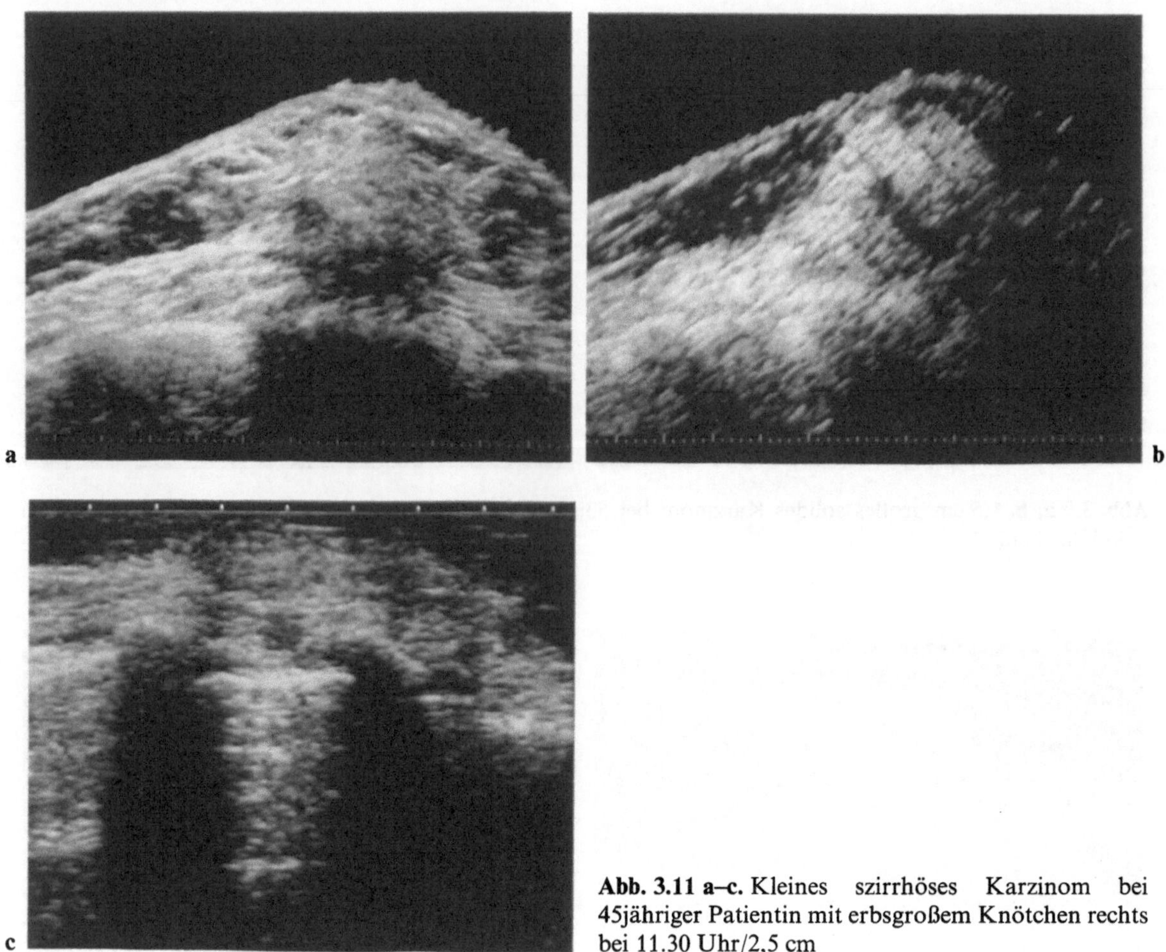

Abb. 3.11 a–c. Kleines szirrhöses Karzinom bei 45jähriger Patientin mit erbsgroßem Knötchen rechts bei 11.30 Uhr/2,5 cm

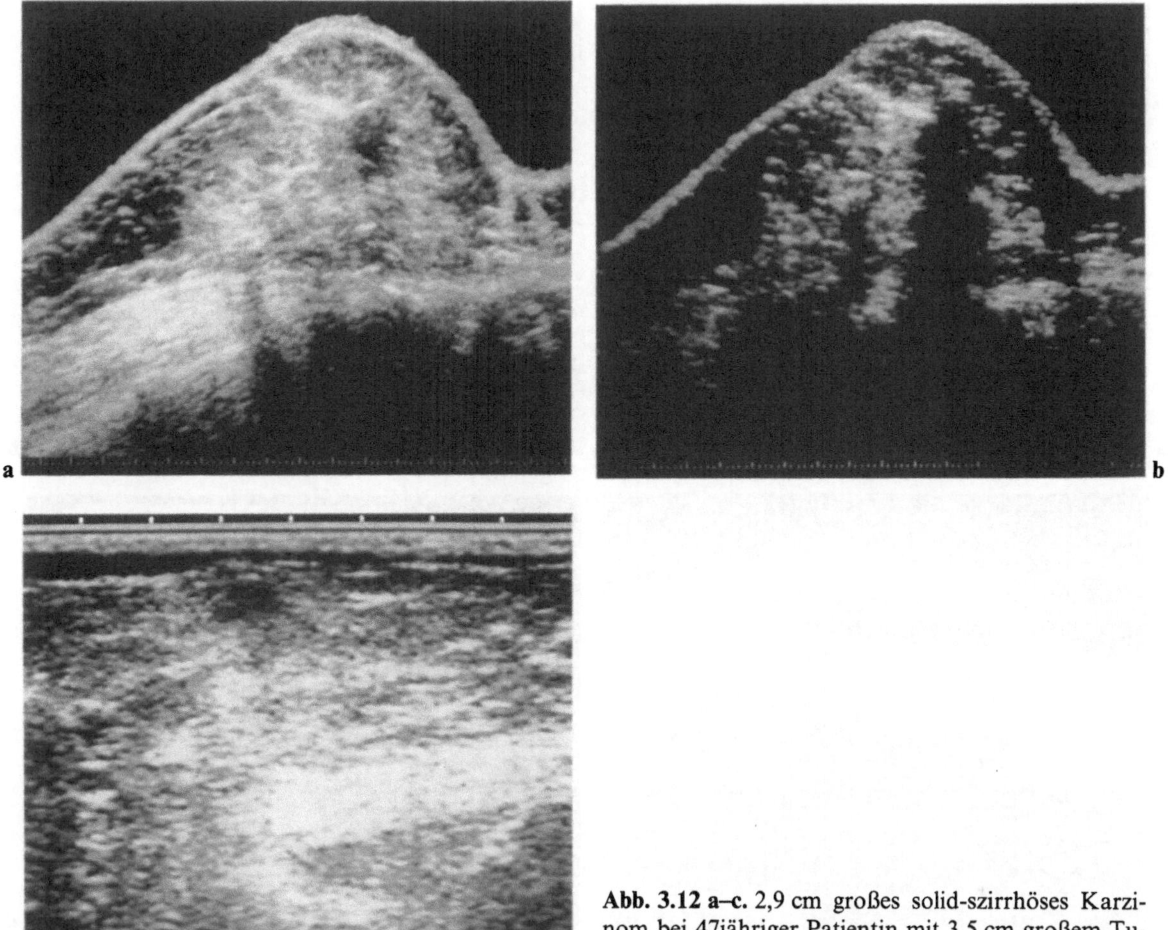

Abb. 3.12 a–c. 2,9 cm großes solid-szirrhöses Karzinom bei 47jähriger Patientin mit 3,5 cm großem Tumor links bei 11 Uhr/4 cm

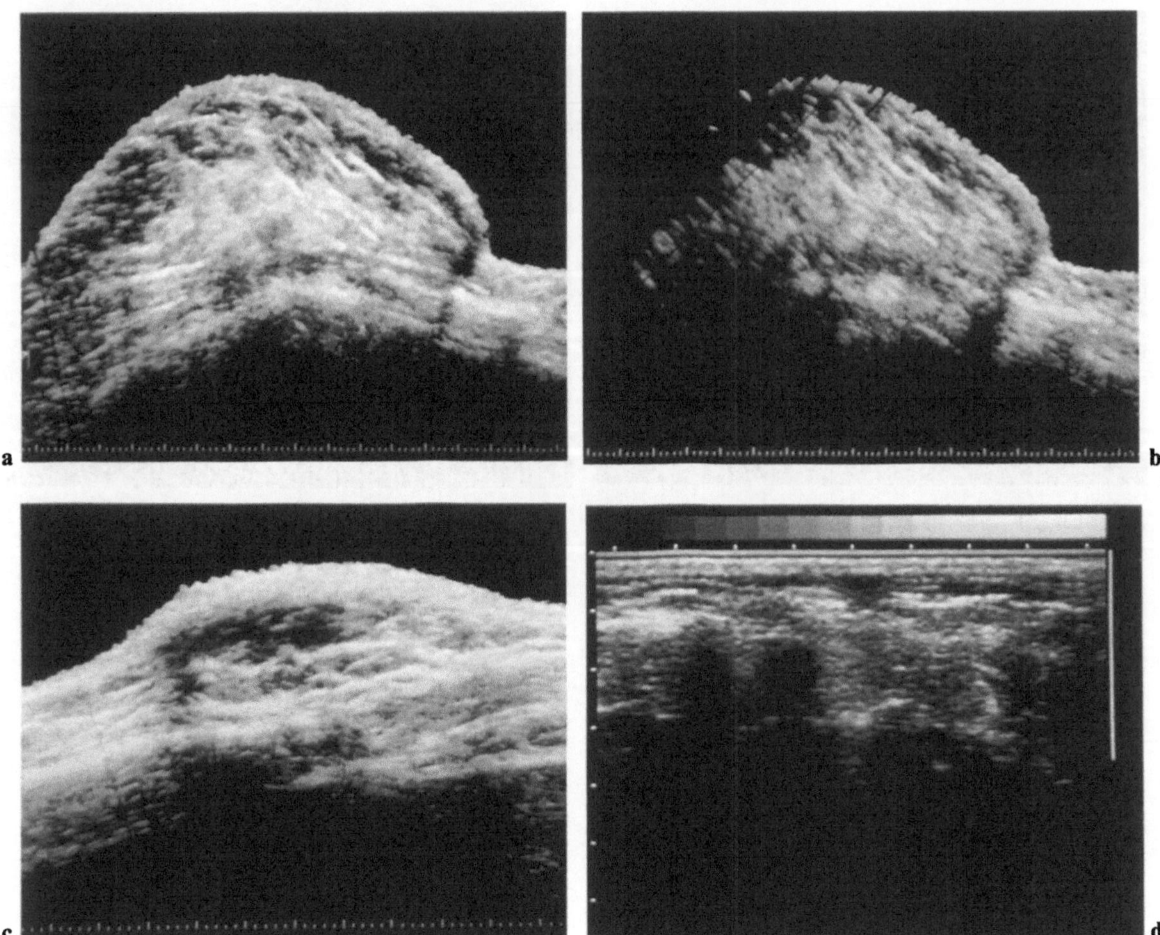

Abb. 3.13 a–d. 1 cm großes szirrhöses Karzinom bei 48jähriger Patientin mit 3 cm großem derbem Tumor rechts bei 2.30 Uhr/11 cm

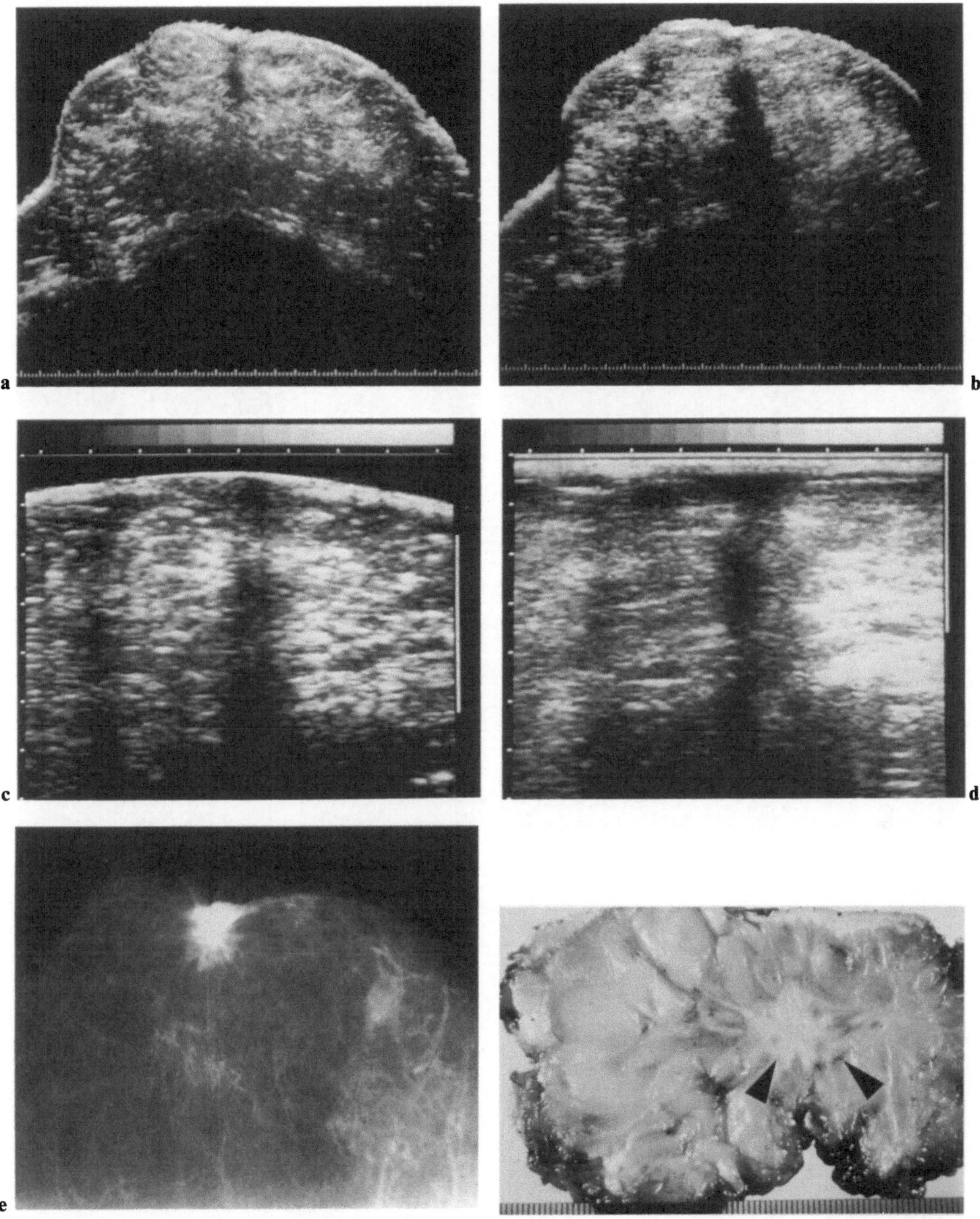

Abb. 3.14 a–e. Sonogramme und Röntgenbild eines bindegewebsreichen (szirrhösen) Karzinoms bei einer 64jährigen Patientin

Abb. 3.15. Pathomorphologisches Bild eines bindegewebsreichen Karzinoms

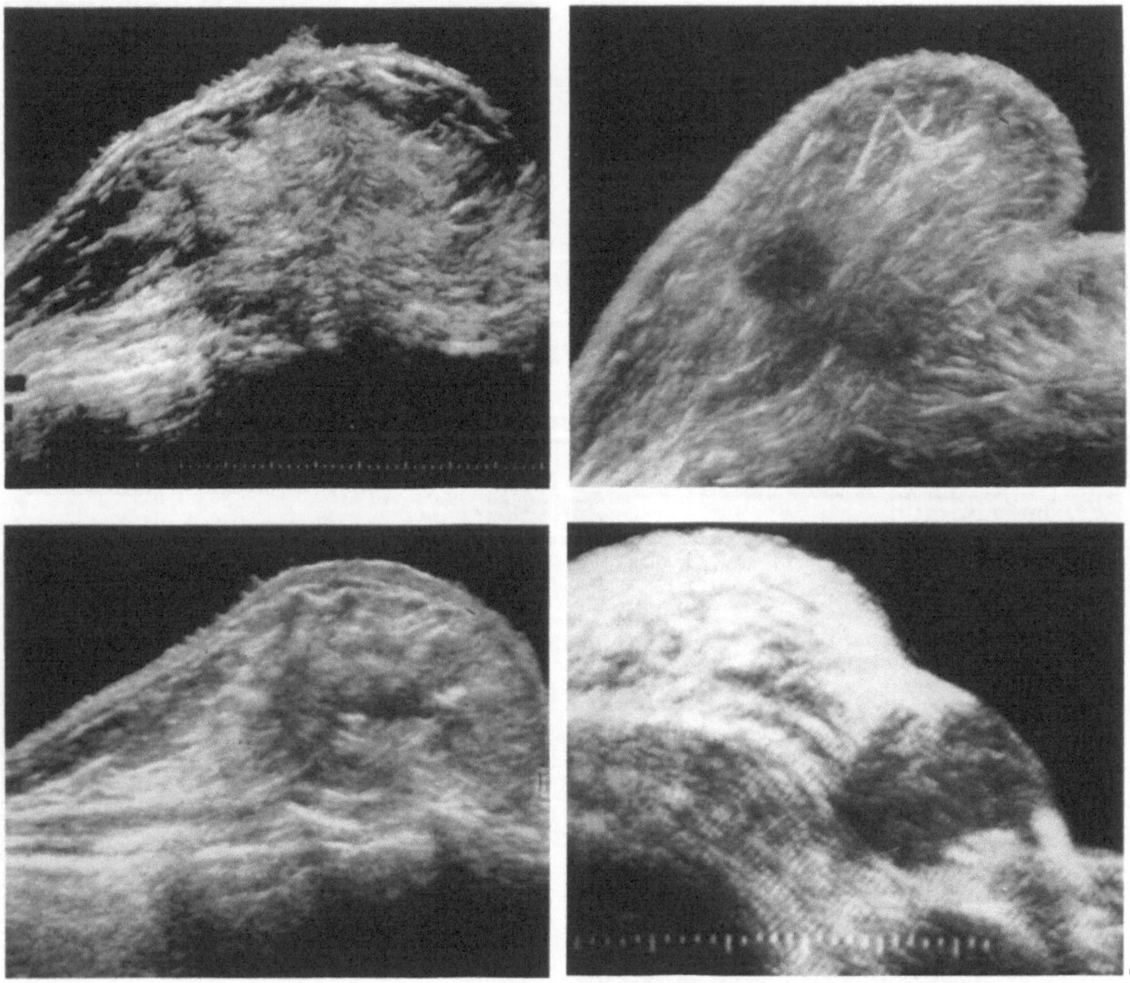

a b c d

Abb. 3.16 a–d. Hautveränderungen bei Karzinomen. **a** Vorwölbung; **b** Einziehung; **c** Lymphangiosis carcinomatosa cutis; **d** Exulzeration

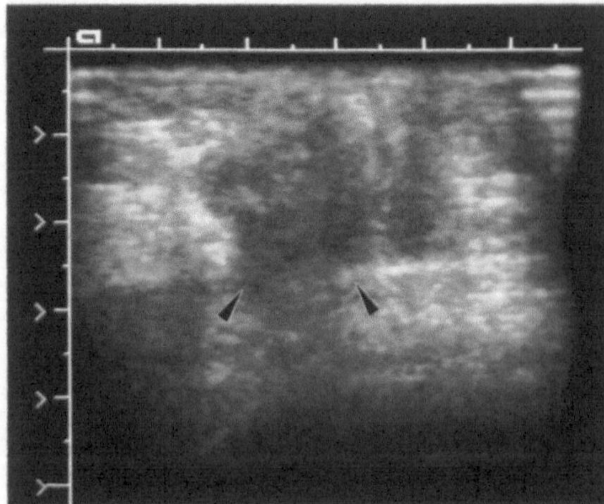

Abb. 3.17. Pektoralisinfiltration

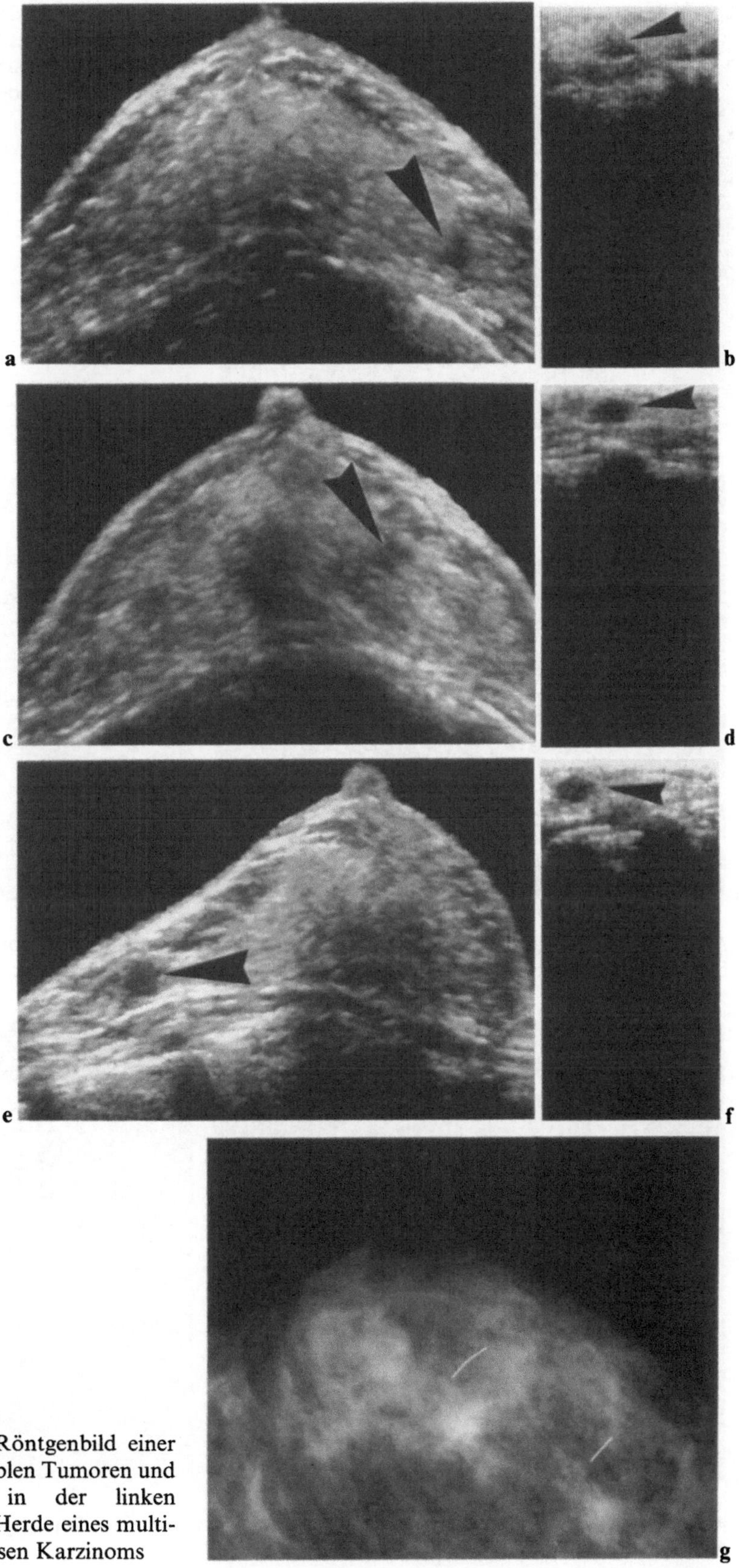

Abb. 3.18 a–g. Sonogramme und Röntgenbild einer 32jährigen Patientin mit drei palpablen Tumoren und entsprechenden Herdbefunden in der linken Mamma. 17, 12 und 9 mm große Herde eines multizentrisch wachsenden solid-szirrhösen Karzinoms

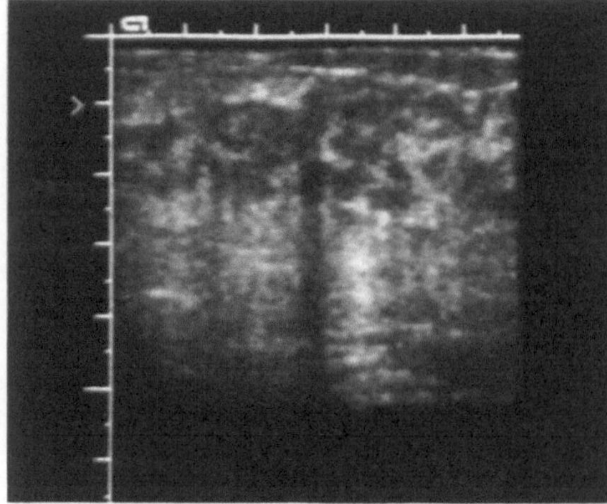

Abb. 3.19. Ausgedehntes teilweise fibrosiertes, teilweise nekrotisches Karzinom bei einer 59jährigen Patientin; Schallauslöschphänomen und Schallverstärkung nebeneinander

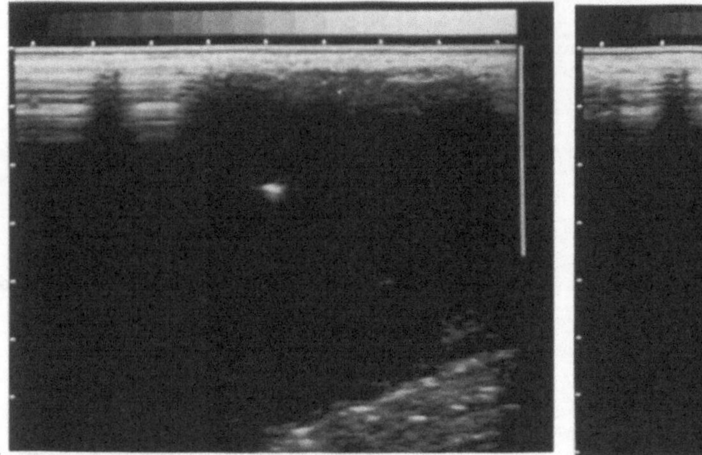

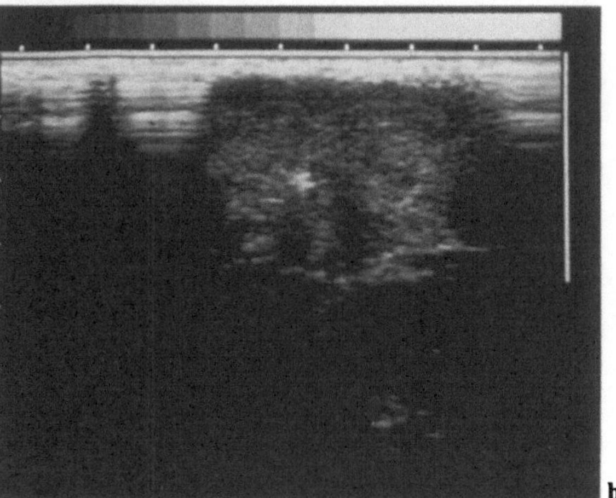

a b

Abb. 3.20 a, b. Eingeblutetes Karzinom bei einer 76jährigen Patientin vor und nach Aspiration von 60 ml blutiger Flüssigkeit; Spitze der Punktionsnadel als hyperreflektiver Reflex

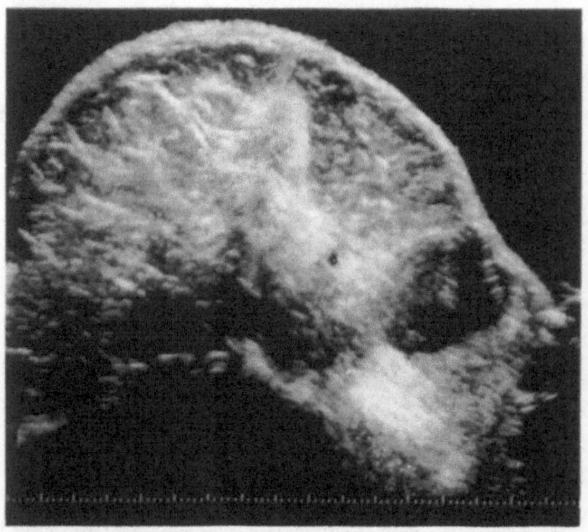

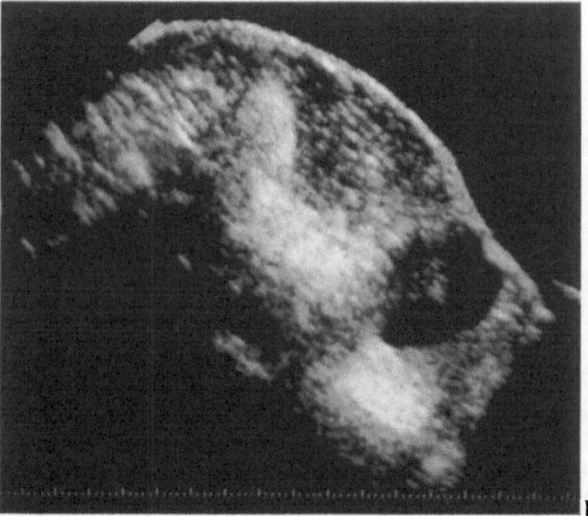

a b

Abb. 3.21 a, b. Infiltrierendes intrazystisches Karzinom bei einer 78jährigen Patientin mit großem mit der Haut verbackenem Tumor in der linken Mamma

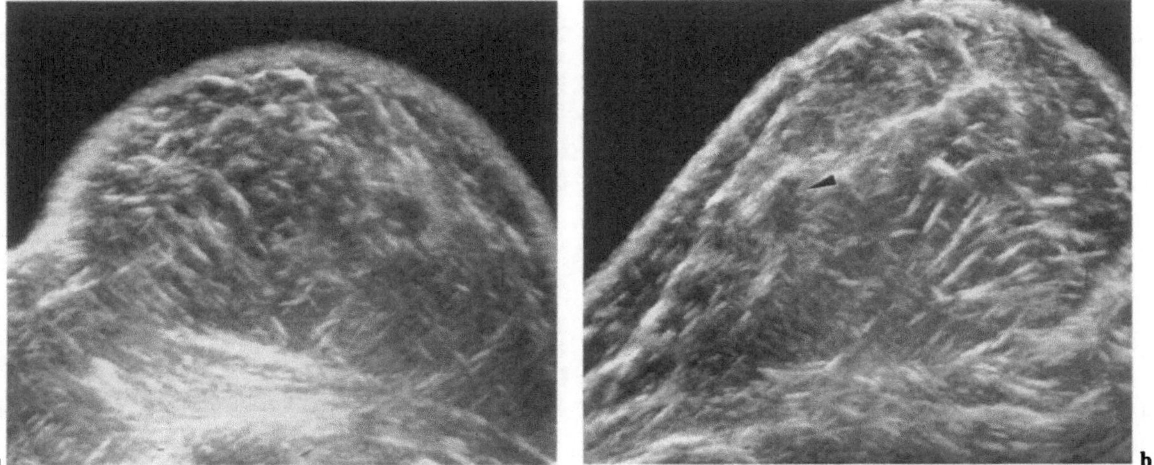

Abb. 3.22 a, b. 1,5 cm großes muzinöses Karzinom bei einer 60jährigen Patientin mit 2 cm großem derbem Tumor links bei 1.30 Uhr/7 cm

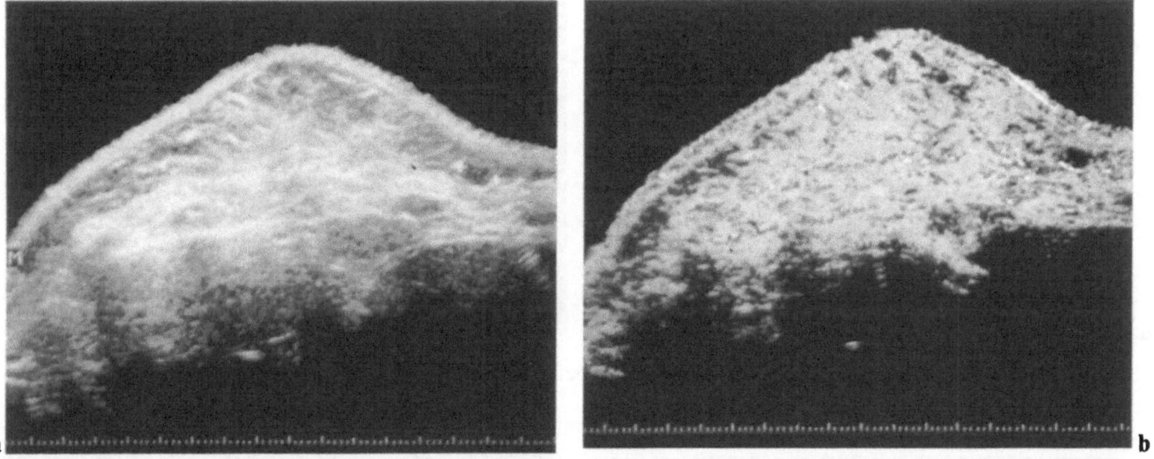

Abb. 3.23 a, b. 1 cm großes muzinöses Karzinom bei 64jähriger Patientin mit 1,5 cm großem derbem Tumor rechts bei 5 Uhr/6 cm – normale Darstellung und „post-processing“

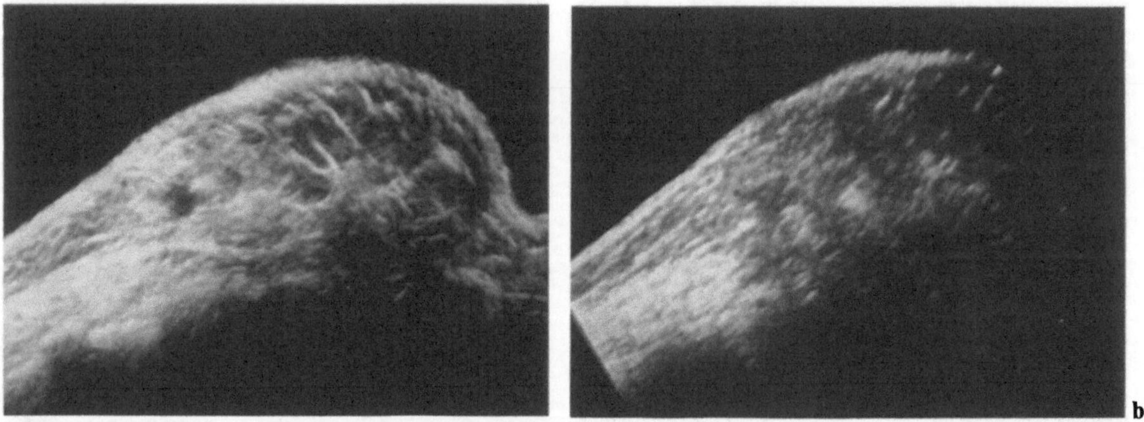

Abb. 3.24 a, b. 1,6 cm großes medulläres Karzinom bei 71jähriger Patientin mit 2 cm großem derbem Tumor links bei 12 Uhr/6 cm

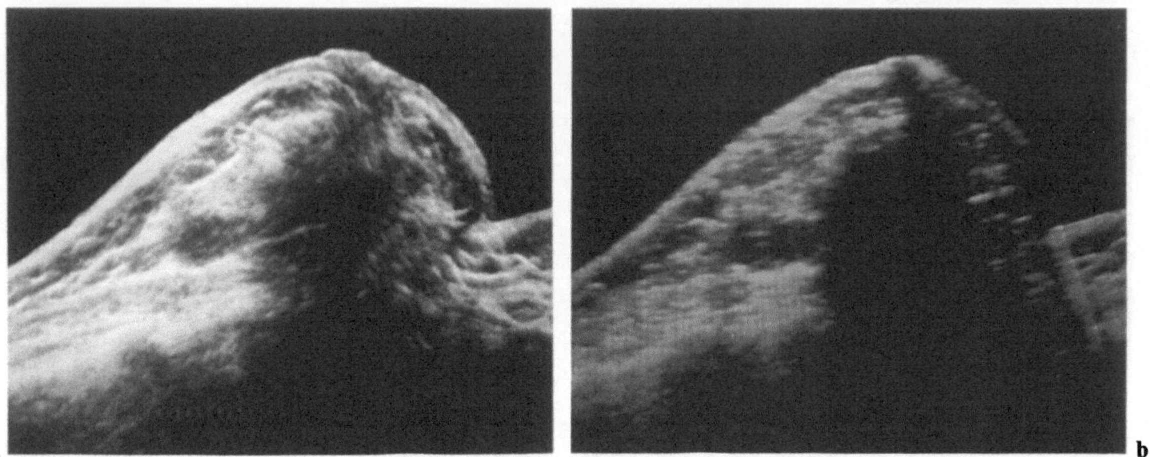

Abb. 3.25 a, b. 2,6 cm großes medulläres Karzinom bei 44jähriger Patientin mit 3 cm großem Tumor links bei 11.30 Uhr/6 cm

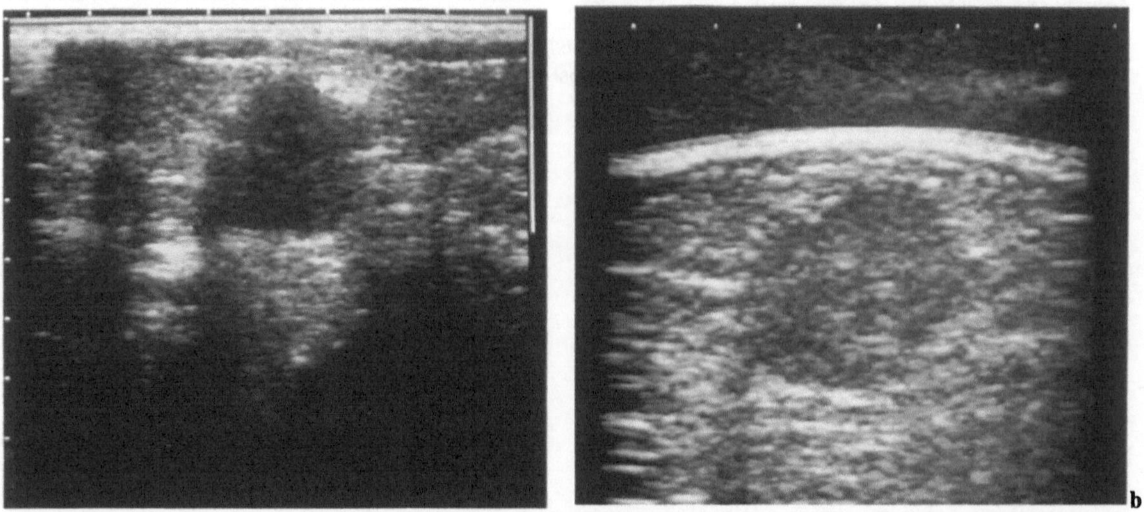

Abb. 3.26 a, b. 3 cm großes medulläres Karzinom bei 60jähriger Patientin mit 4 cm großem derbem Tumor rechts lateral oben

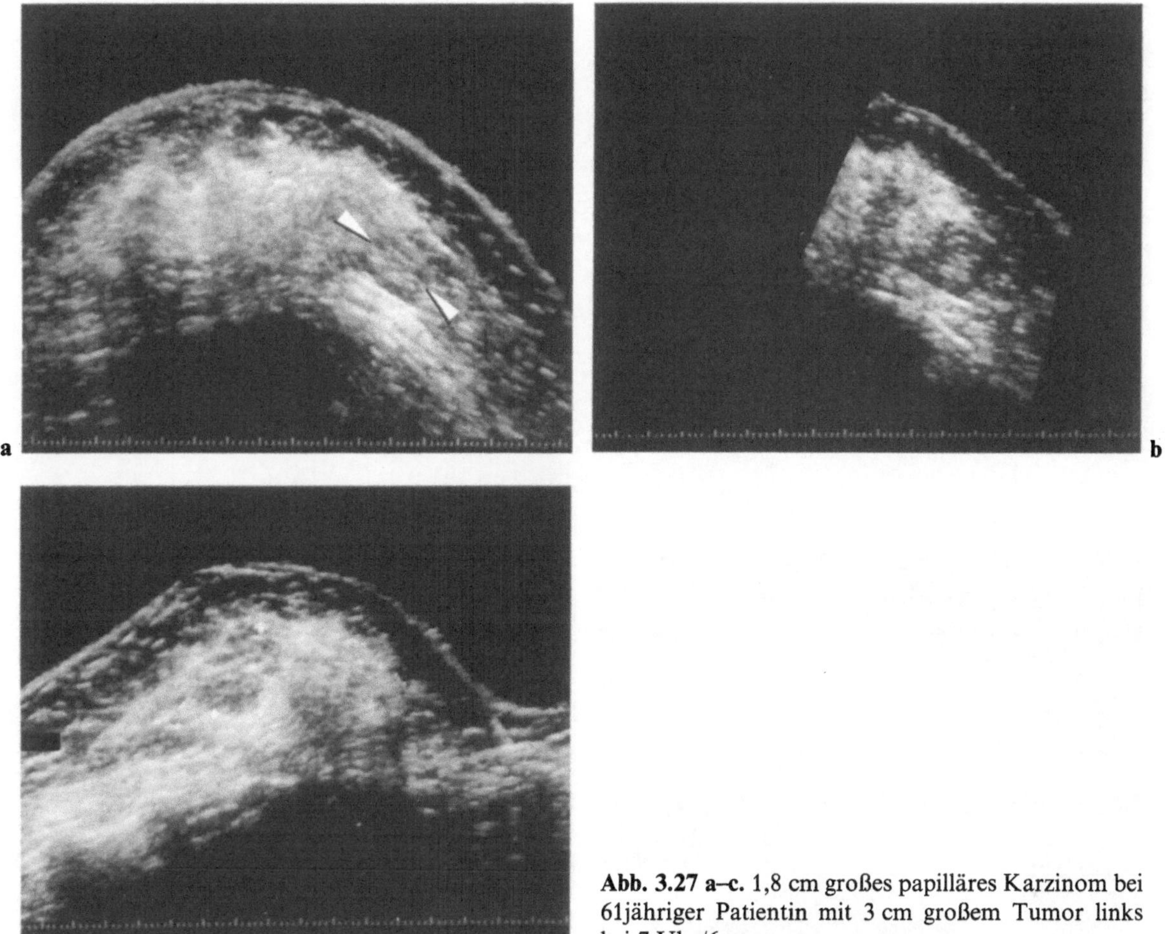

Abb. 3.27 a–c. 1,8 cm großes papilläres Karzinom bei 61jähriger Patientin mit 3 cm großem Tumor links bei 7 Uhr/6 cm

Abb. 3.28 a, b. 3 cm großes papilläres Karzinom bei 74jähriger Patientin mit 3,5 cm großem derbem Tumor rechts bei 2.30 Uhr/7 cm

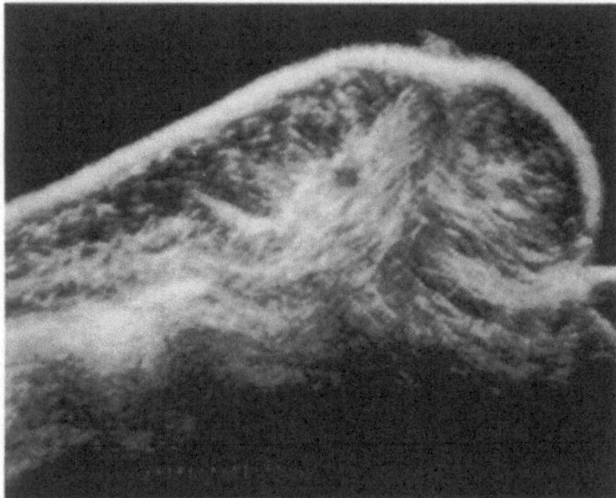

Abb. 3.29. 1,2 cm großes tubuläres Karzinom bei 57jähriger Patientin mit 1,5 cm großem Tumor links bei 11.30 Uhr/4,5 cm

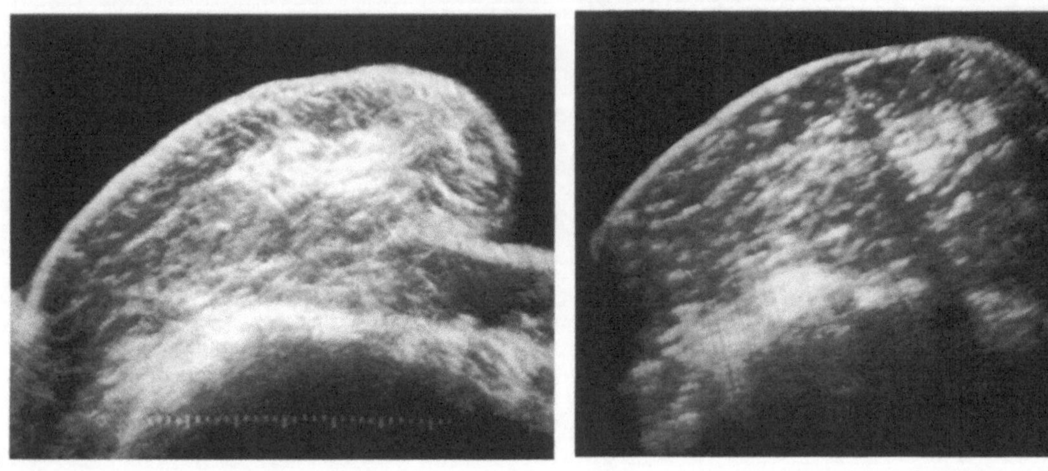

Abb. 3.30 a, b. 1 cm großes tubuläres Karzinom bei 72jähriger Patientin mit Konsistenzvermehrung des Drüsenkörpers rechts bei 11 Uhr/1,5 cm

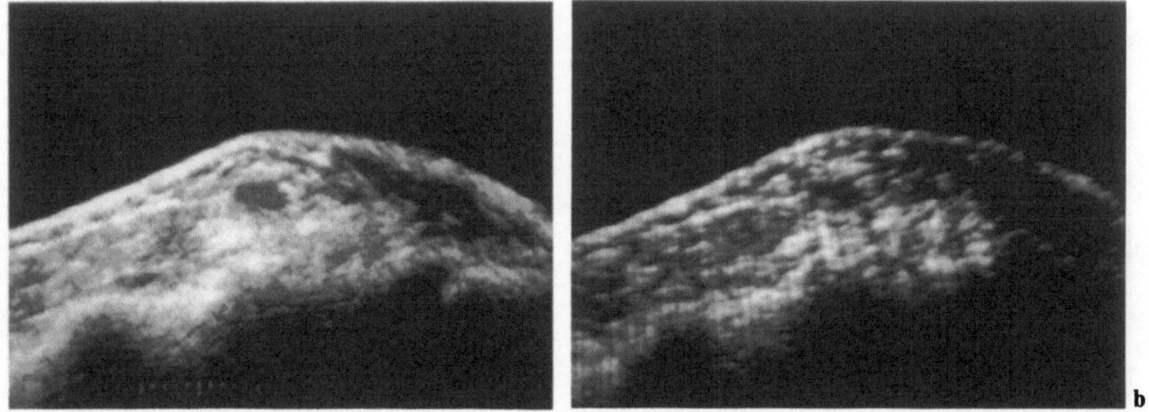

Abb. 3.31 a, b. 1,2 cm großes adenoidzystisches Karzinom bei 82jähriger Patientin mit kirschgroßem Tumor rechts bei 10 Uhr/6 cm

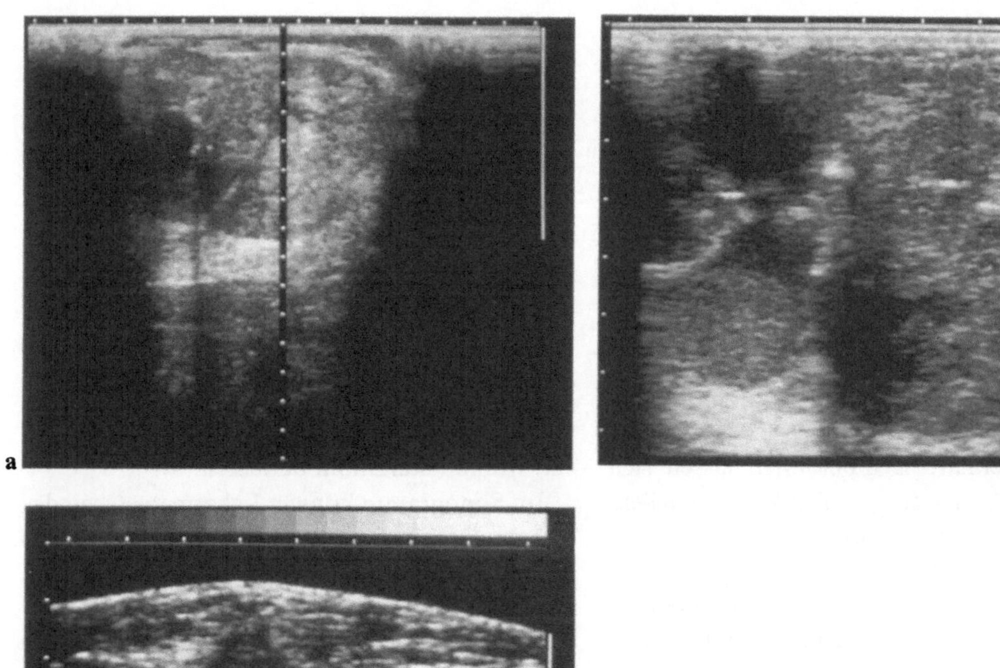

Abb. 3.32 a–c. Ausgedehntes invasives Karzinom mit Plattenepithelmetaplasie bei 83jähriger Patientin mit großem teilweise fluktuierendem Tumor links medial oben. Sonographie nach Punktion und Aspiration von 100 ml Sekret und solidem Material: der vielgestaltige Tumor ist immer noch ca. 9 × 7 cm groß und teilweise zystisch (**a, b**). 2,1 cm großes invasives Karzinom mit pseudosarkomatoider spindeliger Metaplasie bei 71jähriger Patientin mit 3 × 2 cm großem Tumor bei 15 Uhr/3 cm (**c**)

3.2 Metastasierende Mammakarzinome

Der häufigste Metastasierungstyp des Mammakarzinoms ist der Befall der homolateralen axillären Lymphknoten. Während Haagensen (1971) über eine direkt von der Primärtumorgröße abhängige Frequenz axillärer Lymphknotenmetastasen von etwa 40% aus einer Reihe von 922 Fällen berichtet, führen Hellman u.Mitarb. (1982) aus einem Autopsiekollektiv von 303 Patienten mit Mammakarzinom eine Häufigkeit von 74% an.

Tastbare axilläre Lymphknoten lassen sich sonographisch meist problemlos darstellen. Auch relativ kleine Tumoren können bereits beachtlich große Metastasen gesetzt haben (Abb. 3.33, 3.34). Mit der Immersionsmethode gelingt es teilweise, Primärtumor und axilläre Lymphknotenmetastasen auf einem Schnitt zu dokumentieren. Durch die Möglichkeit der Bildteilung ist aber auch die handgeführte realtime Technik in der Lage, beide Teilaspekte nebeneinander auf einem Sonogramm abzubilden (Abb. 3.35). In der Krebsnachsorge kann der Ultraschall gleichermaßen wie bei der Primärdiagnostik helfen, axilläre Tastbefunde abzugrenzen und eventuell auch gezielt zu punktieren (Abb. 3.36).

Sonographisch imponieren axilläre Lymphknotenmetastasen beim Mammakarzinom als flau bzw. weich konturierte hyporeflektive Herde mit meist homogen-regelhafter Binnenechozeichnung und ohne Sekundärphänomene. Dabei bleibt ungeklärt, ob die sonographische Darstellbarkeit von axillären Lymphknoten bei Vorliegen eines Mammakarzinoms immer ein Zeichen für eine Metastasierung ist. Dies scheint eher unwahrscheinlich, zumal sich auch entzündlich vergrößerte Lymphknoten echographisch erfassen lassen (Abb. 3.37). Nicht zuletzt können sogar axilläre Abszesse klinisch wie sonographisch nicht von Lymphknoten zu differenzieren sein (Abb. 3.38).

Neben den axillären lassen sich auch intramammäre Metastasen sowie Rezidivtumoren in Mastektomiegebieten oder im Restgewebe nach prothetischer Versorgung mittels Ultraschall erkennen (Abb. 3.39–3.41).

Ein wichtiges Aufgabengebiet der Sonographie im Zusammenhang mit dem Mammakarzinom ist der Leberultraschall zur Entdeckung von Fernmetastasen. Bei der Lokalisation von Fernmetastasen steht die Leber nach der Lunge und dem Skelettsystem in der Häufigkeit an dritter Stelle. Nach Bässler (1978) haben rund 48% aller am Mammakarzinom erkrankten Frauen und etwa 59% aller daran verstorbenen Patientinnen Lebermetastasen. Diese Zahlen decken sich mit den Angaben von Hellman u.Mitarb. (1982), die über ca. 60% Lebermetastasen aus einem Sektionsgut von 303 Frauen mit Mammakarzinom berichten.

Im Sonogramm können Lebermetastasen des Mammakarzinoms grundsätzlich hypo- oder hyperreflektiv sein, wobei die hyporeflektiven deutlich überwiegen (Tabelle 3.5, Abb. 3.42b, 3.45). Die Ursachen des Reflexverhaltens der Lebermetastasen sind noch nicht geklärt. Übergänge von hyporeflektiven Metastasen in hyperreflektive und umgekehrt sind möglich und werden gelegentlich im Zusammenhang mit systemischen Therapien beobachtet. Zwei Patientinnen aus dem eigenen Untersuchungsgut mit primär hyporeflektiven Lebermetastasen entwickelten unter einer zytostatischen Therapie hyperreflektive Herde in der Leber (Abb. 3.47).

Bei Vorliegen eines Mammakarzinoms kann es schwierig sein, einen sonographisch auffälligen Herd im Lebersonogramm als Metastase zu identifizieren. Anlaß zu Verwechslungen geben dabei mitunter anatomische Gegebenheiten wie Anschnitte des Lobus caudatus, Lobus quadratus oder akzessorischer, sogenannter Riedel-Lappen (Abb. 3.43). Auch Zysten (Abb. 3.44),

Tabelle 3.5. Verhältnis von hypo- zu hyperreflektiven Lebermetastasen durch Mammakarzinome

Studie	Hypo-reflektiv		Hyper-reflektiv
Delmore u. Hammer (1982)	31	:	4
Weiss u. Weiss (1983)	21	:	3
Schölmerich et al. (1984)	38	:	11
Székessy et al. (1985)	24	:	7
Eigene Ergebnisse	16	:	2
Gesamt	130 (83%)	:	27 (17%)

Hämatome, Adenome, primäre Leberzellkarzinome, Hämangiome (Abb. 3.46) oder fokal noduläre Hyperplasien kommen als Differentialdiagnosen zu Lebermetastasen in Betracht.

Sehr auffällig und typisch ist das Bild der diffusen Lebermetastasierung in Form von multiplen teils einzeln stehenden, teils konfluierenden hyporeflektiven Herden (Abb. 3.48, 3.49).

In Einzelfällen können auch Karzinome anderer Organe in die Mamma metastasieren, die Mamma in die Tumorausbreitung mit einbeziehen oder ebenfalls axilläre oder supraklavikuläre Metastasen setzen (Abb. 3.50–3.52).

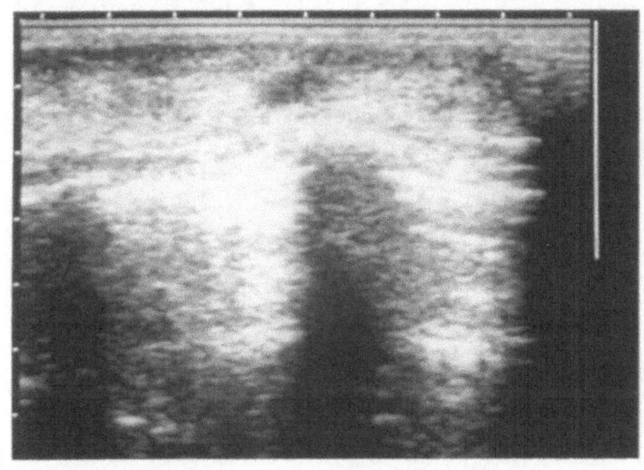
a

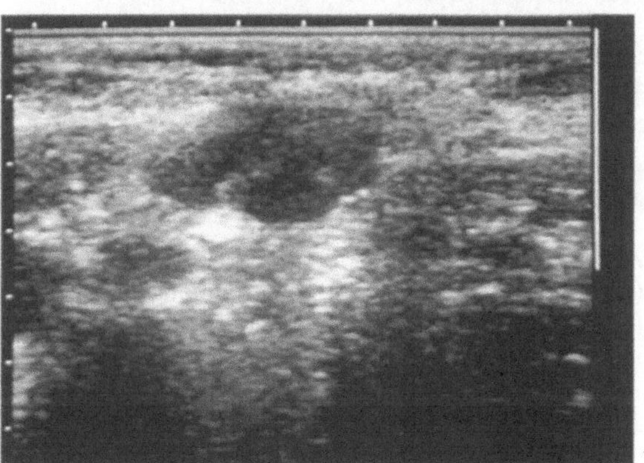
b

Abb. 3.33 a, b. 5 mm großes Carcinoma solidum simplex (**a**) mit axillären Lymphknotenmetastasen (**b**) bei 49jähriger Patientin mit blutiger Sekretion, erbsgroßer Resistenz rechts lateral der Mamille und axillärem Lymphknotenpaket

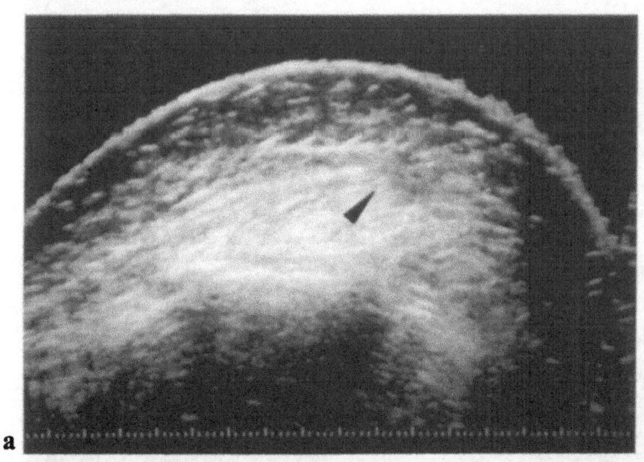
a

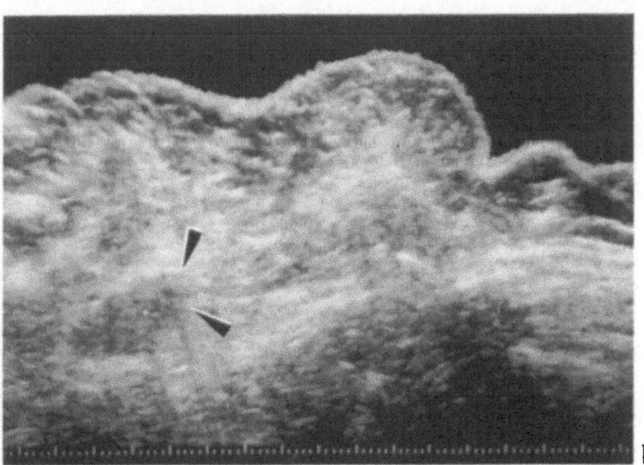
b

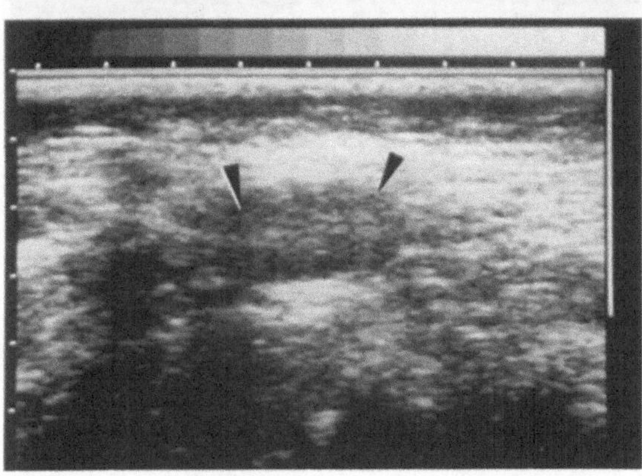
c

Abb. 3.34 a–c. 1,6 cm großes infiltrierend wachsendes solid-kribriformes Karzinom (**a**) mit großer axillärer Lymphknotenmetastase (**b, c**) bei 46jähriger Patientin mit 2 cm großem Tumor links bei 12 Uhr/4,5 cm und axillär tastbarem großem Lymphknoten

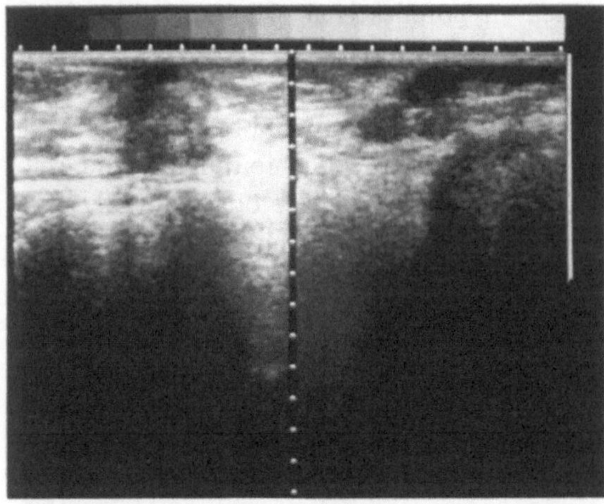

Abb. 3.35. Großes infiltrierendes Mammakarzinom (links) mit axillärem Lymphknotenmetastasenpaket (rechts) auf einem Bild dokumentiert

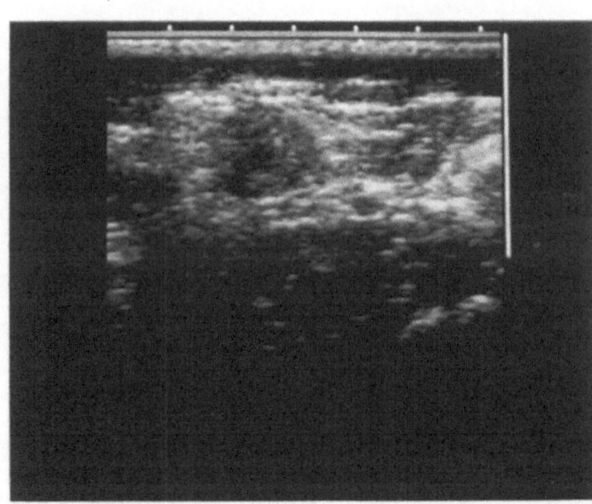

Abb. 3.36. Axilläre Metastase eines Mammakarzinoms bei einer 27jährigen Patientin 9 Monate nach Mastektomie

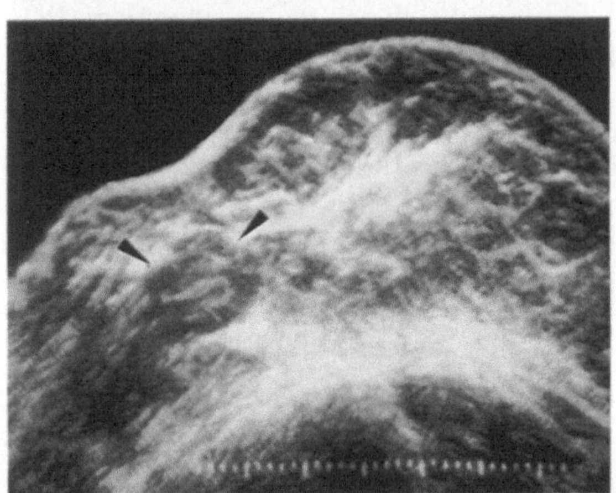

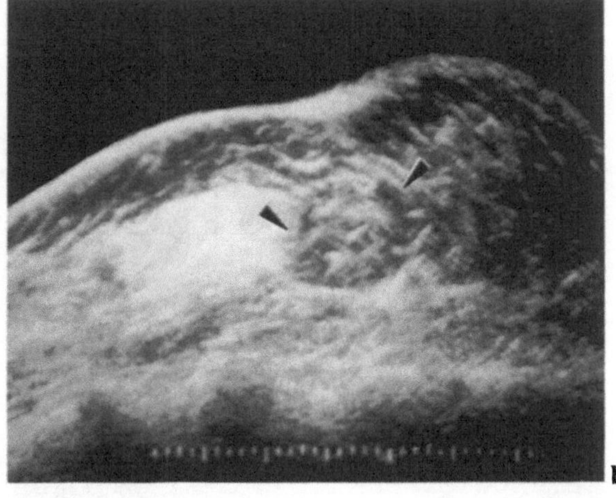

Abb. 3.37 a, b. Verkalkter axillärer Lymphknoten 40 Jahre nach abgelaufener Mastitis

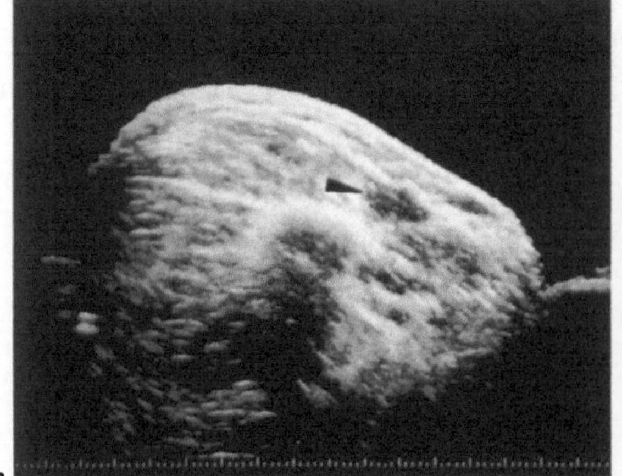

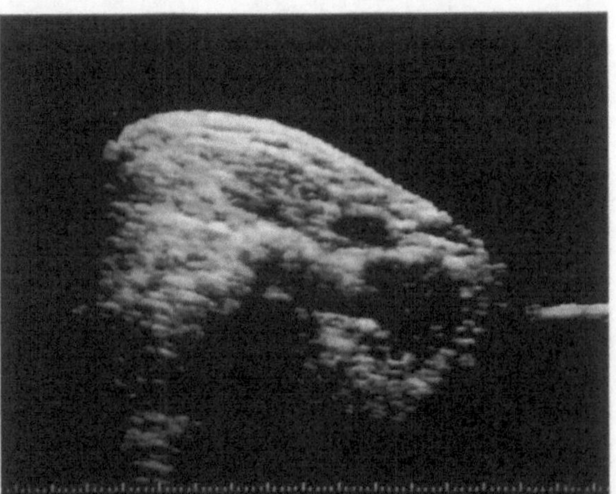

Abb. 3.38 a, b. Kirschgroßer axillärer Tumor bei 49jähriger Patientin mit unauffälliger homolateraler Mamma. Bei Verdacht auf Lymphknotenmetastase Feinnadelpunktion: eitriger Abszeß ohne Lymphknotenanteile

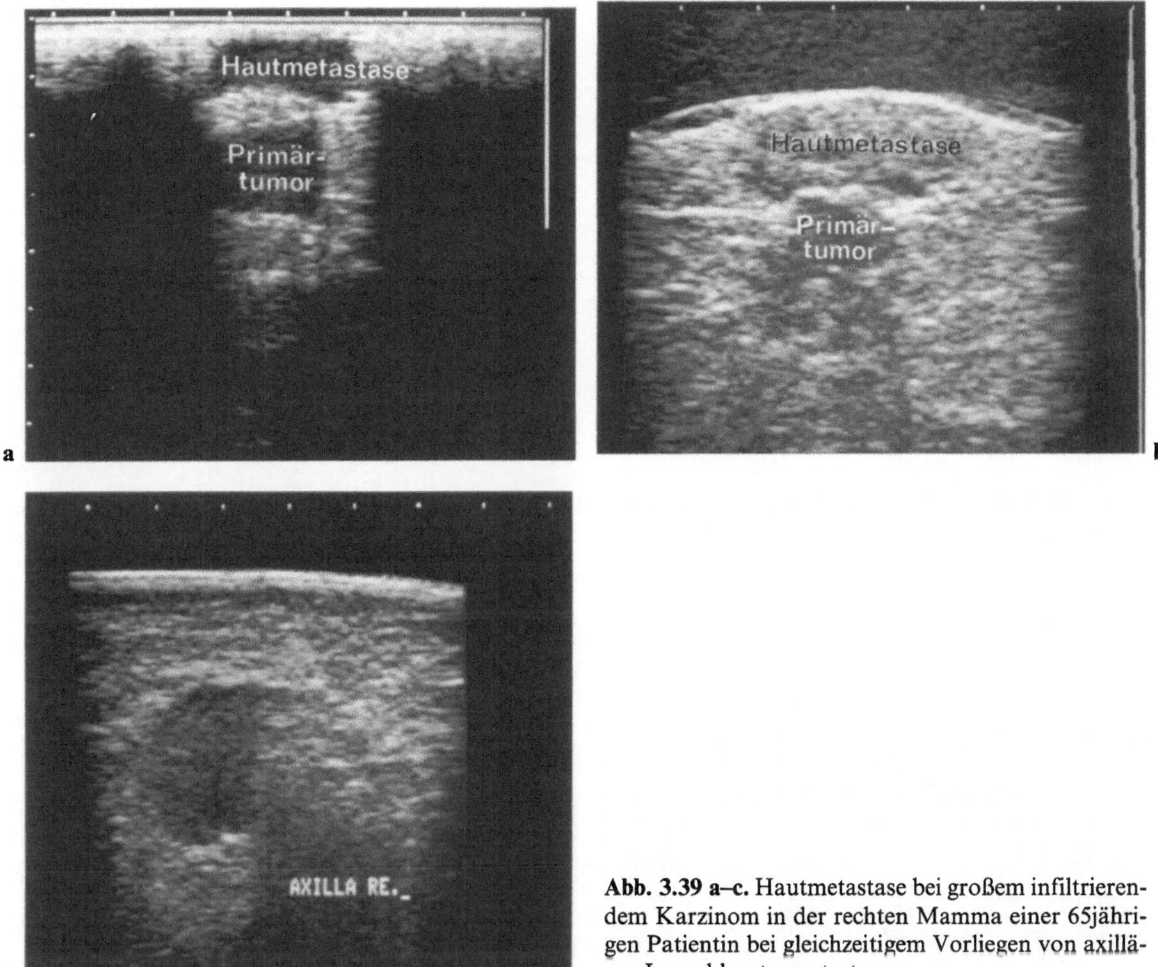

Abb. 3.39 a–c. Hautmetastase bei großem infiltrierendem Karzinom in der rechten Mamma einer 65jährigen Patientin bei gleichzeitigem Vorliegen von axillären Lymphknotenmetastasen

a b

Abb. 3.40 a, b. 5 mm großes Lokalrezidiv im Mastektomie- und Bestrahlungsgebiet einer 79jährigen Patientin 13 Jahre nach Mastektomie mit anschließender Radiatio

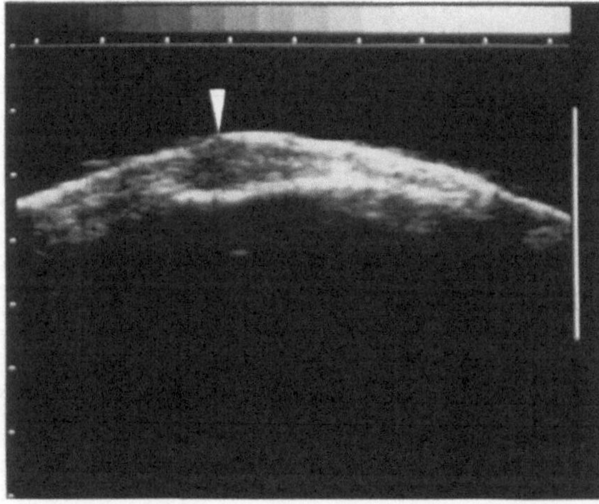

Abb. 3.41. Lokalrezidiv eines Mammakarzinoms bei einer 35jährigen Patientin zwei Jahre nach subkutaner Mastektomie, Radiatio und Prothesenimplantation

Abb. 3.41. Lokalrezidiv eines Mammakarzinoms bei einer 35jährigen Patientin zwei Jahre nach subkutaner Mastektomie, Radiatio und Prothesenimplantation

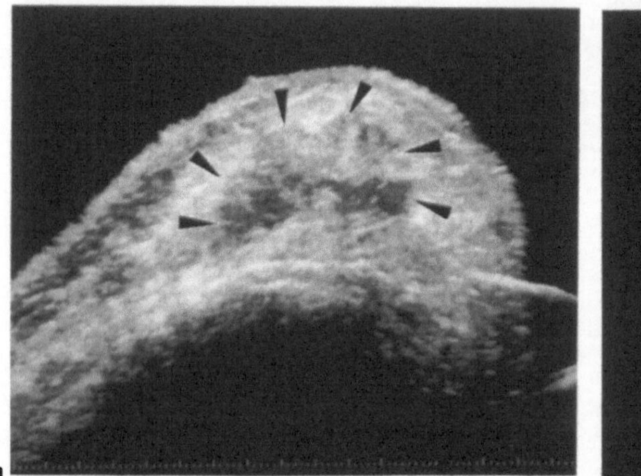

a

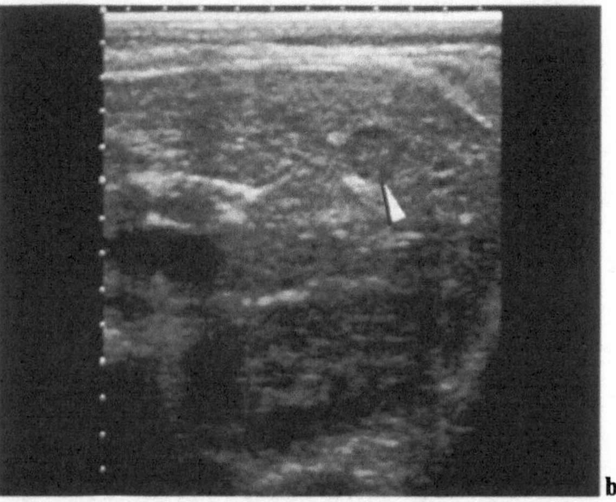

b

Abb. 3.42 a, b. Großes multizentrisches Karzinom (**a**) in der rechten Mamma mit axillären Lymphknotenmetastasen zum Zeitpunkt der Erstdiagnose bei einer 52jährigen Patientin. Etwa 1 Jahr später Nachweis hyporeflektiver Lebermetastasen (**b**)

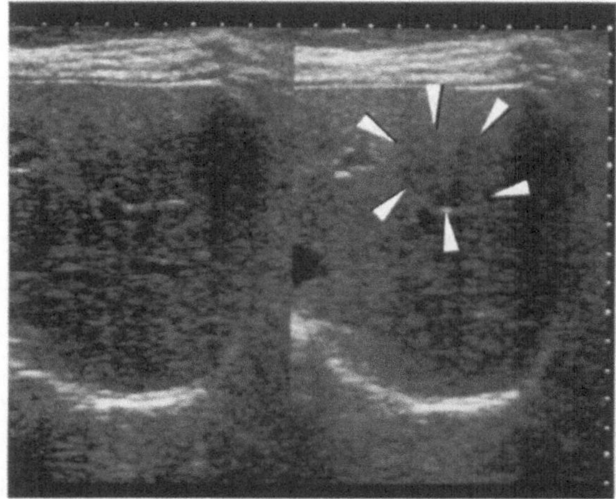

Abb. 3.43. Iso- bis schwach hyporeflektiver Rundherd in der Leber einer 34jährigen Patientin mit 2,6 cm großem szirrhösem Mammakarzinom und einer axillären Lymphknotenmetastase. Szintigraphisch nachgewiesene anatomische Formvariante: Riedellappen

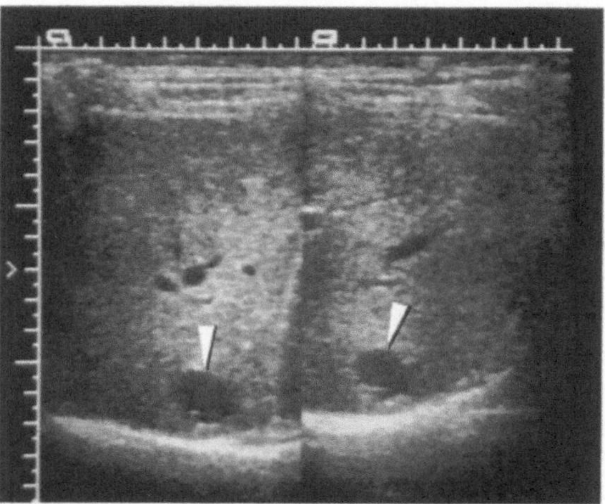

Abb. 3.44. Hypo- bis areflektiver Rundherd in der Leber einer 48jährigen Patientin mit 1,2 cm großem infiltrierendem szirrhösem Karzinom mit einer 3 mm großen axillären Lymphknoten-Mikrometastase: Leberzyste

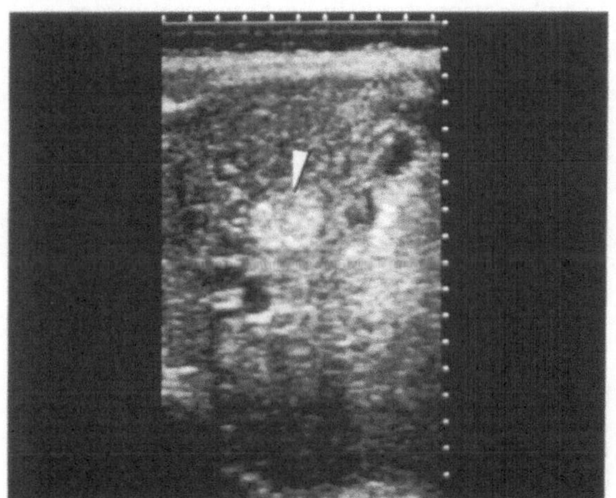

Abb. 3.45. Hyperreflektive Lebermetastase $1^3/_4$ Jahre nach Mastektomie links bei einer zum Zeitpunkt der Operation 54jährigen Patientin mit multizentrisch wachsendem invasivem lobulärem Karzinom mit 8 nachgewiesenen axillären Lymphknotenmetastasen

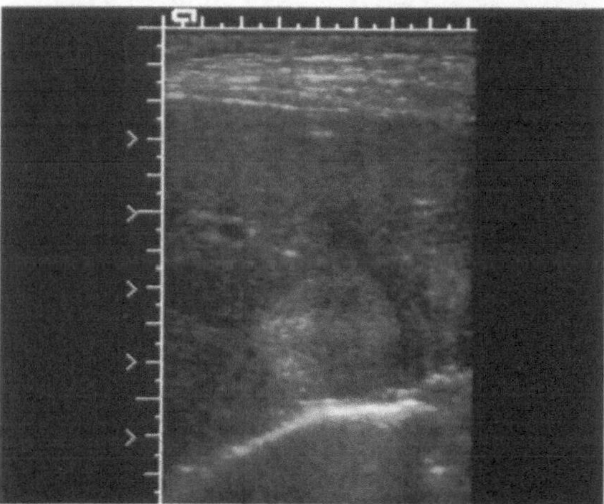

Abb. 3.46. Hyperreflektiver Rundherd in der Leber einer Patientin mit 1,5 cm großem Carcinoma solidum simplex mit drei nachgewiesenen axillären Lymphknotenmetastasen. Leberpunktion: kavernöses Hämangiom

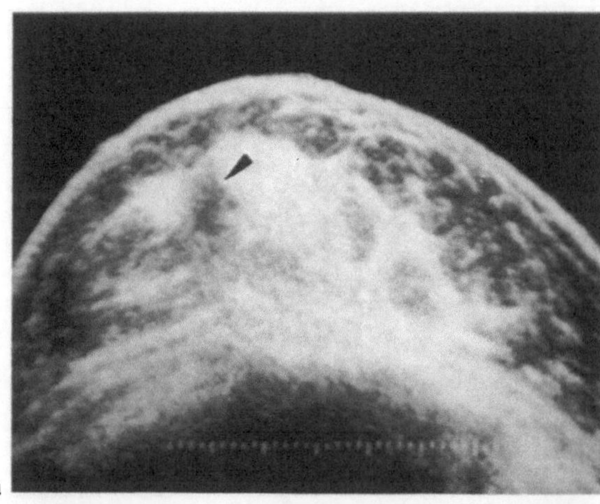
a

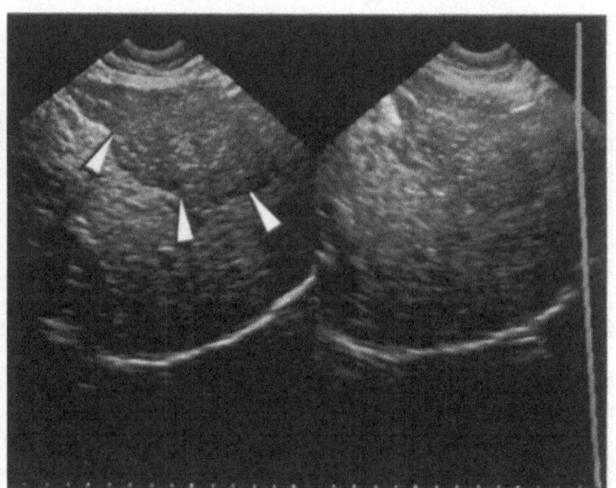
b

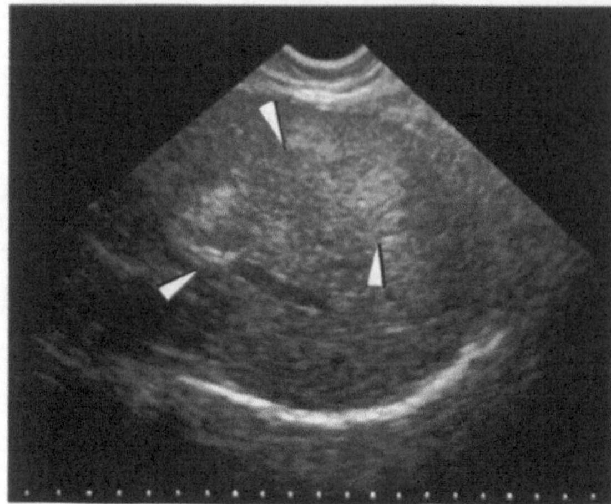
c

Abb. 3.47 a–c. 3,2 cm großes Carcinoma solidum simplex links (**a**) bei 48jähriger Patientin. Bei der durchgeführten Operation konnten zwei axilläre Lymphknotenmetastasen nachgewiesen werden. Ca. 4 Jahre nach der Mastektomie große hyporeflektive, durch Probeexzision nachgewiesene Lebermetastase (**b**); etwa drei Monate später, nach Gabe von 3 Zyklen Adriamycin und Cyclophosphamid Auftreten von hyperreflektiven Herden in der Leber, ohne daß der beschriebene hyporeflektive Herd weiter nachweisbar wäre (**c**)

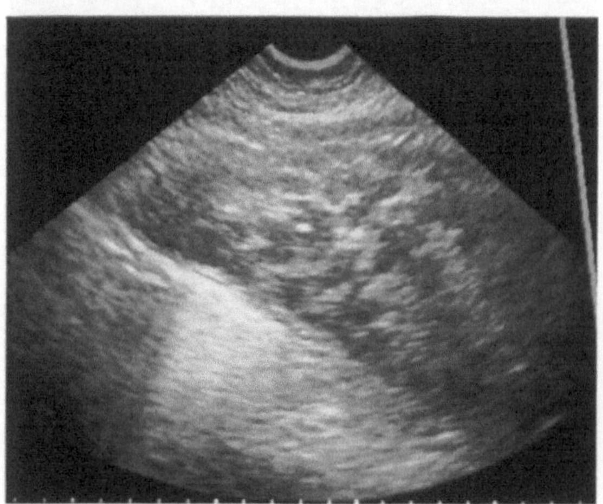

Abb. 3.48. Diffuse Lebermetastasierung bei 41jähriger Patientin ca. 1 Jahr nach Mastektomie links bei 2,1 cm großem szirrhösem Karzinom mit einer nachgewiesenen axillären Lymphknoten-Mikrometastase

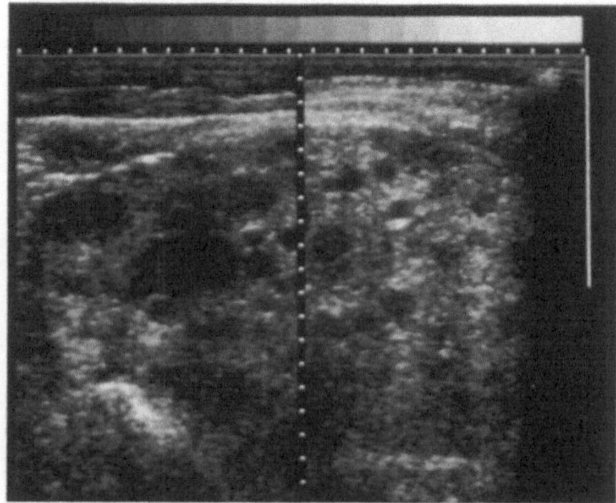

Abb. 3.49. Diffuse Lebermetastasierung bei 48jähriger Patientin ca. 2 Jahre nach Mastektomie rechts

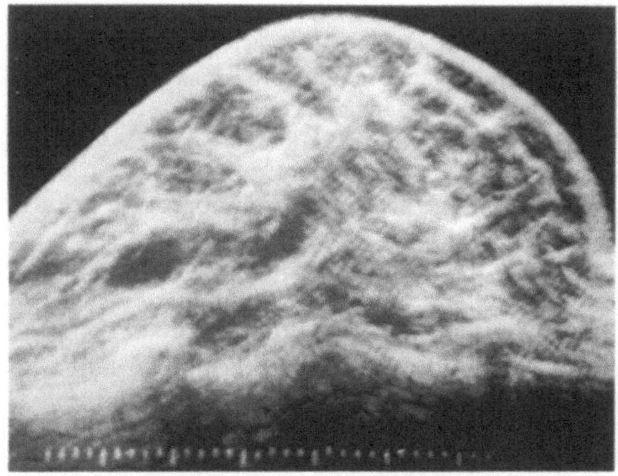

Abb. 3.50. 1,9 cm große Metastase eines malignen Melanoms bei einer 41jährigen Patientin

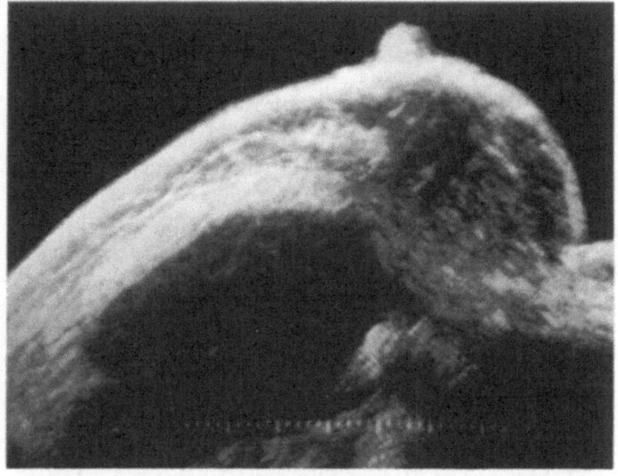

Abb. 3.51. Einbruch eines paraneoplastischen Prozesses in die rechte Mamma einer 52jährigen Patientin 11 Jahre nach der Diagnose eines Kollumkarzinoms und 5 Jahre nach dem Bekanntwerden von Lungenfiliae. Punktion: 360 ml trüb brauner Flüssigkeit mit nachgewiesenen Karzinomzellen

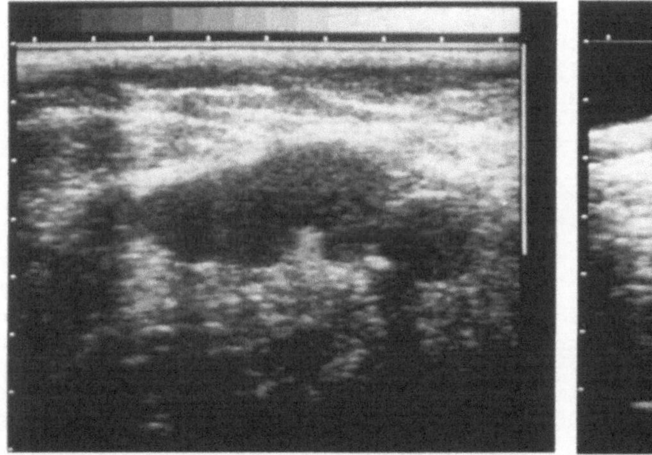

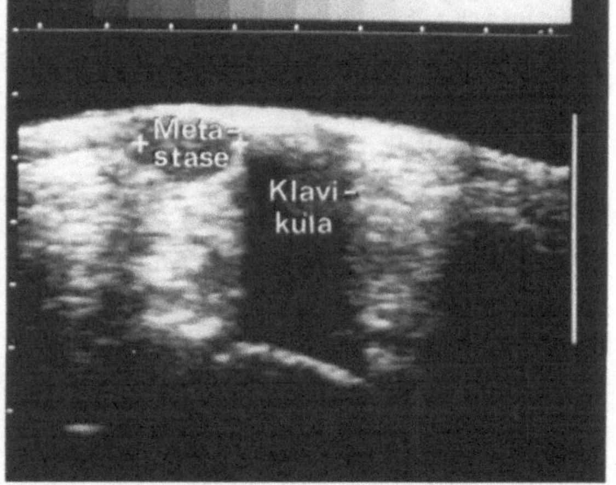

Abb. 3.52 a, b. Axilläre (**a**) und supraklavikuläre (**b**) Metastasen eines Ovarialkarzinoms einer 64jährigen Patientin

Literatur

Bässler R (1978) Pathologie der Brustdrüse. In: Doerr, Seifert, Uehlinger (Hrsg) Spezielle pathologische Anatomie Bd. 11. Springer, Berlin Heidelberg New York

Becker N, Frentzel-Beyme R, Wagner G (1984) Krebsatlas der Bundesrepublik Deutschland 2. Aufl., Springer, Berlin Heidelberg New York. Kap. 12 „Brust“: 196–201

Beeckman P, Ampe J, Berthot J, Joe GT, Callens B, Hoste M (1983) Echographic Pattern of Medullary Breast Carcinoma. J Belge de Radiol 66: 39–42

Cole-Beuglet C (1982) Sonographic Manifestations of Malignant Breast Disease. Seminars in Ultrasound 3: 51–57

Cole-Beuglet C, Soriano RZ, Kurtz AB, Goldberg BB (1983) Ultrasound Analysis of 104 Primary Breast Carcinomas Classified According to Histopathologic Type. Radiology 147: 191–196

Colin C, Schaaps JP, Philippart D (1979) Interprétation des Calcifications Mammaires par l'Échographie. Ann Radiol 22: 647–651

Cooke CG, Grant EG, Cigaty OS (1981) Ultrasound Demonstration of Giant Malignant Breast Cyst Undetected by Xeromammography. JCU 9: 461–462

Delmore G, Hammer B (1982) Sonographische Hinweise auf den Primärtumor bei Lebermetastasen. In: Kratochwil, Reinold (Hrsg) Ultraschalldiagnostik '81, Thieme, Stuttgart: 138–139

Derchi LE, Rizzatto G, Giuseppetti GM, Dini G, Garaventa A (1985) Metastatic Tumors in the Breast: Songraphic Findings. J of Ultrasound in Med 4: 69–74

Duda V (1982) Ultraschall-Mammographie: Das sonographische Erscheinungsbild anatomischer und pathologischer Strukturen der Mamma unter Anwendung eines Immersionsscanners. Dissertation, Marburg: 72–86

Egan RL, McSweeney MB, Murphy FB (1984) Breast Sonography and the Detection of Cancer. Recent Results in Cancer Research 90: 90–100

Eulenburg R, Lauth G, Kalbfleisch H (1983) Seltene Malignome im Bereich der Mamma. Geburtshilfe Frauenheilkd 43: 387–391

Eulenburg R, Lauth G, Duda V, Zwiens G (1984) Zur Differentialdiagnose des axillären Lymphknotens. Röntgen-Blätter 37: 419–424

Grant EG, Holt RW, Chun B, Richardson JD, Orson LW, Cigaty OS (1983) Angiosarcoma of the Breast: Sonographic, Xeromammographic, and Pathologic Appearance. AJR 141: 691–692

Gros Ch, Dale G, Gairard B (1978) Breast Echography: Criteria of Malignancy and Results. Excerpta Medica VIII – Breast: 292–298

Haagensen CD (1971) Diseases of the Breast. 2. Auflage, Saunders, Philadelphia London Toronto

Hackelöer BJ, Hüneke B, Duda V, Eulenburg R, Lauth G, Buchholz R (1981a) Sonographische Differentialdiagnose der Mammakarzinome. Ultraschall in der Medizin 2: 129–134

Hackelöer BJ, Lauth G, Hüneke B, Duda V, Buchholz R (1981b) Early Detection of Breast Cancer: The Value of Ultrasound Mammography. Br J Radiol 54: 549–550

Hellman S, Harris JR, Canellos GP, Fisher B (1982) Cancer of the Breast. In: De Vita, Hellman, Rosenberg (Hrsg) Cancer: Principles and Practice of Oncology. Chapt 27, Lippincott, Philadelphia

Hiraide H, Kawano M, Hatsuse K, Kadota T, Kurokawa T, Tamaki K, Kanabe S, Mizoguchi O, Mimura K, Iwasa H (1983) Case of Breast Cancer Associated Recklinghausen's Disease. Gan No Rinsho. Japanese J of Cancer Clinics 29: 1678–1681

Igl W, Lohe K, Kessler M, Lissner J (1980a) Mammacarcinom-Diagnostik mit Ultraschall. Vortrag, Deutscher Röntgen-Kongress 1980, Köln

Igl W, Lohe K, Bassermann R, Eiermann W, Lissner J (1980b) Früherkennung des Mamma-Carcinoms durch Ultraschall. Vortrag, 1st World Congress on Senology, Hamburg, 1980

Imamoto H, Takatsuka Y, Kawahara T, Tokunaga K, Morimoto K (1983) Ultrasonic Diagnosis of Early Breast Cancer. J of Japan Soc for Cancer Therapy 18: 1998–2003

Jaworski RC, Kneale KL, Smith RC (1983) Adenoid Cystic Carcinoma of the Breast. Postgraduate Medical J 59: 48–51

Jellins J, Kossoff G, Reeve TS (1975) Current and Potential Capabilities of Ultrasound Imaging for Breast Cancer Diagnosis. SPIE Medicine IV 70: 372–374

Kasumi F, Fukami A, Kuno K, Kajitani T (1982) Characteristic Echographic Features of Circumscribed Cancer. Ultrasound in Med Biol 8: 369–375

Kelly-Fry E, Sanghvi NT, Fry FJ, Gardner G, Gallager HS (1978) Determination of Alterations of Phase Angle of Ultrasound Transmitted through a Malignant Breast Tumor. Ultrasound in Med 4: 493–501

Kobayashi T (1977) Gray Scale Echography for Breast Cancer. Radiology 122: 207–214

Kobayashi T (1978) Ultrasonic Tissue Characterization of Breast Cancer: Correlation of Attenuation and Echo-Pattern. Excerpta Medica VIII – Breast: 281–291

Kobayashi T (1982) Ultrasonic Detection of Breast Cancer. Clinical Obstetrics and Gynecology 25: 409–423

Kopans DB, Meyer JE, Proppe KH (1981) The Double Line of Skin Thickening on Sonograms of the Breast. Radiology 141: 485–487

Kopans DB, Meyer JE, Steinbock RT (1982) Breast Cancer: The Appearance as Delineated by Whole Breast Water Path Scanning. JCU 10: 313–322

Kossoff G (1978) Ultraschall bei der Aufdeckung des Mamma-Frühcarcinoms. Brustkrebs-Früherkennung. Fischer, Stuttgart, S 153–164

Kossoff G, Jellins J, Reeve TS (1978) Ultrasound in the Detection of Early Breast Cancer. Cancer Campaign 1:149–158

Lauth G, Duda V, Eulenburg R, Hackelöer BJ, Hüneke B (1984) Möglichkeiten und Grenzen der Brustkrebs-Früherkennung mittels Ultraschall-Mammographie. Röntgenpraxis 37:62–65

Maturo VG, Zusmer NR, Gilson AJ, Bear B (1982) Ultrasonic Appearance of Mammary Carcinoma with a Dedicated Whole-Breast Scanner. Radiology 142:713–718

Mulz D, Egger H, Knüpfer A, Althammer G (1981) Mikrokalk im Mammogramm und Darstellungsmöglichkeit im Ultraschall. Geburtshilfe Frauenheilkd 41:255–258

Nakano A, Hamada Y, Hirono M, Hattori T (1982) Differentiation Between Pseudo- and Malignant Lymphoma of the Breast – A Case Report. Japanese J of Surgery 12:76–78

Reeve TS, Jellins J, Kossoff G, Barraclough B (1978) Ultrasonic Visualization of Breast Cancer. Aust NZJ Surg 48:278–281

Reuter K, D'Orsi CJ, Reale F (1984) Intracystic Carcinoma of the Breast: The Role of Ultrasonography. Radiology 153:233–234

Schölmerich J, Volk BA, Neuner C, Fröhlich J, Gerok W (1984) Aussagefähigkeit der Sonographie bei Lebermetastasen. DMW 109:326–329

Székessy T, Claussen C, Fiegler W, Pochhammer KF, Feßler B, Felix R (1985) Sonographische Diagnostik bei soliden Raumforderungen der Leber. Ultraschalldiagnostik 84:50–51

Wagai T, Tsutsumi M (1981) Echographic Differentiation of Histological Structure in Breast Carcinoma. Excerpta Medica, Congress Series 553:369–373

Weiss H & A (1983) Ultraschall-Atlas (Internistische Ultraschalldiagnostik mit schnellen B-Bild-Geräten). Edition Medizin, 1. Auflage, 2. Nachdruck 116–117/122–123

4 Sonstige Veränderungen

4.1 Auswirkungen iatrogener Maßnahmen auf die Mammasonographie

Hämatome

Immer wieder kommt es nach Operationen oder Feinnadelpunktionen an der Mamma zu Hämatombildungen. Obwohl sie sich klinisch meist gut erfassen lassen, bleibt ihre volle Ausdehnung oft unklar. Hier bietet sich der Ultraschall als die diagnostische Methode der Wahl an. Frische Hämatome erscheinen vorwiegend zystisch bzw. areflektiv und haben eine relativ unscharfe Begrenzung (Abb. 4.1, 4.2). Ältere Hämatome können im Gegensatz dazu durch Organisationsvorgänge als solide Tumoren imponieren. In solchen Fällen bringt dann nur eine erneute Punktion endgültigen Aufschluß (Abb. 4.3).

Narben und Substanzdefekte

Operative Eingriffe an der Mamma rufen Narben und Substanzdefekte hervor, die in ihrem sonographischen Erscheinungsbild nicht selten Karzinomen täuschend ähnlich sehen. Die entstehenden Narbenfibrosen können sowohl besenreiserartige Ausläufer, als auch deutliche Schallauslöschphänomene erzeugen (Abb. 4.4, 4.5). Dadurch wird die Früherkennung pathologischer Veränderungen in solchen Bezirken in gleichem Maße wie bei der Palpation oder der Röntgenmammographie erschwert. Die insgesamt bestehenden diagnostischen Schwierigkeiten sollten allerdings keinen Anlaß zur Resignation geben. Sie sollten viel eher dazu führen, entsprechende Narbenstrukturen sonographisch gut zu dokumentieren, um evtl. auftretende Veränderungen bei Kontrolluntersuchungen erfassen zu können. Extreme Beeinträchtigungen der Beurteilbarkeit entstehen in diesem Rahmen bei ausgeprägten Keloidbildungen (Abb. 4.6).

Plastische Operationen

Plastische Operationen an der Mamma rufen stets eine totale Veränderung der Gewebearchitektur hervor.

Bei Reduktionsplastiken ist die zentrale Region durch die Verpflanzung des Mamillenstiels kaum noch zu beurteilen, und auch die übrigen Narben wirken sich negativ auf die Beurteilbarkeit aus (Abb. 4.7).

Augmentationsplastiken bzw. Implantate lassen sich mittels Ultraschall generell gut beurteilen. Die Implantate stellen sich im Normalfall glatt begrenzt und areflektiv dar. Der Bereich zwischen Haut und Implantat kommt dabei besser mit der Immersionsmethode bzw. unter Verwendung einer Vorlaufstrecke, der Bereich hinter der Prothese besser bei Kompression des Implantats zur Darstellung (Abb. 4.8, 4.9). Gelegentlich treten randständige Streuechos auf, die sich durch eine wellige Prothesenoberfläche bis in ihr Zentrum fortsetzen können (Abb. 4.10). Im Querschnitt sind die kranialen Anteile tropfenförmiger Implantate meist nur eingeschränkt beurteilbar. Dies läßt sich allerdings gut bei der Untersuchung in der Längsebene wieder ausgleichen (Abb. 4.11). Die palpatorisch gestellte Diagnose einer Kapselfibrose findet ihr sonographisches Korrelat in einer oft fleckig erscheinenden verdickten Prothesenkapsel (Abb. 4.12).

Zustand nach Mastektomie oder brusterhaltender Operation und eventueller Radiatio

Bei der Beurteilung von Mastektomienarben steht seit jeher die Palpation im Vordergrund, da Röntgenmammographie und Thermographie hier nicht mehr oder nur ungenau weiterhelfen können. Die Sonographie ist in der Lage, auch auf diesem Gebiet Aussagen zu machen. Eine normale Mastektomienarbe läßt sich mit einem nahfokussierten Schallkopf problemlos beurteilen. Dabei findet sich zwischen Haut und Brustmuskulatur eine dünne Fett-Bindegewebsschicht (Abb. 4.13). Eine Radiatio führt zu einer Fibrosierung der Haut und des subkutanen Gewebes, was sich auch im Ultraschall durch ein hyperreflektiveres Bild nachweisen läßt (Abb. 4.14). Dies gibt zu der Vermutung Anlaß, daß die Erkennung hyporeflektiver Rezidivtumoren in derartigem Gewebe leicht sein müsse. Während Einzelfälle diese Vermutung stützen, steht der fundierte Nachweis des Nutzens der Sonographie auf diesem Teilbereich noch aus. Es wäre allerdings gerade in der Nachsorge bei den in letzter Zeit zunehmend propagierten brusterhaltenden Operationsverfahren mit anschließender Radiatio sehr von Vorteil (Abb. 4.15).

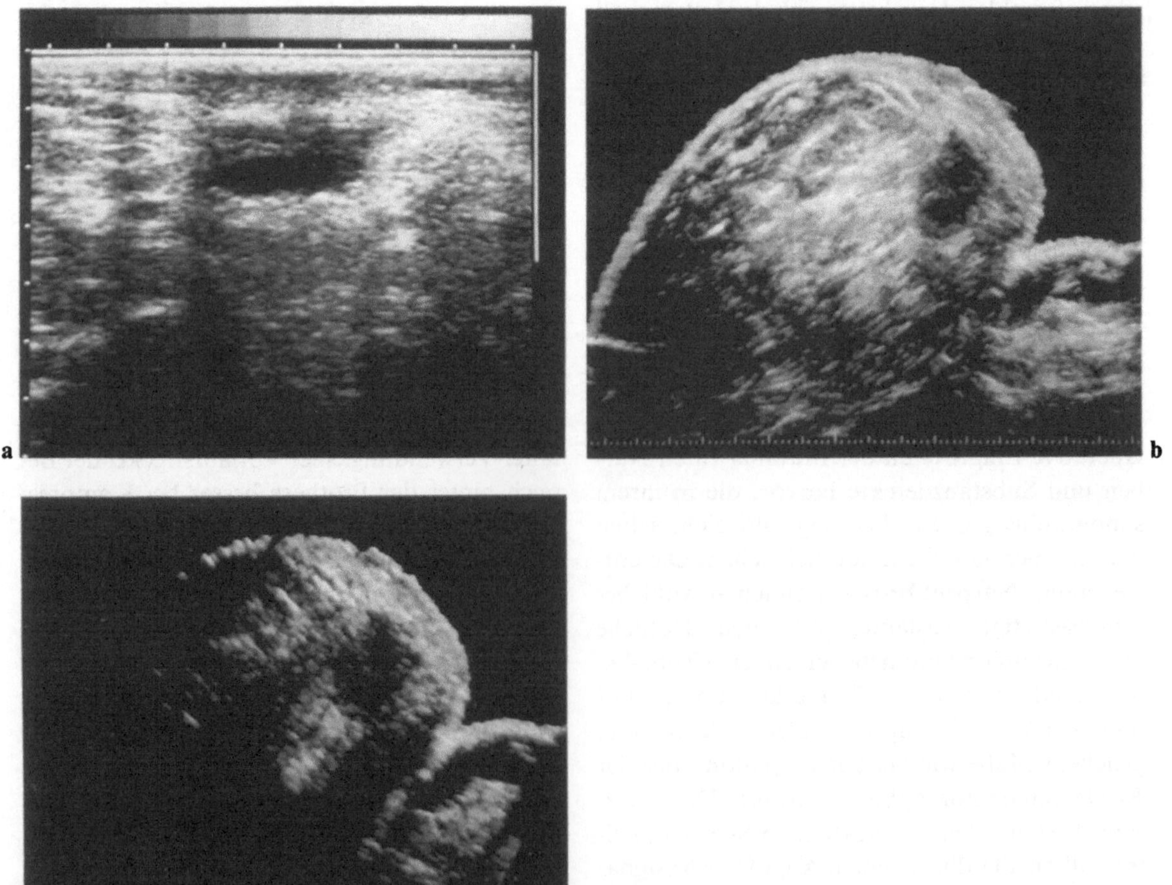

Abb. 4.1 a–c. Hämatom eine Woche nach Tumorexstirpation

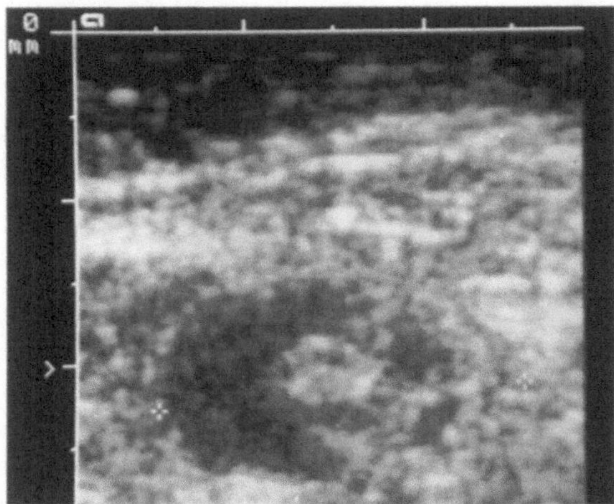

Abb. 4.2. Eingebluteter Lymphknoten nach Feinnadelpunktion

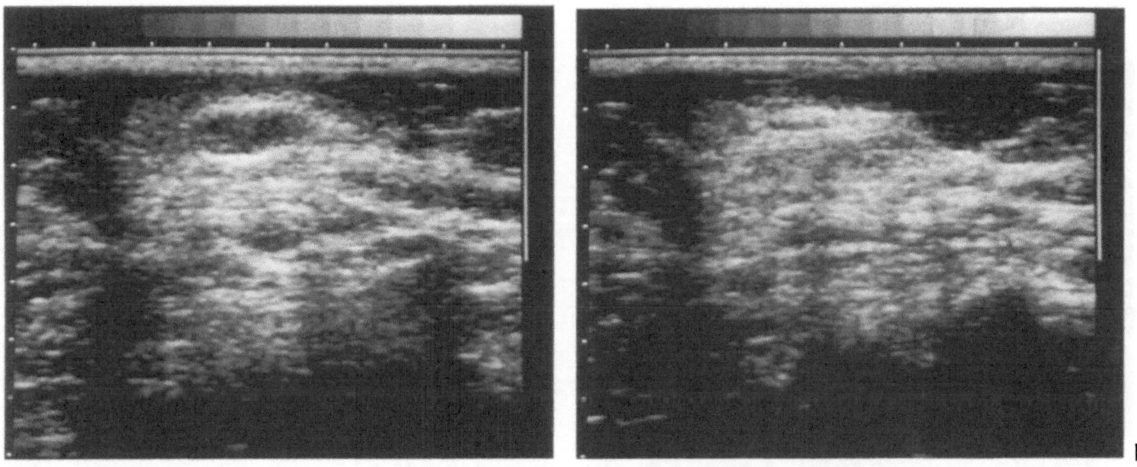

Abb. 4.3a–b. Solider Herd, eine Woche nach Feinnadelpunktion in diesem Gebiet (**a**). Bei erneuter Punktion entleerte sich altes Blut, danach war der Herdbefund nicht mehr darstellbar (**b**)

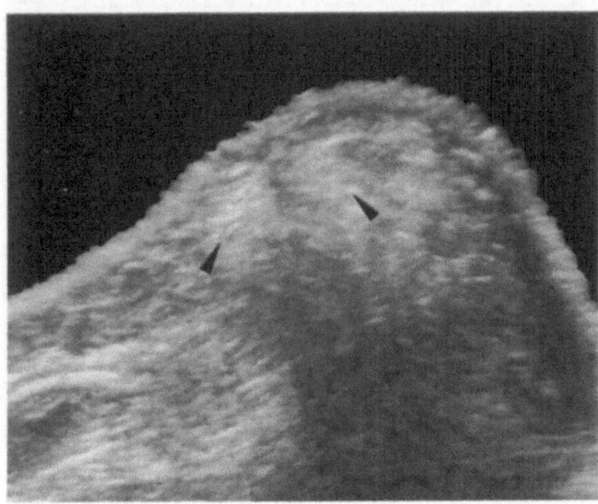

Abb. 4.4. Narbenstruktur 2 Jahre nach Tumorexstirpation mit Unterbrechung der Mammaarchitektur und strahligen Ausläufern

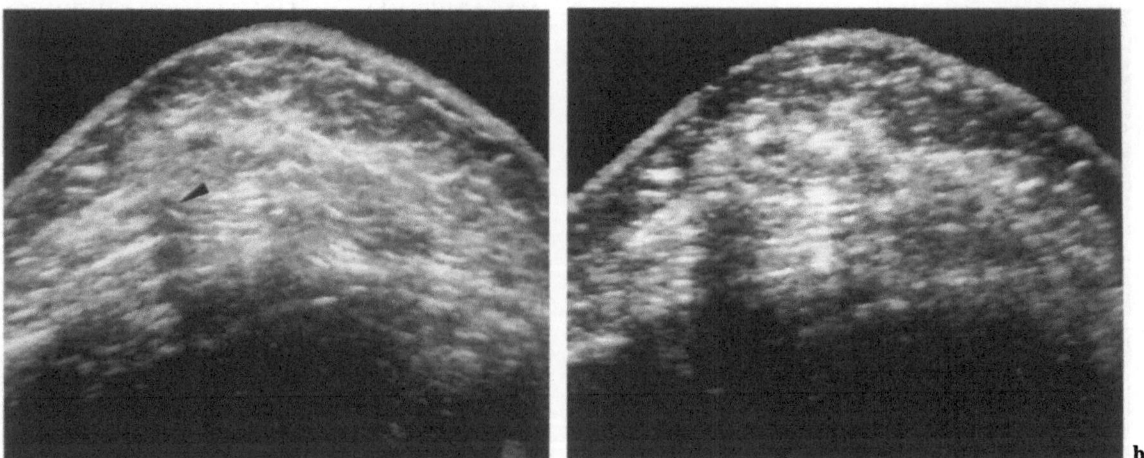

Abb. 4.5 a, b. Narbenstruktur mit unscharf begrenztem hyporeflektivem Herd, strahligen Ausläufern und Schallauslöschphänomen 16 Jahre nach Tumorexstirpation

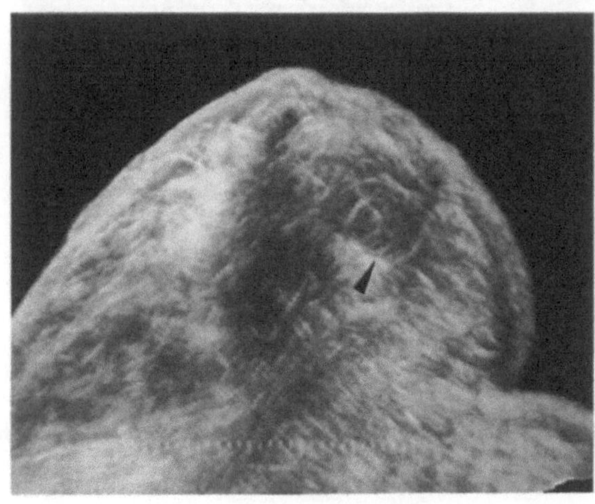

Abb. 4.6. Massive Keloidbildung bei einer 45jährigen Patientin ca. 20 Jahre nach multiplen Inzisionen bei Mastitis puerperalis

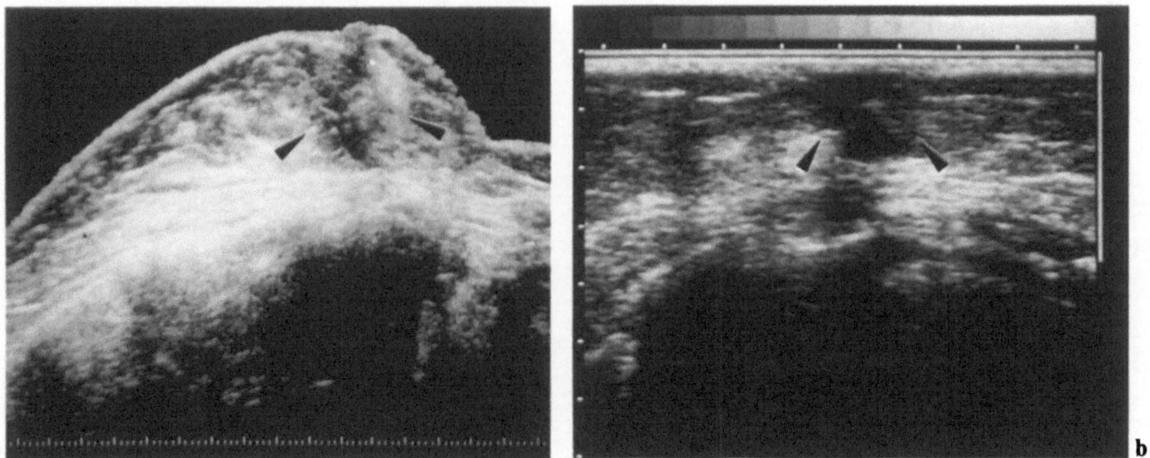

Abb. 4.7 a, b. Reduktionsplastik mit nahezu unmöglicher Beurteilbarkeit im Bereich des „Mamillenstiels“

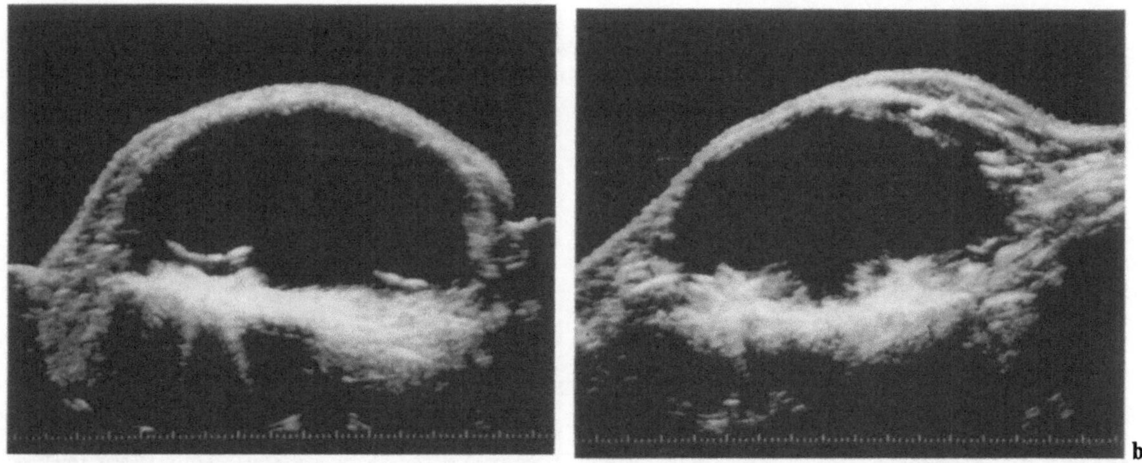

Abb. 4.8 a, b. Augmentationsplastik. Inlay seit ca. $1^1/_2$ Jahren

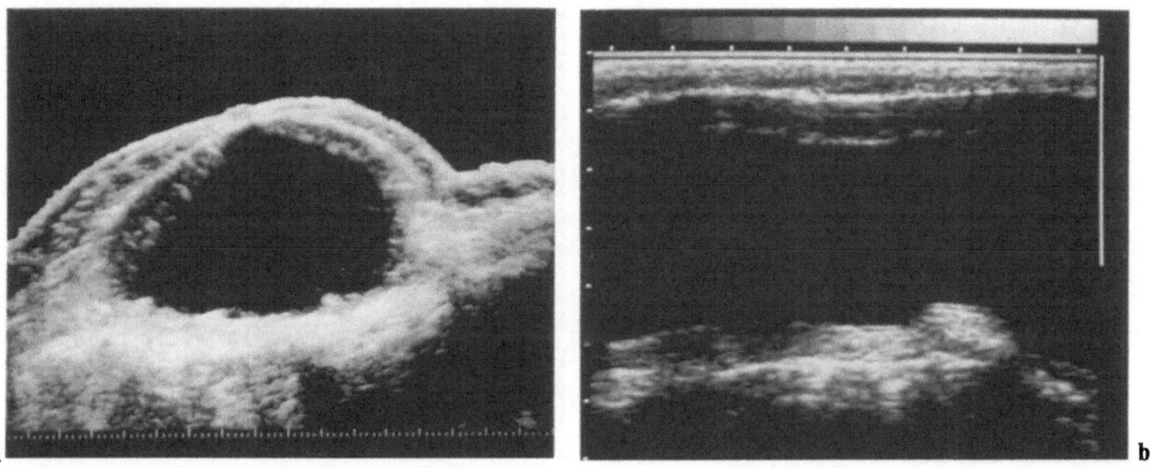

Abb. 4.9 a, b. Augmentationsplastik. Inlay seit ca. 3 Jahren

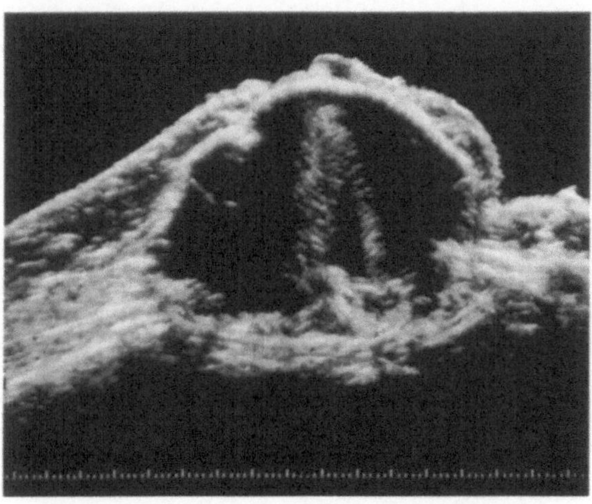

Abb. 4.10. Störechos durch die gewellte Oberfläche einer 8 Jahre alten Prothese

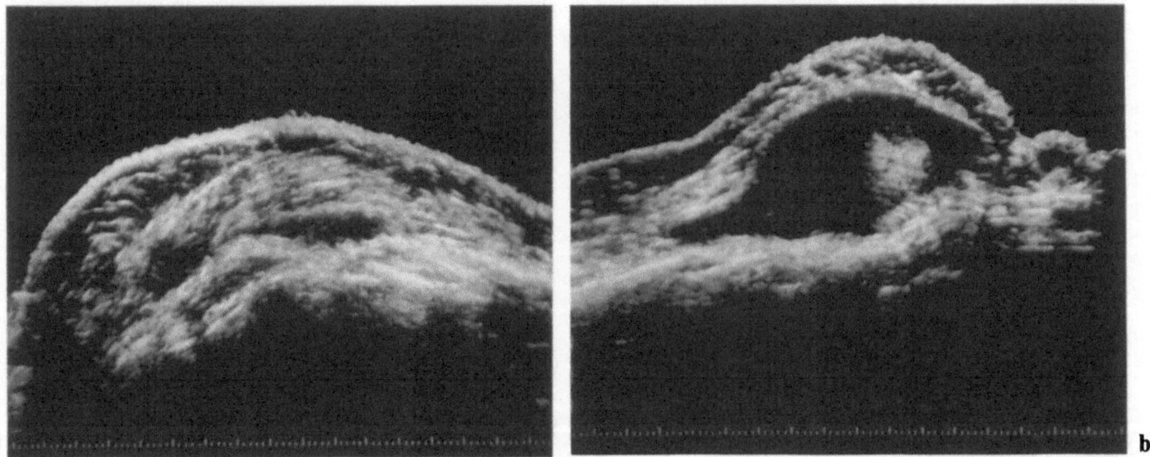

Abb. 4.11 a, b. Tropfenförmiges Implantat; kranialer Anteil im Querschnitt (a) schlecht, im Längsschnitt (b) gut zu beurteilen

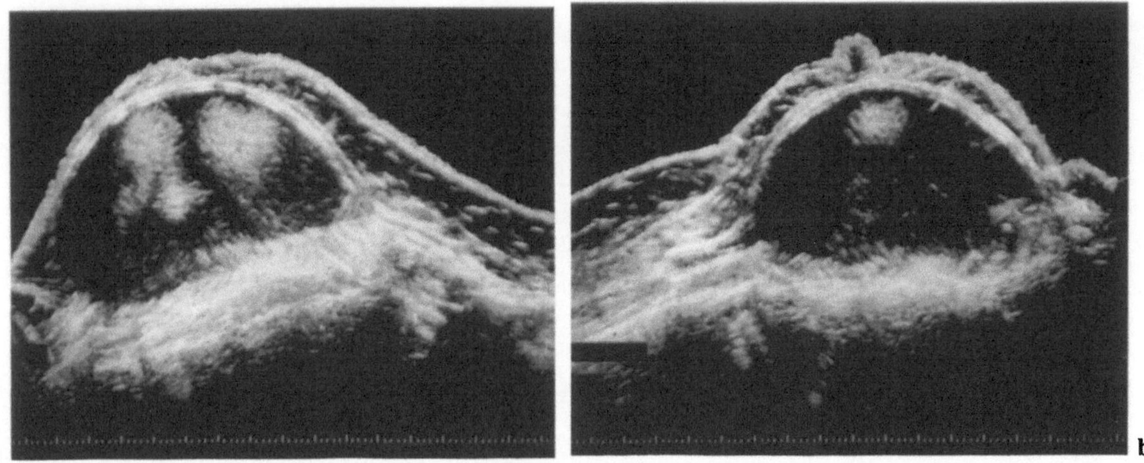

Abb. 4.12 a, b. Kapselfibrose. Verdickte und fleckige Kapsel einer ca. 6 Jahre alten Prothese

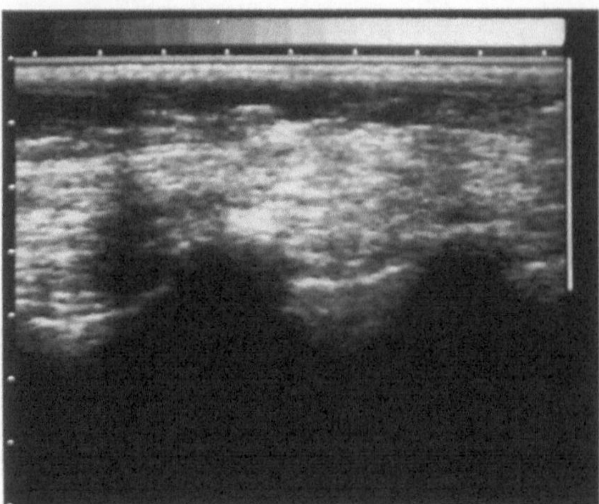

Abb. 4.13. Z. n. Mastektomie vor 7 Jahren ohne anschließende Radiatio

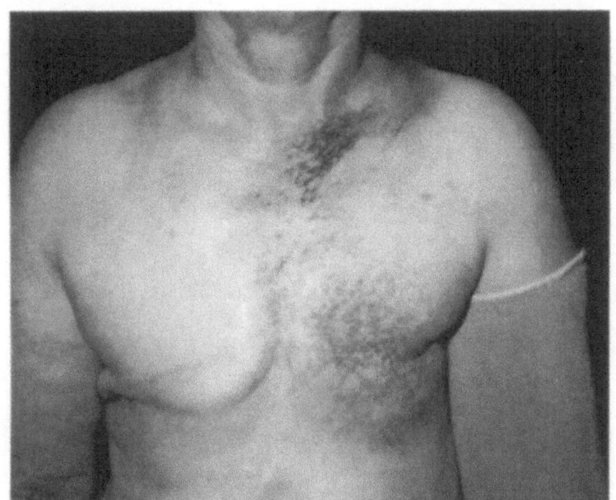

Abb. 4.14 a–c. Z. n. beidseitiger Mastektomie vor 8 Jahren rechts ohne Radiatio (**b**), links mit postoperativer Radiatio (**c**)

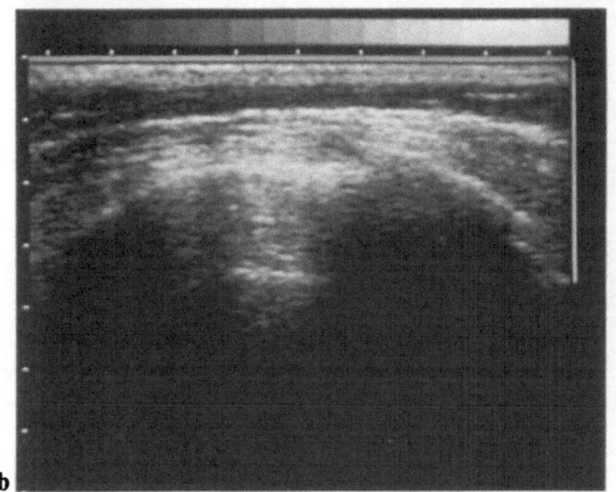

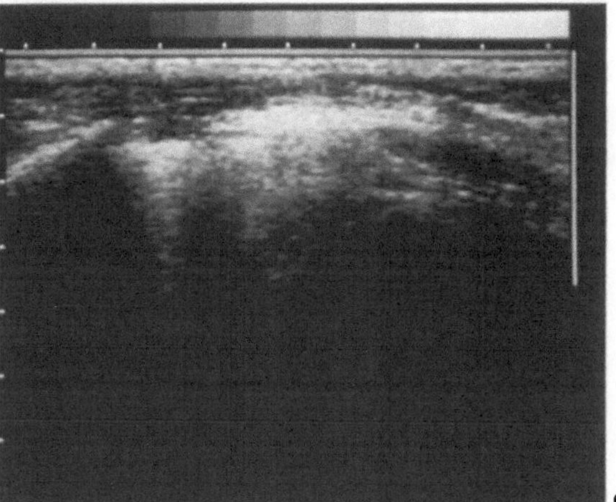

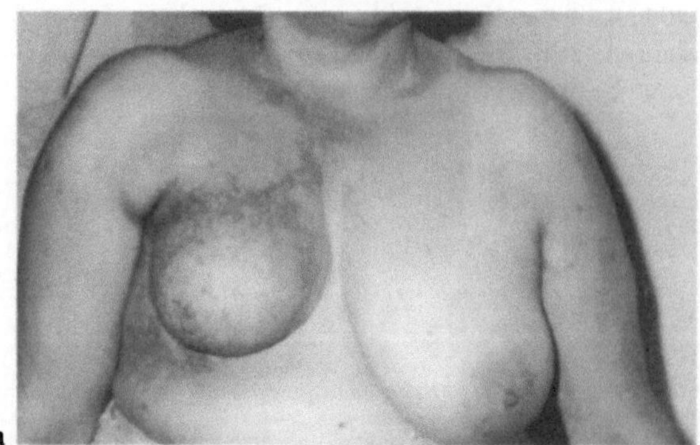

a

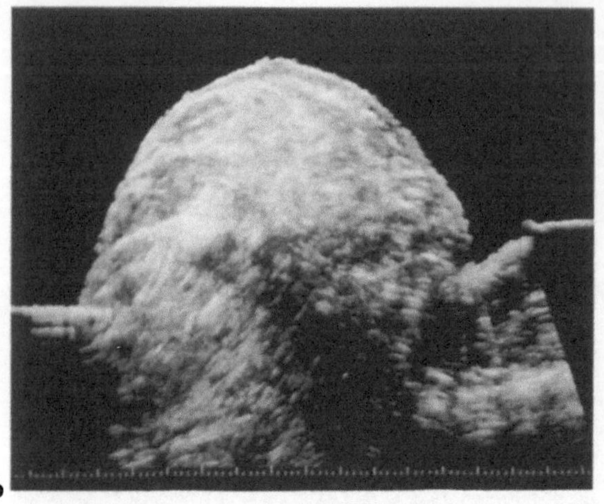

b

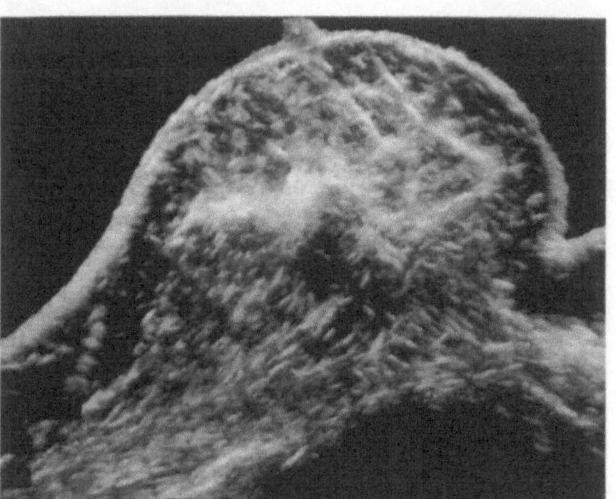

c

Abb. 4.15 a–c. Z. n. Tumorektomie rechts mit anschließender Radiatio vor 3 Jahren (**b**); kontralaterale Mamma zum Vergleich (**c**)

4.2 Gynäkomastien

Jede Massenzunahme des männlichen Brustdrüsenkörpers bzw. dessen rudimentärer Anlage wird von pathologischer Seite her als Gynäkomastie bezeichnet.

Nach dem sonographischen Erscheinungsbild lassen sich kleine homogen gestaltete Drüsenkörper ohne größeren Fettsaum (fokaler Typ) von größeren Drüsenkörpern mit inhomogenerer Struktur und ausgeprägterem Fettanteil (diffuser Typ) unterscheiden. Beide Grundtypen können generell hyperreflektiv, aber auch zentral hyporeflektiv sein (Abb. 4.16, 4.17).

Von den echten Gynäkomastien lassen sich die durch den Hormonspiegel der Mutter bedingte Neugeborenengynäkomastie, die durch eine reine Fettgewebsvermehrung erzeugte Pseudogynäkomastie (Abb. 4.18) und die Tumoren im Bereich der männlichen Brust abgrenzen. Obwohl auf dem Gebiet der umschriebenen Tumoren der männlichen Brust bzw. speziell des Mammakarzinoms des Mannes noch nicht sehr viele echographische Erfahrungen bestehen, scheint es keine wesentlichen Unterschiede zu vergleichbaren Erkrankungen der weiblichen Brust zu geben (Abb. 4.19).

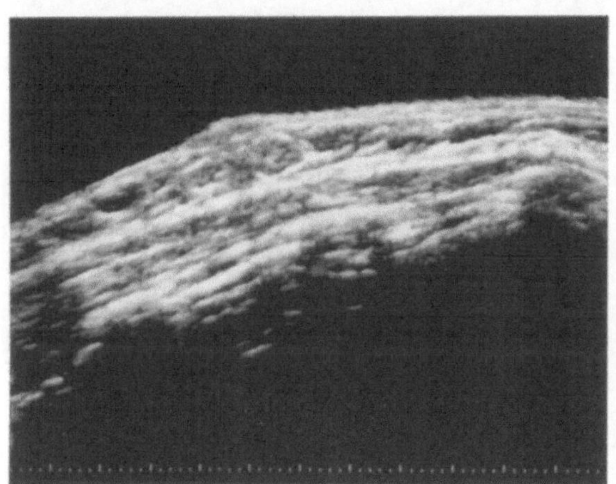
a

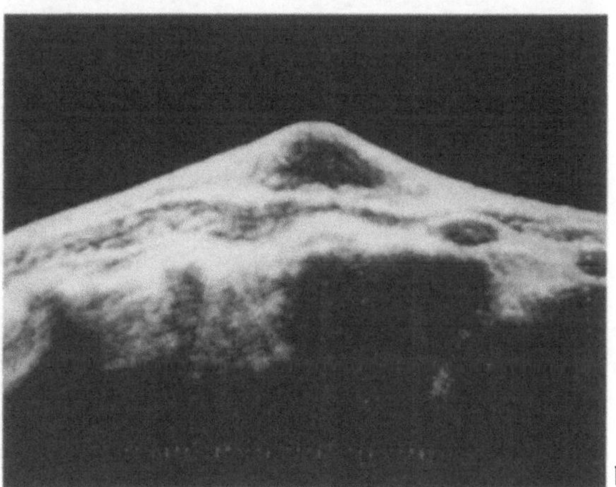
b

Abb. 4.16 a, b. Fokale Gynäkomastie: hyperreflektiver Typ (**a**); hyporeflektiver Typ (**b**)

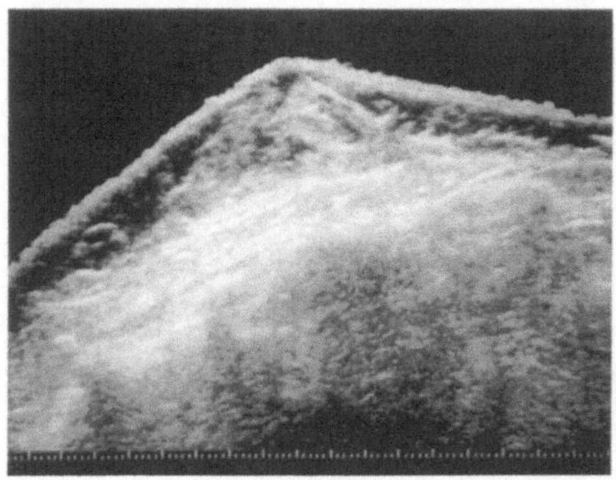
a

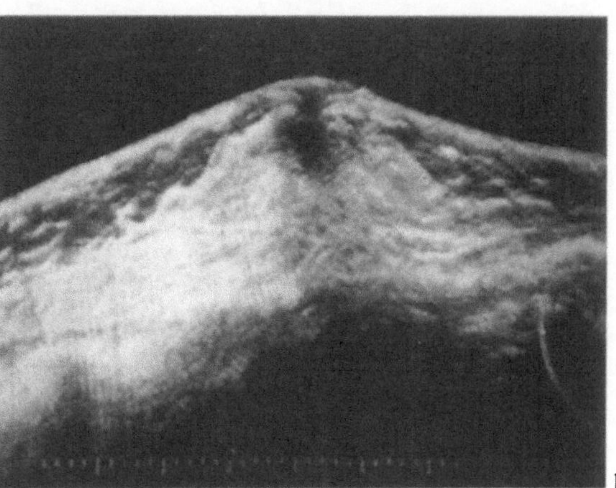
b

Abb. 4.17 a, b. Diffuse Gynäkomastie: hyperreflektiver Typ (**a**); hyporeflektiver Typ (**b**)

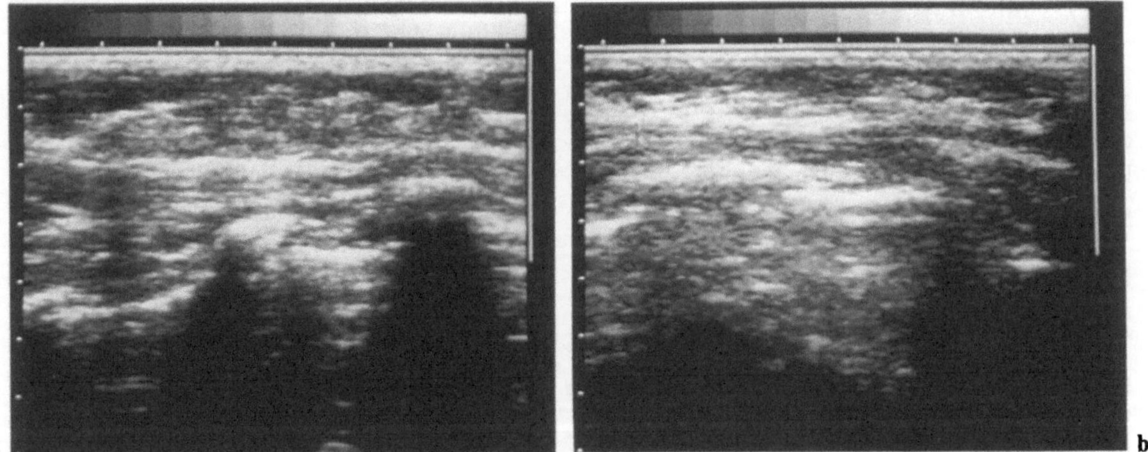

Abb. 4.18. **a** „Echte" Gynäkomastie mit Drüsenkörperanteilen; **b** Pseudogynäkomastie (nur Fettgewebe)

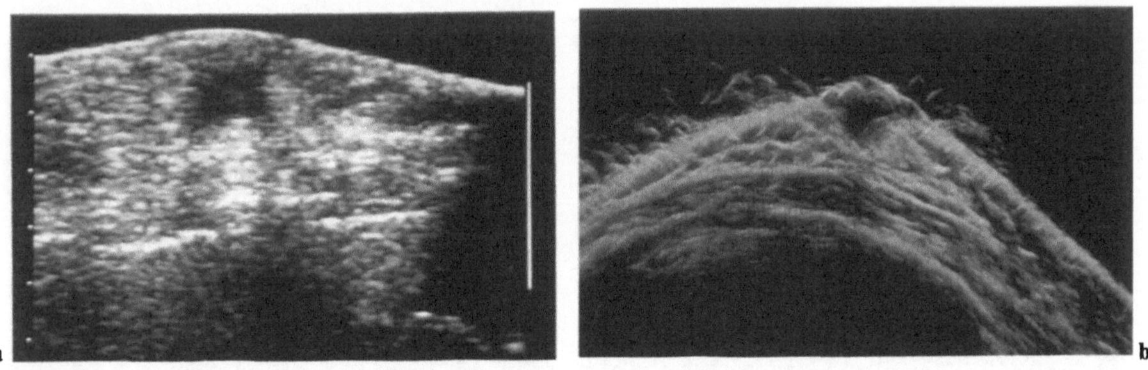

Abb. 4.19. **a** 59jähriger Mann mit blutig sezernierender Mamma und tastbarem Tumor links – Mammakarzinom bei Gynäkomastie. **b** Malignes Lymphom im Bereich der linken Mamma eines 46jährigen Mannes

Literatur

Audretsch W (1975) Ultraschalldiagnostik bei Mammaprothesen nach operativer Behandlung von Mammatumoren oder Augmentationsplastik. Geburtshilfe Frauenheilkd 35:853–858

Cole-Beuglet C, Schwartz GF, Kurtz AB, Patchefsky AS, Goldberg BB (1982) Ultrasound Mammography for Male Breast Enlargement. J of Ultrasound in Med 1:301–305

Cole-Beuglet C, Schwartz G, Kurtz AB, Patchefsky AS, Goldberg BB (1983) Ultrasound Mammography for the Augmented Breast. Radiology 146:737–742

Duda V (1982) Ultraschall-Mammographie: Das sonographische Erscheinungsbild anatomischer und pathologischer Strukturen der Mamma unter Anwendung eines Immersionsscanners. Dissertation, Marburg:94–97

Eulenburg R, Lauth G, Duda V (1984) Gynecomastia and Malignoma of the Male Breast. J. of Cancer Research and Clinical Oncology 107, Suppl:20

Grant EG, Richardson ED, Cigtay OS, Dritschilo A, Lee TC (1983) Sonography of the Breast: Findings Following Conservative Surgery and Irradiation for Early Carcinoma. Radiology 147:535–539

Jackson VP, Gilmor RL (1983) Male Breast Carcinoma and Gynecomastia: Comparison of Mammography with Sonography. Radiology 149:533–536

Jellins J, Kossoff G, Reeve TS (1975) The Ultrasonic Appearance of Pathology in the Male Breast. Ultrasound in Med Biol 2:43–44

Meyer JE, Kopans DB (1983) The Appearance of the Therapeutically Irradiated Breast on Whole-Breast Water-Path Ultrasonography. J of Ultrasound in Med 2:211–213

Rosenbaum JL, Bernardino ME, Thomas JL, Wigley KD (1981) Ultrasonic Findings in Silicone-Augmented Breasts. Southern Medical Journal 74:455–458

Shafir R, Heyman Z, Tsur H, Itzchak Y (1983) Ultrasound Scanning as an Aid in the Diagnosis and Treatment of Periprosthetic Hematoma after Breast Surgery. Plastic and Reconstructive Surgery 71:858–860

Wigley KD, Thomas JL, Bernardino ML, Rosenbaum JL (1981) Sonography of Gynecomastia. AJR 136:927–930

5 Einbindung der Sonographie in die Mammadiagnostik

5.1 Sonographie – Palpation

In vielen Fällen läßt sich ein sonographisch entdeckter Herd mit einem entsprechenden Tastbefund korrelieren. Es kommt aber zwischen Palpation und Ultraschalluntersuchung auch immer wieder zu widersprüchlichen Ergebnissen. Dabei kann es sich um sonographisch erfaßte nicht palpable Tumoren oder um Tumoren ohne erkennbares sonographisches Korrelat handeln.

Bei grobknotigen Drüsenkörpern ohne ausgeprägten Subkutanfettsaum gelingt es manchmal, vermeintliche Tastbefunde echographisch als Drüsenkörpervorbuckelungen zu entlarven (Abb. 5.1).

Involutionsinseln am Drüsenkörperrand können im Sonogramm Herdbefunde vortäuschen. Die Untersuchung in der zweiten Ebene klärt dieses Phänomen dann fast immer auf (Abb. 5.2).

An dieser Stelle wird aus den geschilderten Gründen nochmals daran appelliert, nur dann von einem sonographischen Herdbefund zu sprechen, wenn dieser reproduzierbar und in beiden Untersuchungsebenen darstellbar ist.

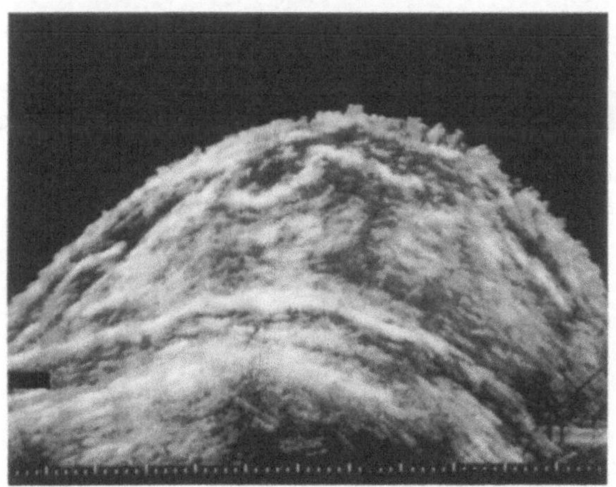

Abb. 5.1. Drüsenkörpervorbuckelungen bei einer 22jährigen Patientin mit Mastodynie bei grobknotigem Drüsenkörper

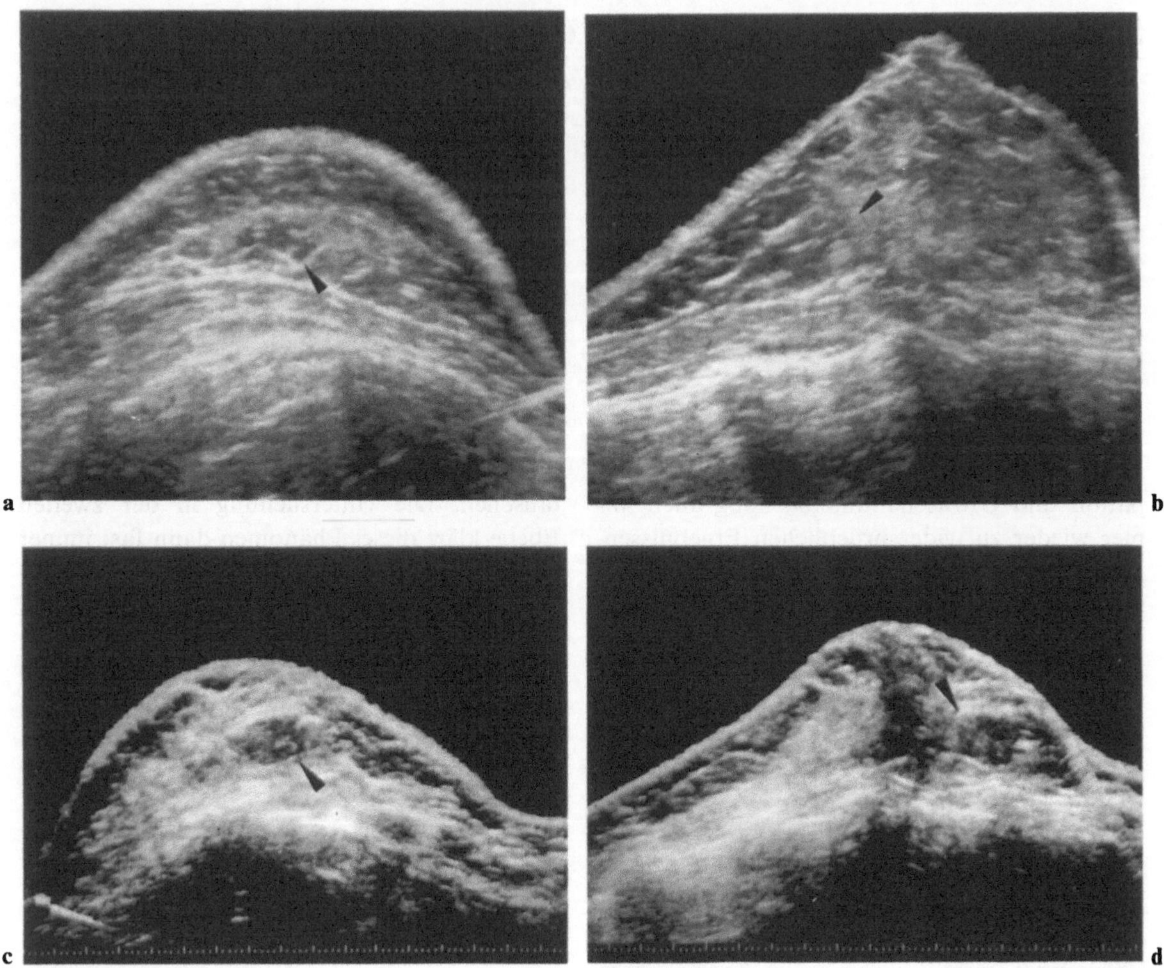

Abb. 5.2. a, b Fettinfiltration, im Querschnitt (**a**) Vortäuschung eines Herdbefundes; **c, d** Fibroadenom, dem Fettgewebe ähnliche Binnenstruktur, aber in beiden Untersuchungsebenen eindeutiger Herdbefund

5.2 Sonographie – Thermographie

Von technischer Seite her können zwei verschiedene Methoden der Thermographie unterschieden werden. Bei der Tele- (elektronische oder Infrarot-)Thermographie wird der durch Infrarotstrahlung veränderte elektrische Widerstand eines auf die Temperatur von flüssigem Stickstoff (minus 196° C) abgekühlten Halbleiterkristalls (Indiumantimonid oder Quecksilber-Kadmium-Tellurid) zum Bildaufbau benutzt. Um die standardisierte Auswertung der mit dieser Methode erzeugten Vaskularisations- und Wärmeverteilungsmuster haben sich besonders Amalric, Gros und Gautherie verdient gemacht (Amalric et al. 1972, Gautherie u. Gros 1980, Gautherie et al. 1984).

Die Methode der Kontakt- oder Platten-Thermographie bedient sich der Eigenschaft cholesterischer Flüssigkristalle ihre Farbe bei geringen Temperaturschwankungen zu ändern. In mikroverkapselter Form werden diese Kristalle auf dünne, der Haut anlegbare Folien aufgetragen. Besonderer Bedeutung wird dabei der dynamischen Untersuchung beigemessen, d.h. die Mamma wird nach initialer Thermographie abgekühlt und dann auf das Wiederauftreten des Gefäßbildes und auf abkühlungsresistente Gefäße hin untersucht. Bei der Platten-Thermographie hat sich besonders Tricoire (1970, 1973) um eine Standardisierung bzw. Schematisierung der Auswertung verdient gemacht.

Im Gegensatz zur Sonographie und zur Mammographie, die morphologische Substrate darstellen, kann mit der Thermographie eine exakte Wärmemessung vorgenommen werden, die Aufschluß gibt über funktionelle Durchblutungsverhältnisse des Organs. Auffällige Vaskularisationsbilder, fokale oder globale Hyperthermieherde können durch Tumore, entzündliche Prozesse, aber auch durch Faktoren wie Alter, Zyklusphase, allgemeine hormonelle Aktivität, Gravidität, Einnahme von Kontrazeptiva oder anderen Medikamenten verursacht werden. Während Tumore und entzündliche Prozesse asymmetrische Veränderungen hervorrufen, erzeugen die anderen Faktoren meist symmetrische Bilder. Eine entzündungs- oder malignombedingte atypische Vaskularisation oder Hyperthermie kann thermographisch nicht weiter differenziert werden. Auffällige Thermogramme können aber gegebenenfalls durch eine Kontrolluntersuchung in einer anderen Zyklusphase, nach antiphlogistischer Therapie oder auch nach Absetzen von gefäßwirksamen Medikamenten oder Hormonen weiter abgeklärt werden. Atypische Thermogramme sollten stets weitere Untersuchungen wie Mammographie oder Sonographie nach sich ziehen. Aber auch bei klinisch-mammographisch-sonographisch negativem Befund stellt ein pathologisches Thermogramm ein ernstzunehmendes Warnzeichen dar und sollte Anlaß zu kurzfristigen Kontrollen sein.

Rasch waschsende Malignome mit erhöhtem Tumormetabolismus führen zu einer Überwärmung des Blutes. Das vom Tumor abführende überwärmte Venenblut ruft eine verstärkte Wärmekonvektion hervor, die thermographische Auffälligkeiten an der Hautoberfläche erzeugt. Durch die Fähigkeit von Tumorzellen, vasoaktive Substanzen zu produzieren, die zu einer Überwärmung entsprechender Hautareale führen, können auch Präkanzerosen und kleine, tief unter der Haut gelegene Karzinome pathologische Thermogramme verursachen. So kann die Thermographie schon mehrere Jahre vor einer mit anderen diagnostischen Methoden faßbaren Tumormanifestation auf maligne Neoplasien hinweisen, insbesondere bei Zunahme der thermopathologischen Zeichen. Stark überwärmte Karzinome haben meist eine kurze Tumorverdopplungszeit und somit eine schlechte Prognose. Sie sind häufig mit dem histologischen Grading III und einem erhöhten metastastischen Befall axillärer Lymphknoten verbunden (Gautherie 1983).

Wie bereits beschrieben ist die Thermographie nicht in der Lage, entzündungs- und malignombedingte Hyperthermien zu unterscheiden. Diese Problematik stellt sich besonders in Fällen von inflammatorischen Karzinomen, die auch klinisch durchaus Schwierigkeiten bei der Differenzierung von Mastitiden bieten können. Sonographisch können sich sowohl Mastitiden, als auch inflammatorische Karzinome durch eine Auflockerung und Verdickung der Haut bemerkbar machen. Bei den Mastitiden ist meist die Hautkontur vom darunter liegenden Gewebe nicht mehr scharf abzugrenzen. Hautveränderungen bei Karzinomen kommen dagegen oft durch eine Lymphangiosis carcinomatosa cutis zustande, bei der die Haut zwar aufgelockert und verdickt, aber meist durchgehend doppelkonturiert erscheint. Schwierig wird die Differenzierung im Falle einer Infiltration der Haut durch darunter gelegenes Tumorgewebe. Hautveränderungen an der Mamma können darüber hinaus sehr unterschiedlicher Genese sein (Tabelle 5.1; Skaane et al. 1985). Die Abgrenzung einer Mastitis kann durch den Nachweis von abszedierten Anteilen erleichtert werden, wobei aber auch an die Differentialdiagnose „nekrotische Tumoranteile" gedacht werden muß. Die Unterscheidung zwischen Mastitiden und inflammatorischen Karzinomen kann also klinisch, thermographisch und auch sonographisch Schwierigkeiten bereiten (Abb. 5.3, 5.4).

Tabelle 5.1. Differentialdiagnostische Ursachen von Hautverdickungen an der Mamma

- Narben, Keloid
- Radiatio
- Mastitis
- inflammatorisches Karzinom
- Hautinfiltration, Exulzeration
- Hautmetastasen
- Lymphangiosis karzinomatosa kutis
- Lymphstau in der Mamma durch
  - axilläre Lymphknotenmetastasen bei Mammakarzinom
  - axilläre Lymphknotenmetastasen anderer Organmalignome
  - Hodgkin- und Non-Hodgkin-Lymphome
  - Elephantiasis (besonders bei Frauen des indischen Subkontinents)
  - Mycosis fungoides
- Obere Einflußstauung durch
  - mediastinale Metastasen
  - Thrombosen (Vena axillaris, subklavia, kava)
  - Rechtsherzinsuffizienz (auch hierbei „einseitiges" Ödem möglich!)
- Anasarka (kardial, renal)
- Leukämie
- Tuberkulose
- Sklerodermie
- Leiomyomatose

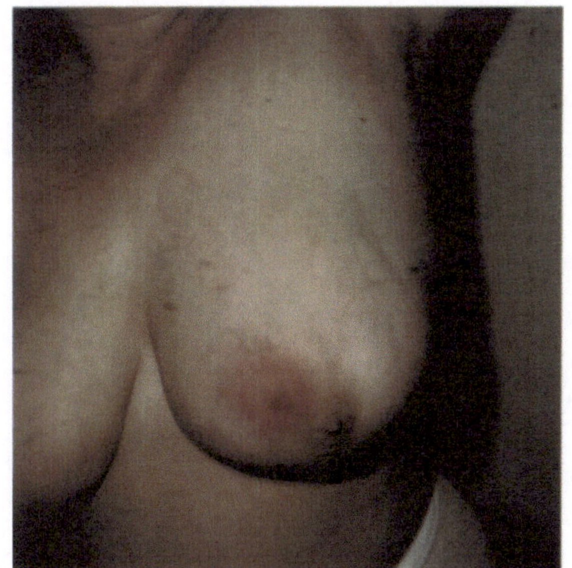

Abb. 5.3 a–e. Mastitis non puerperalis; im Sonogramm verdickte und aufgelockerte Hautstruktur mit Verdichtung des Subkutanfettsaumes

a

b

c

d

e

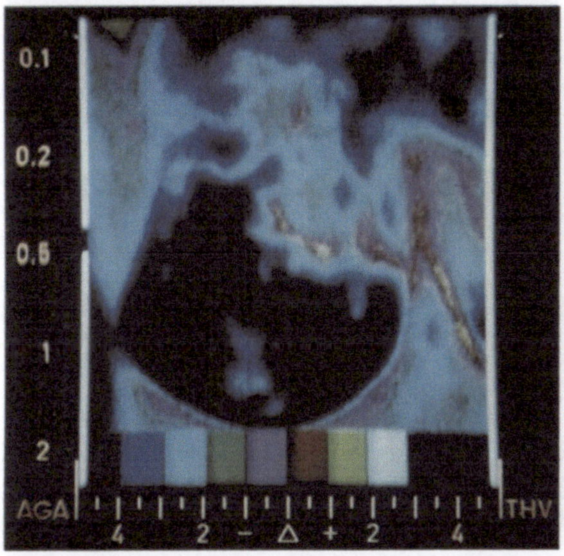

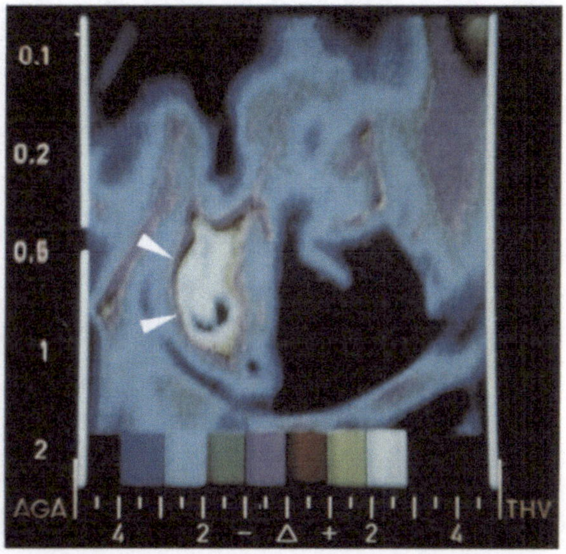

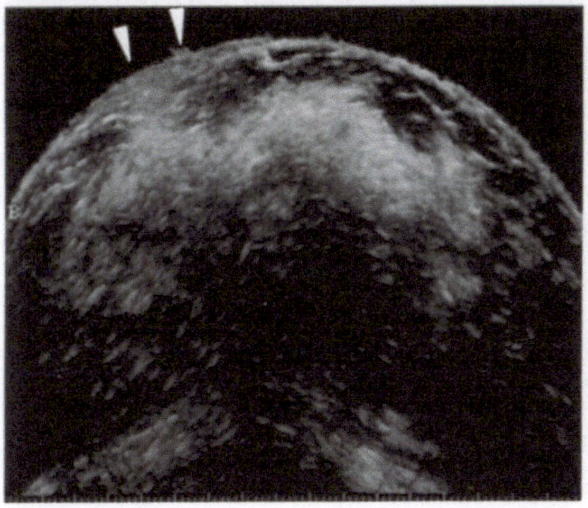

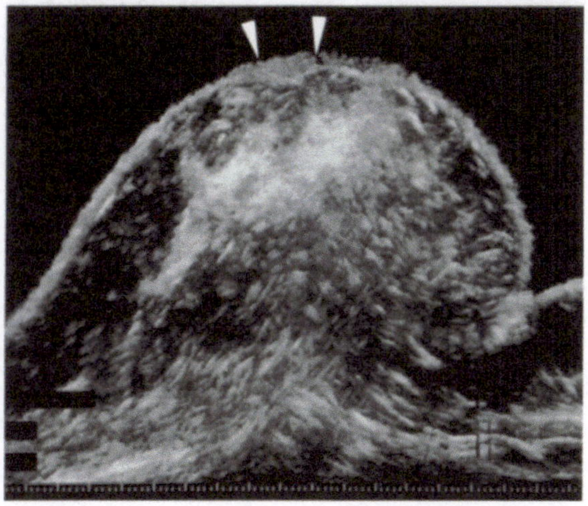

a

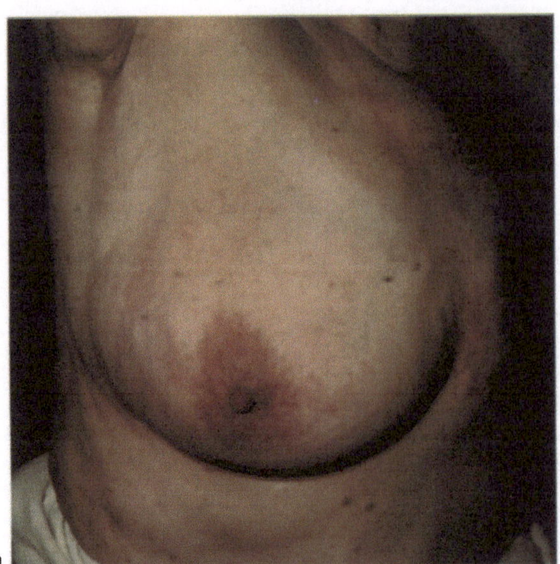

Abb. 5.4 a–e. Inflammatorisches Karzinom; im Sonogramm verdickte, aufgelockerte und doppelkonturierte Hautstruktur, wobei die untere Kontur an einigen Stellen unterbrochen ist

b

c

d

e

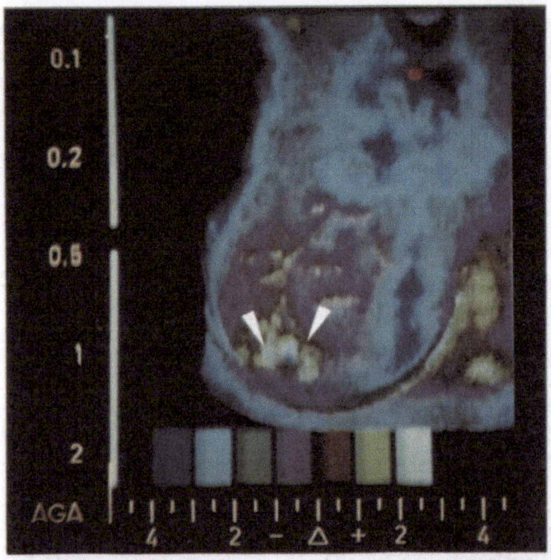

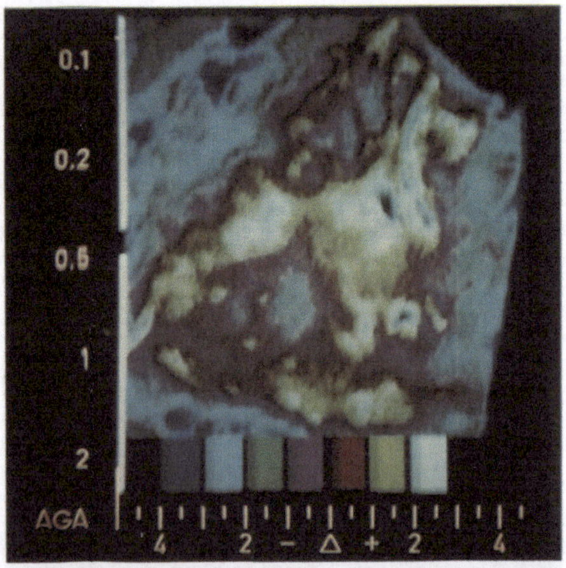

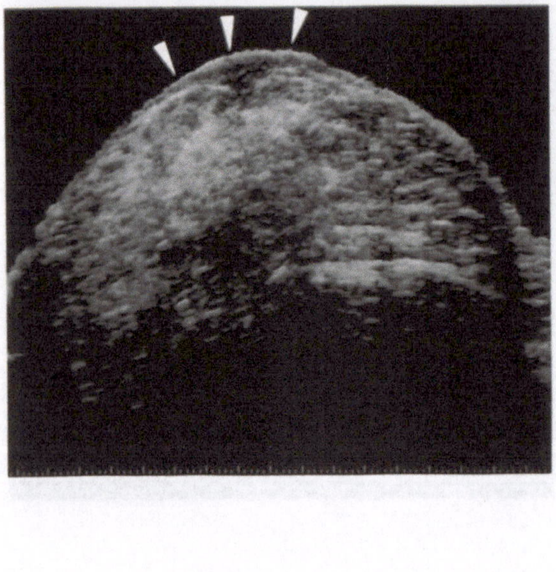

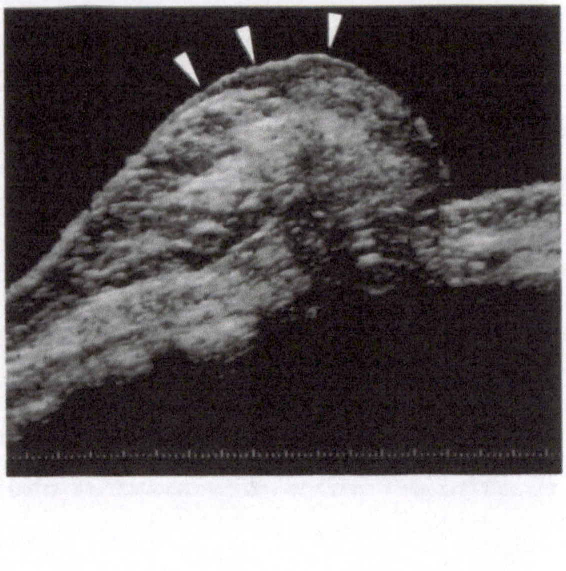

5.3 Sonographie – Röntgenmammographie

Neben der klinischen Untersuchung ist die Röntgenmammographie die älteste diagnostische Methode zur Beurteilung der Mamma. Bei der Anfertigung eines Röntgenmammographiebildes wird die zu untersuchende Brust komprimiert. Damit wird das Organ ruhiggestellt, die angestrebte „Planparallelität" gleicht Dickeunterschiede zwischen Brustbasis und Peripherie aus und die mit zunehmender Dicke des Organs steigende Streustrahlung wird verringert. Die so erzeugten Summationsbilder werden üblicherweise in kranio-kaudaler und medio-lateraler Projektion angefertigt. Zusätzlich sind axilläre oder Vergrößerungsaufnahmen möglich. Die gesamte Brust einschließlich des retromammären Raumes und des axillären Fortsatzes sollen erfaßt werden. Die Mamille soll stets tangential getroffen sein und die Axilla einschließlich der dort gelegenen Lymphknoten zumindest auf der axillären Aufnahme erscheinen.

Zwischen Brustdrüsenparenchym, Fettgewebe, Bindegewebe, Milchgängen und Gefäßen bestehen nur geringe Absorptionsunterschiede für Röntgenstrahlen. Um trotzdem ein gutes morphologisch-anatomisches Substrat der Brustdrüse wiedergeben zu können, bedient sich die moderne Röntgendiagnostik bestimmter Techniken (Tabelle 5.2).

Durch die neueren Entwicklungen auf dem Gebiet der Röntgentechnik kann die Parenchymdosis bei zwei Aufnahmen auf 0,35 bis 0,40 rad im Zentrum der Mamma gesenkt werden. Die Möglichkeit einer Mammakarzinom-Induktion durch häufige Mammographien scheint bei Anwendung der beschriebenen Technik nahezu ausgeschlossen zu sein. Dieser technische Fortschritt läßt sich sicher auf eine verstärkte Strahlenphobie in der Bevölkerung, aber auch auf das Auftreten neuerer Verfahren in der Mammadiagnostik wie der Sonographie zurückführen.

Zur Auswertung von Röntgenmammogrammen gibt es wie bei der Mammasonographie einen Katalog verschiedener Beurteilungskriterien (Tabelle 5.3).

Empfehlungen zum Einsatz der Röntgendiagnostik an der Mamma wurden unter anderem von Bastert et al. (1985) im Auftrag der Deutschen Krebsgesellschaft und der Arbeitsgemeinschaft Deutscher Tumorzentren definiert (Tabelle 5.4).

Neben den Bereichen, in denen die Ultraschall- und die Röntgen-Mammographie vergleichbare Ergebnisse liefern, gibt es spezielle Bereiche, in denen eine der beiden Methoden der anderen überlegen ist (Tabelle 5.5).

Exzentrisch gelegene, mit der Röntgenmammographie nicht adäquat erfaßbare Befunde stellen die Mammasonographie ebensowenig vor Probleme wie die Untersuchung wenig oder gar nicht mobiler Patienten (Abb. 5.5). In Situationen wie der Gravidität (Abb. 5.6), in denen man auf die Röntgenmammographie verzichten möchte, oder bei Ablehnung der Röntgenuntersuchung durch den Patienten (Strahlenphobie) bietet sich der Ultraschall als Alternative an. Die Differenzierung von zystischen und soliden Prozessen oder der Abszeßnachweis bei Mastitiden gelten schon seit jeher als die Domäne des Ultraschalls (Abb. 5.7, 5.8).

Eine wesentliche Ergänzung zur sonographischen Zystendiagnostik und ultraschallgeführten Zystenpunktion ist die „Pneumozysto-

Tabelle 5.2. Moderne Röntgen-Mammographie-Techniken

- „Weichstrahltechnik" (z. B. Molybdän-Drehanodenröhre mit K-Eigenstrahlung zwischen 25 und 30, maximal 32 kV)
- „Strahlenaustrittsfenster mit geringer Eigenfilterung" (Beryllium-Molybdän-Dünnschliffilter), um eine Aufhärtung der weichen Röntgenstrahlen zu verhindern
- „Bewegliches Spezialweichstrahlenraster" zur Verbesserung des Kontrastes und der Detail-Erkennbarkeit
- „Fixer Fokus-Film-Abstand" (60 cm, sogenannte „Long-Cone-Technik")
- „Belichtungsautomatik" zur Gewährleistung einer konstanten Filmschwärzung
- „Feinzeichnende Film-Folien-Kombinationen" (Reduktion der erforderlichen Strahlung um 50% oder mehr der früher benötigten Dosis)

Tabelle 5.3. Beurteilungskriterien in der Röntgen-Mammographie

1. *Umschriebene Strukturveränderungen*
   - nicht harmonische Bindegewebsvermehrung
   - periduktale Fibrose
2. *Umschriebene Verdichtungsherde (Opazitäten)*
   - homogen oder inhomogen schattendicht
   - flau
   - glatt oder teilweise glatt berandet (immerhin 0,7 bzw. 15% aller Karzinome/Barth 1977)
   - unscharf berandet mit radiären Ausläufern
   - „sternförmige" Opazität
3. *Verkalkungen*
   - wenig schattendicht, rundlich, nicht gruppiert
     - im Drüsenkörper (verkalkte kleine Zysten)
     - im Subkutanfettsaum (Ölzysten bei Fettgewebsnekrose)
     - in der Haut (Talgretentionszysten)
   - oft bizarr, grobschollig, in Opazitäten (verkalkte Fibroadenome)
   - lanzettförmig, im Verlauf von Milchgängen (Plasmazellmastitis)
   - schienenartig (kleine verkalkte Arterien)
   - gruppiert (mind. 10–15 Herde), polymorph, stark schattendicht, 1–100 µm groß (malignitätsverdächtig)
4. *Sonstige Auffälligkeiten*
   - Hautveränderungen (verdickt, netzförmig streifig aufgelockert, eingezogen)
   - Mamillenveränderungen (Retraktion, retroareoläre Auffälligkeiten)
   - auffällige Venenzeichnungen (breitkalibrig, von Opazitäten ausgehend)

Tabelle 5.4. Empfehlungen zum Einsatz der Röntgenmammographie. (Nach Bastert et al. 1985)

1. *Patienten ohne besonderes Mammakarzinomrisiko:*
   - Basismammographie im Alter von 35–40
   - zweijährige Kontrolle im Alter von 40–63
2. *Patienten mit erhöhtem Mammakarzinomrisiko:*
   - Basismammographie im Alter von 25–30
   - $1-1^{1}/_{2}$jährige Kontrolle im Alter von 30–65

graphie". Während die auch als Nachlaufprophylaxe in eine punktierte Zyste eingebrachte Luft dem Ultraschall eine weitere Diagnostik unmöglich macht, ist durch die Pneumozystographie die Berandung und der Entleerungszustand optimal zu beurteilen. Gelgentlich lassen sich Teile der Brust durch die mit der Luftfüllung entstandene erhöhte Transparenz sogar besser einsehen als auf der Nativaufnahme.

Die röntgenologisch schwierige Beurteilung von Implantaten in der Brust und des verbliebenen Gewebes läßt sich echographisch ohne Schwierigkeiten vornehmen (Kap. 4.1/Abb. 4.8–4.12, 5.9).

Während der Ultraschall bei der Beurteilung dichter Drüsenkörper der Röntgentechnik überlegen ist (Abb. 5.10), erweist sich letztere bei Involutionsmammae als aussagekräftiger (Abb. 5.11).

In der Mammakarzinom-Diagnostik erbringen beide Methoden bei Tumoren aller Größenordnungen vergleichbar gute Resultate. Betrachtet man die Karzinome mit einem pathohistologischen Durchmesser bis 1 cm, dann sind die Leistungen des Röntgens (92%) besser als die der Sonographie (82%). Bei kombiniertem Einsatz beider Methoden werden nur 1% aller Karzinome und 3% der Karzinome bis 1 cm Durchmesser übersehen (Tabelle 5.6).

Mikrokalk: Als wichtiges Hinweiszeichen auf eine mögliche Neoplasie gelten in der Röntgenmammographie dargestellte gruppierte Mikrokalkherde. Von verschiedenen Autoren wird diesem Phänomen allerdings eine unterschiedliche Bedeutung beigemessen. Während Lanyi (1985) bei einem über ca. 10 Jahre beobachteten Kollektiv von 519 Mammakarzinomen in 50 Fällen allein den Mikrokalk als Malignitätszeichen fand, erbrachte eine Screeningstudie von Lundgren (1979) in Schweden nur einen Prozentsatz von 2,3% aller Karzinome, die ausschließlich durch den Nachweis von Mikrokalk entdeckt wurden.

Der sonographische Nachweis von Mikrokalk galt bisher als unmöglich. Es wurde zwar angenommen, daß auch Mikrokalkherde Reflexe im Ultraschallbild erzeugen, eine Differenzierung dieser Echos als Kalkherde schien aber nicht möglich zu sein (Abb. 5.12). Die Ultra-

Tabelle 5.5. Grenzbereiche zwischen Ultraschall- und Röntgen-Mammographie

	Ultraschall	Röntgen	
– Gravidität	+	–	
– exzentrisch gelegene Befunde	+	(+) bis –	
– nicht oder wenig mobile Patienten	+	– bis (+)	
– Differenzierung: zystisch × solid	+	–	
– Abszeßnachweis bei Mastitiden	+	–	
– Prothesenbeurteilung	+	(+)	
– dichter Drüsenkörper	+	(+) bis –	
	(+) bis –	+	– Involutionsmamma
	+ bis (+)	+	– Mikrokalk
	–	+ (Galaktographie)	– intraduktale Prozesse
	(+)	+	– Untersuchung von Operationspräparaten

schallgeräte der neuesten Generation („computergesteuerte Transducertechnologie") scheinen nach ersten Erfahrungen allerdings auch die Sonographie in die Lage zu versetzen, Mikrokalk als solchen reproduzierbar darstellen zu können (Abb. 5.13, 5.14).

Eindeutig überlegen ist die Röntgendiagnostik der Sonographie auf dem Gebiet der Milchgangsbeurteilung mittels „Galaktographie" (siehe Kap. 2.1/Abb. 2.1, 5.15). Die Entdekkungsrate von Karzinomen allein durch die Galaktographie wird mit einer Größenordnung von 2–4% angegeben (Frischbier 1977, Kindermann 1985). Der Sekretfarbe bei sezernierender Mamma und dem Sekretabstrich bzw. seiner zytologischen Auswertung wird dabei weniger Bedeutung geschenkt. In Einzelfällen können sich aber auch bei der Milchgangsbeurteilung Ultraschall und Galaktographie sinnvoll ergänzen.

Die Untersuchung von Operationspräparaten ist prinzipiell mit beiden Methoden möglich (Abb. 5.16). Allerdings ist hier die Röntgentechnik der Praktikabilität und des problemlosen Nachweises entnommener mikrokalkhaltiger Gewebsareale wegen die Methode der Wahl.

Tabelle 5.6. Trefferquoten des Ultraschalls und der Röntgen-Mammographie bei der Karzinomdiagnostik

Karzinome aller Größenordnungen (260 = 100%)

		US +	US –
		245 (94%)	15 (6%)
Rö +	248 (95%)	235 (90%)	13 (5%)
Rö –	12 (5%)	10 (4%)	2 (1%)

Karzinome ≤ 1 cm (39 = 100%)

		US +	US –
		32 (82%)	7 (18%)
Rö +	36 (92%)	30 (77%)	6 (15%)
Rö –	3 (8%)	2 (5%)	1 (3%)

Screening: Während in den letzten Jahren Screeningstudien in den verschiedensten Ländern (USA, Holland, Schweden, Bundesrepublik Deutschland) den Nutzen der Röntgenmammographie belegen konnten, wurde die Ultraschall-Mammographie bisher nur in Japan als Screeninguntersuchung getestet, dies aber auch mit Erfolg (Tabelle 5.7).

Tabelle 5.7. Brust-Screening-Projekte

Studie	Zeitraum	Screening-Methoden, technische Hinweise	Kollektiv	Ergebnisse
Miyagi Prefecture, Japan (Abe et al. 1985)	seit 1977	Röntgen + Ultraschall	90076 Frauen	Karzinomentdeckungsrate: 0,12%, Entdeckungsrate kleiner Tumoren steigt, LK-Metastasierungsrate sinkt
Toyama Prefecture, Japan (Wagai and Tsutsumi 1983)	seit 1975	Klinik + Ultraschall/ mechanischer Linear-Scanner	bis 1982 29673 Frauen	Karzinomentdeckungsrate: 0,06%
	seit 1981	Klinik + Ultraschall/ Immersions-Scanner		
Kouchi Screening Clinic, Japan (Kobayashi 1983)	1979–1982	Klinik + Ultraschall	6031 Frauen	Karzinomentdeckungsrate: 0,06%
HIP-Studie (Health Insurance Plan, New York); USA (Feig 1985)	1963–1970	Klinik + Röntgen in 2 Ebenen, jährlich (randomisierte Studie)	2 Gruppen á 31000 Frauen zwischen 40 und 64 Jahren	Karzinome $\leqq 1$ cm und in situ Karzinome: 8%, Mortalitätsreduktion: ca. 20–30% (nur für Frauen > 50 signifikant)
BCDDP-Projekt (Breast Cancer Detection Demonstration Project), USA (Feig 1985)	1973–1981	Klinik + Röntgen in 2 Ebenen	ca. 300000 Frauen	Karzinome $\leqq 1$ cm und in situ Karzinome: 36%, Mortalitätsreduktion: > 50% für Frauen aller Altersstufen
Utrecht-Projekt (DOM), Holland (Feig 1985)	ab 1974	Klinik + Röntgen in 2 Ebenen, Kontrolluntersuchung nach 12, 18 und 24 Monaten	ca. 15000 Frauen zwischen 50 und 64 Jahren	Mortalitätsreduktion: ca. 70%
Nijmegen-Projekt, Holland (Feig 1985)	1975–1982	Röntgen nur in 1 Ebene, 4 Kontrolluntersuchungen nach jeweils 2 Jahren	30000 Frauen zwischen 35 und 65 Jahren	Mortalitätsreduktion: ca. 50% (signifikant für Frauen über 55 Jahre)
Kopparberg-Östergötland-Projekt, Schweden (Feig 1985)	1977–1984	Röntgen nur in 1 „medio-lateral-axillären" Aufnahme, randomisierte Studie	162981 Frauen $\geqq 40$ Jahre	Mortalitätsreduktion: > 40%, Abnahme der Tumoren > T_2
Hamburger-Screening-Programm, BRD (Frischbier 1985)	seit 1971	Röntgen in 2 Ebenen alle 2 Jahre, kontrollierte prospektive Studie	bis Ende 1984 14002 bei Aufnahme in die Studie klinisch unauffällige Frauen	Zunahme von in situ Karzinomen und Tumoren ohne nachweisbare LK-Metastasen, Abnahme von T_1 und T_2 Tumoren, 5-Jahre-Überlebensrate: Screening-Kollektiv: 96% (n = 102) Kontroll-Kollektiv: 57% (n = 276, zwischen 1970 und 1976)

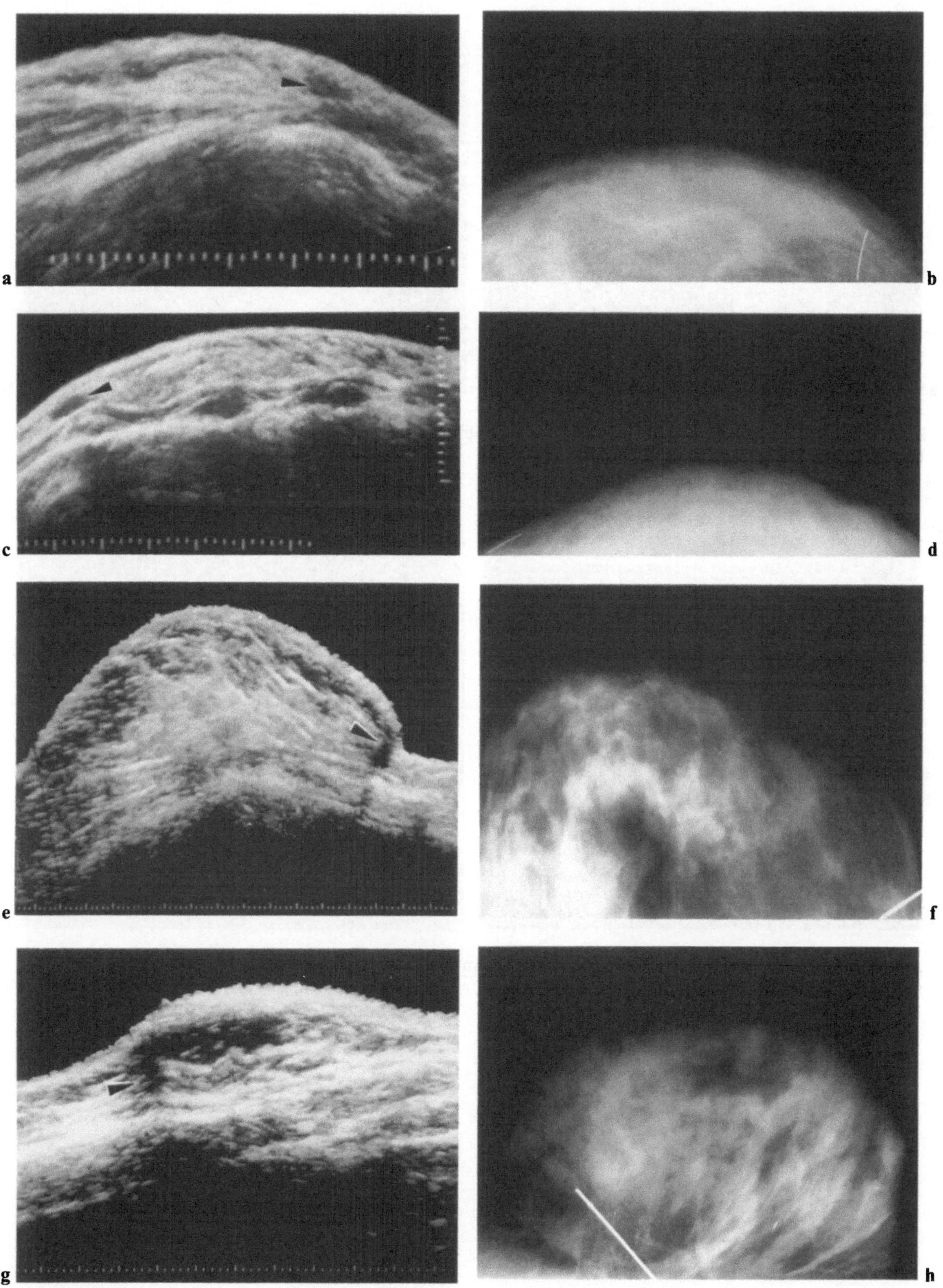

Abb. 5.5 a–h. Exzentrisch gelegene Tumoren. **a–d** Fibroadenom; **e–h** Karzinom

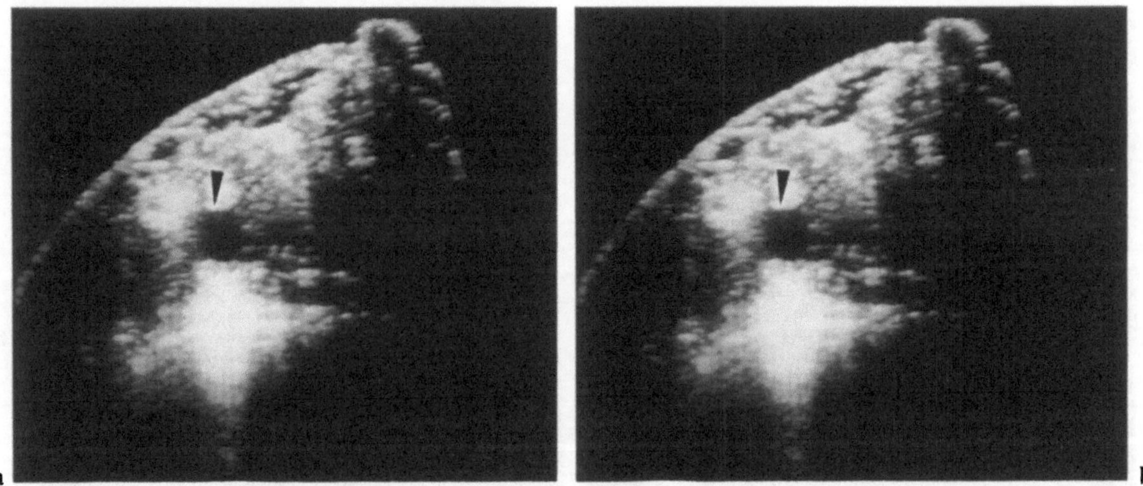

Abb. 5.6 a, b. Herdbefunde in der Gravidität. **a** Zyste bei 42jähriger Patientin in der 15. SSW; **b** Fibroadenom bei 26jähriger Patientin in der 16. SSW

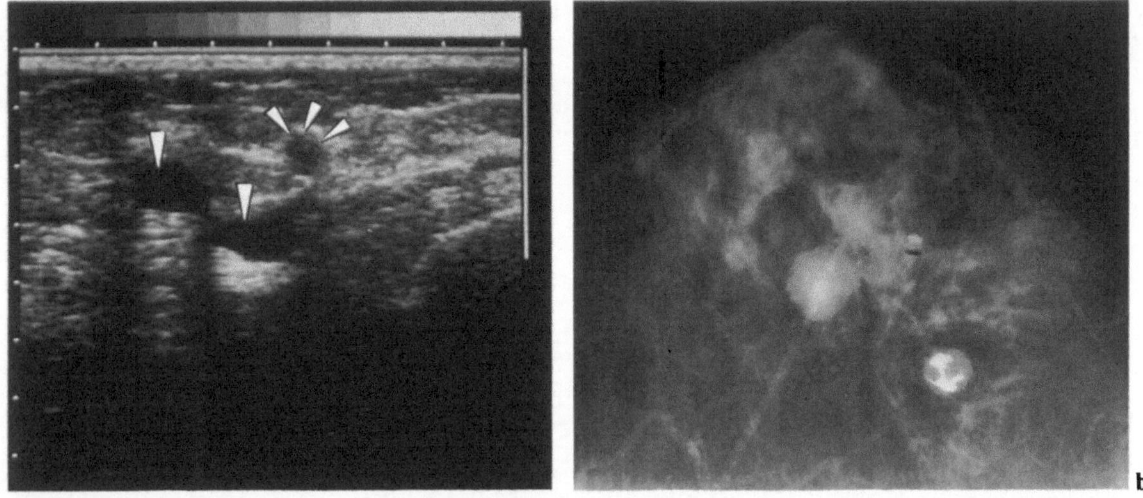

Abb. 5.7 a, b. Zwei zystische und ein solider Herd im Sonogramm; mehrere Opazitäten im Röntgenbild, teilweise grobschollig verkalkt

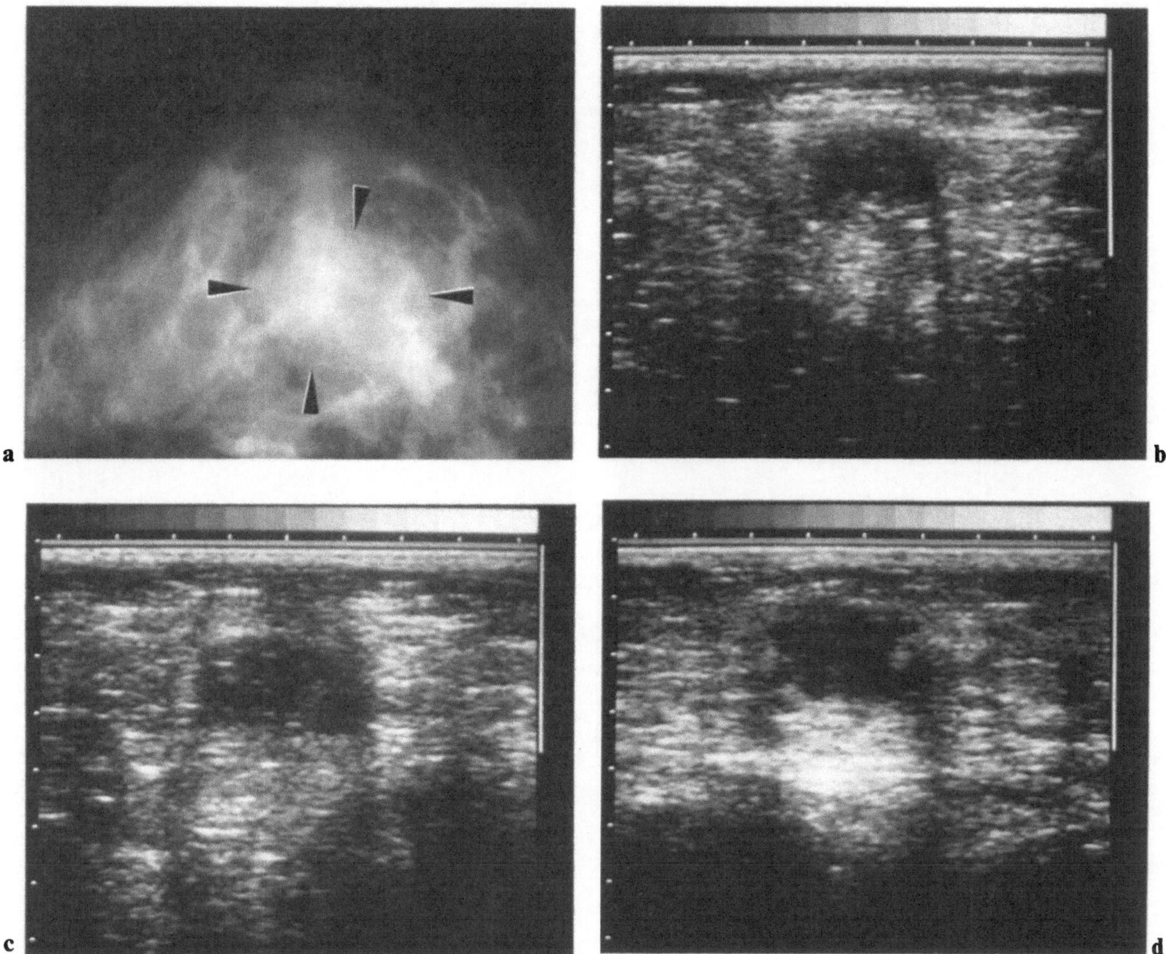

Abb. 5.8a–d. 34jährige Patientin mit Parenchymverdichtung im Röntgenbild (**a**). Sonographisch zunächst unscharfer hyporeflektiver Herd (**b**), der sich nach 2 Tagen deutlich vergrößert hat (**c**) und sich wiederum 5 Tage später mit deutlicher Schallverstärkung zeigt (**d**). Die nun durchgeführte Inzision ergab eine abszedierte Mastitis non puerperalis

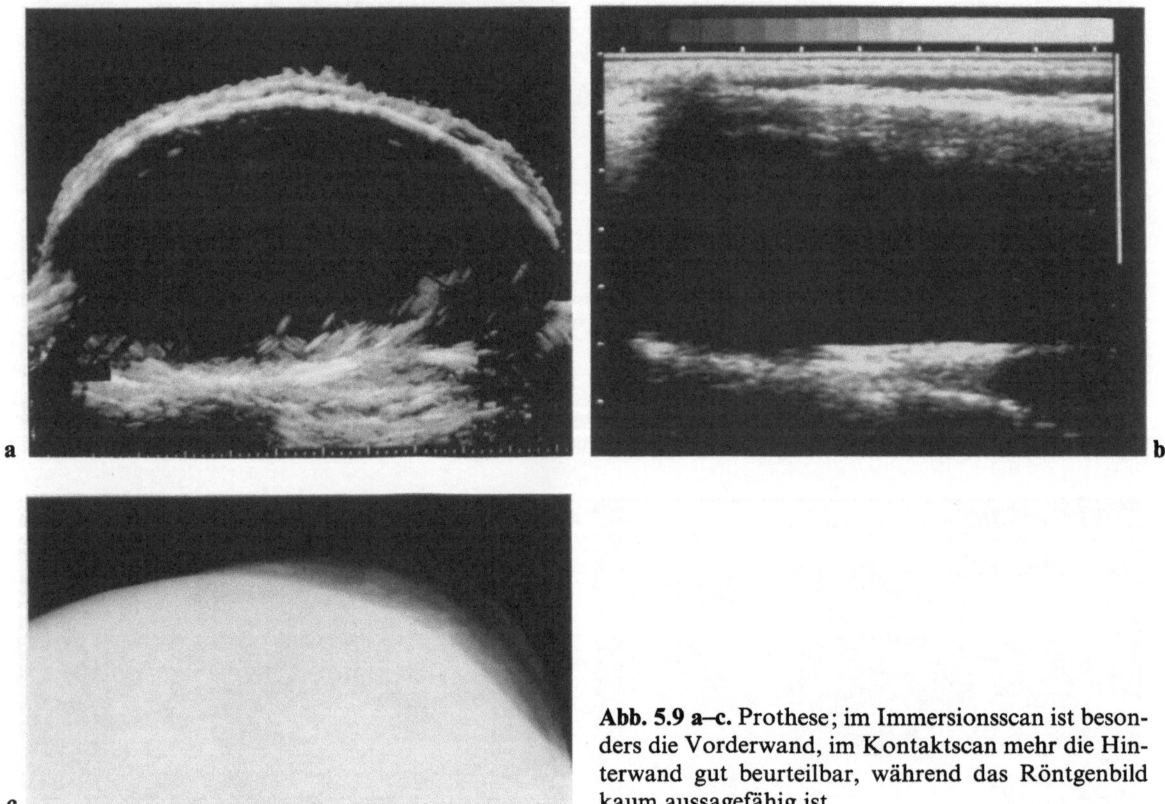

Abb. 5.9 a–c. Prothese; im Immersionsscan ist besonders die Vorderwand, im Kontaktscan mehr die Hinterwand gut beurteilbar, während das Röntgenbild kaum aussagefähig ist

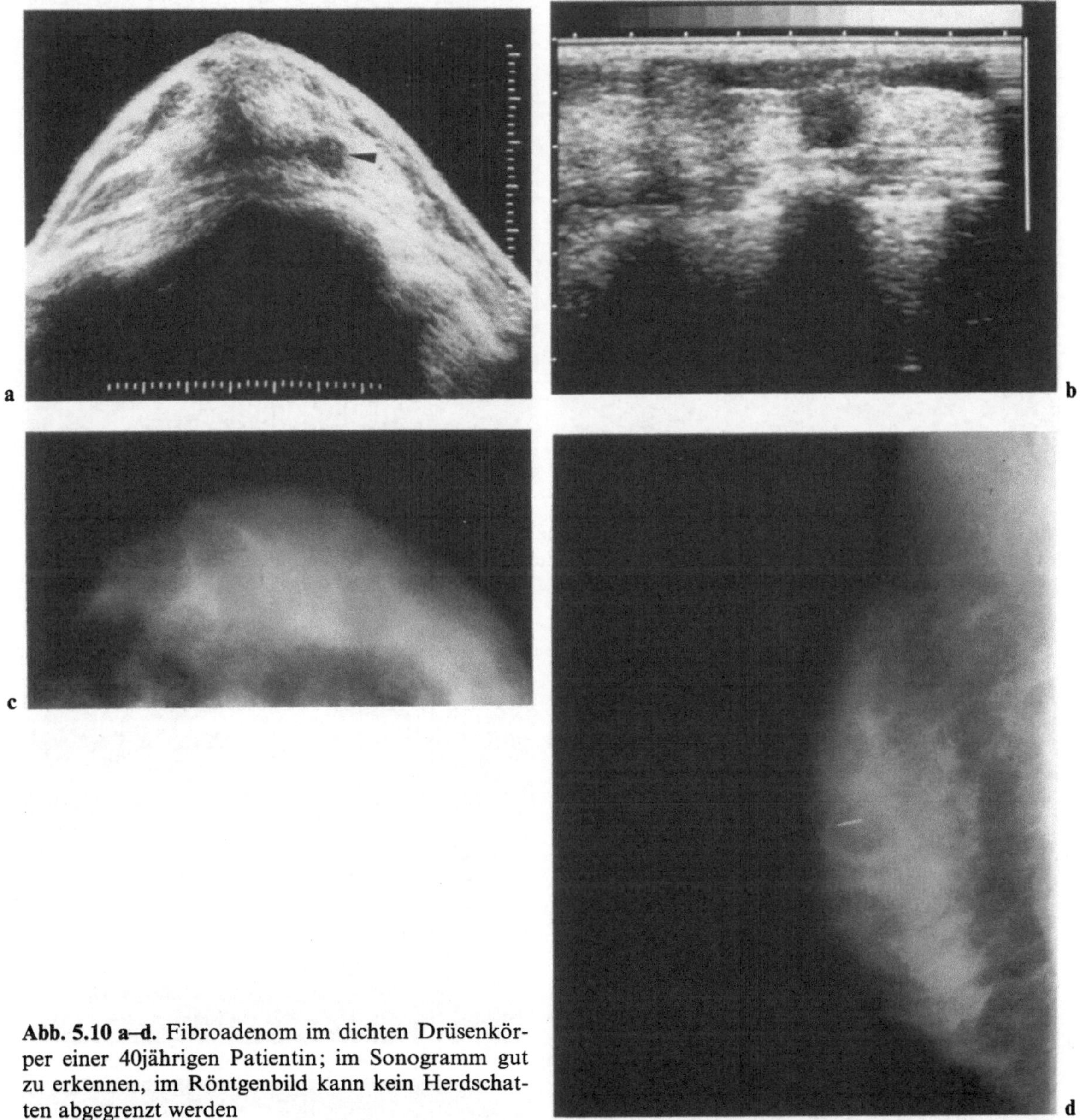

Abb. 5.10 a–d. Fibroadenom im dichten Drüsenkörper einer 40jährigen Patientin; im Sonogramm gut zu erkennen, im Röntgenbild kann kein Herdschatten abgegrenzt werden

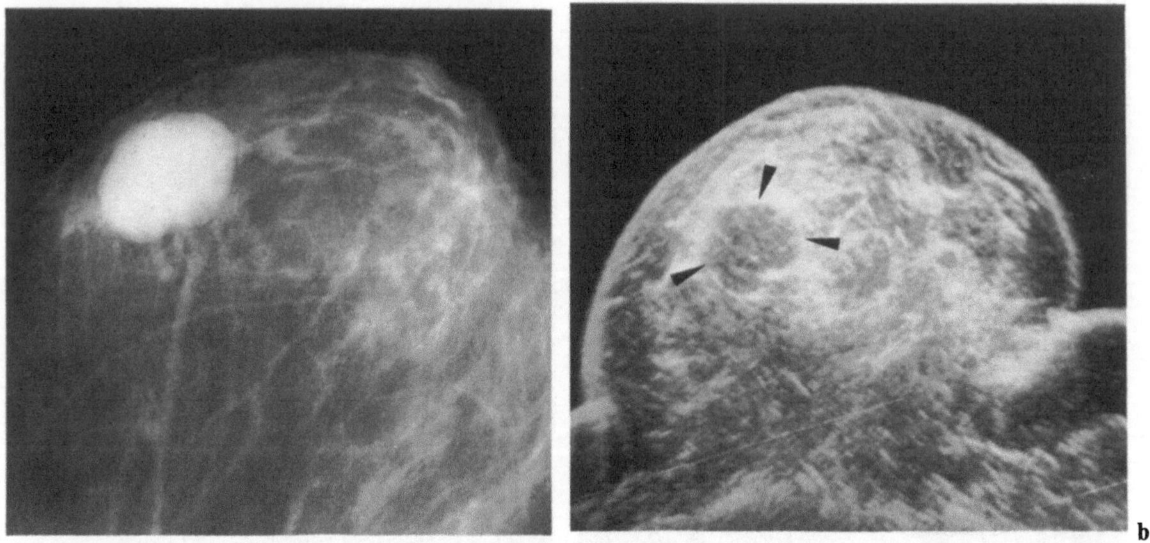

Abb. 5.11 a, b. Fibroadenom in der Involutionsmamma einer 43jährigen Patientin; im Röntgenbild problemlos zu diagnostizierende glatt begrenzte Opazität, im Echogramm ist der Herd kaum von Involutionsbezirken zu unterscheiden

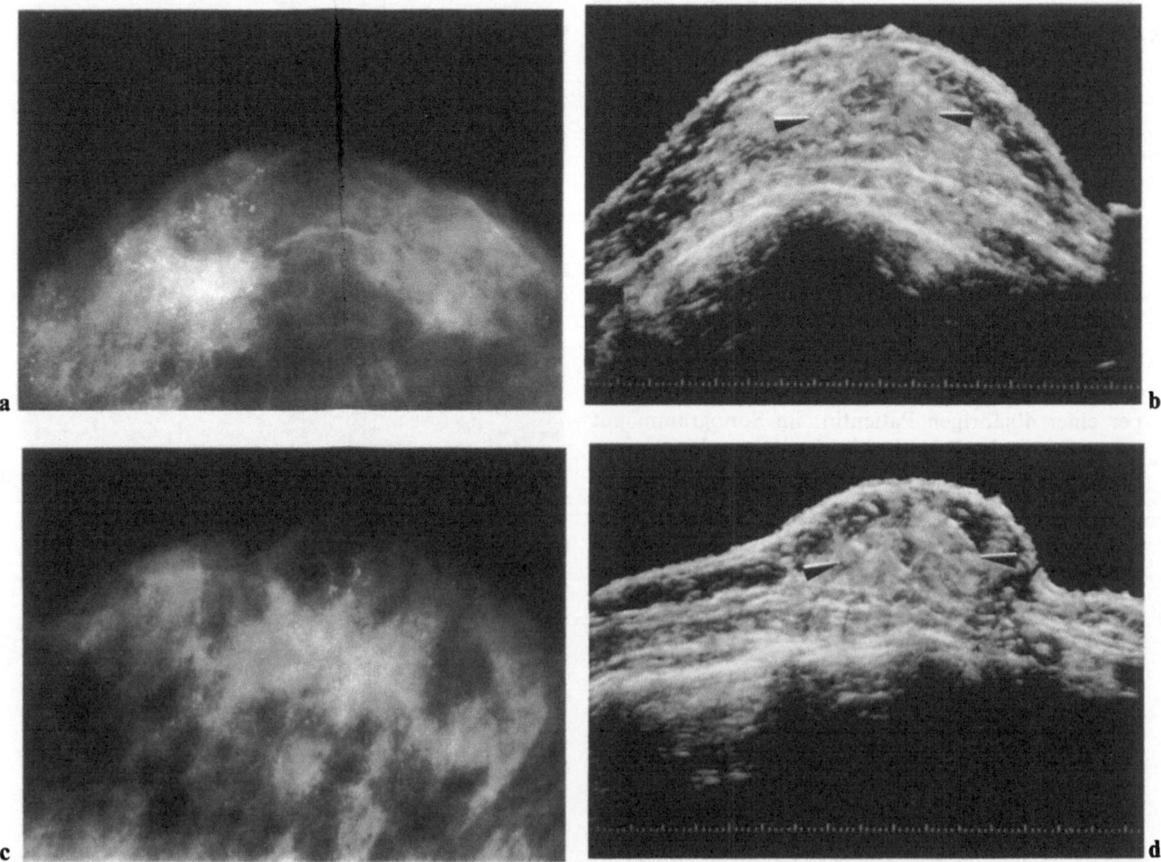

Abb. 5.12 a–d. Diffuser Mikrokalk bei 47jähriger Patientin mit 3 × 2,5 cm großem, überwiegend intraduktal wachsendem Komedokarzinom. Im Sonogramm läßt sich kein Äquivalent für den Mikrokalk finden

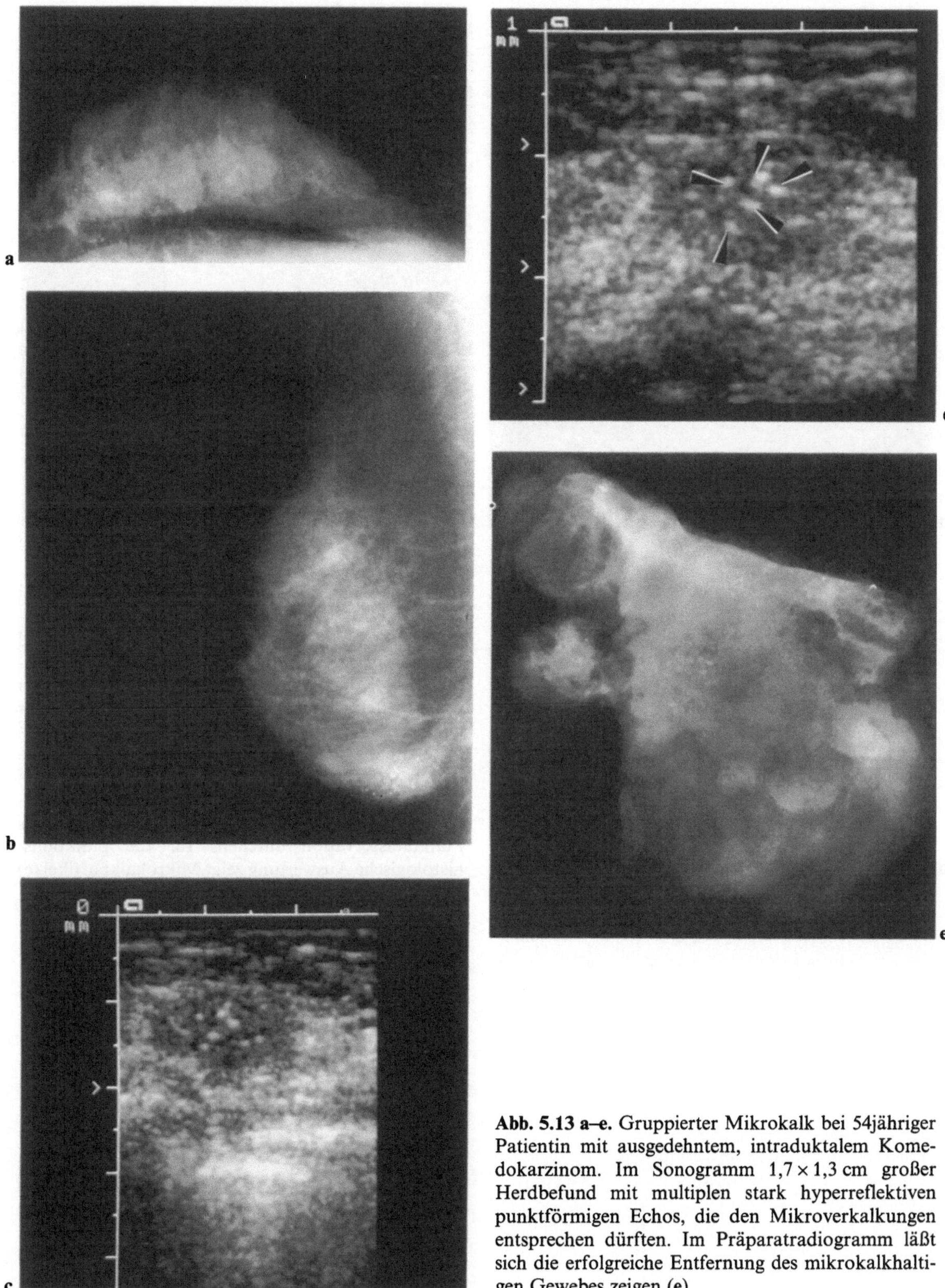

Abb. 5.13 a–e. Gruppierter Mikrokalk bei 54jähriger Patientin mit ausgedehntem, intraduktalem Komedokarzinom. Im Sonogramm 1,7 × 1,3 cm großer Herdbefund mit multiplen stark hyperreflektiven punktförmigen Echos, die den Mikroverkalkungen entsprechen dürften. Im Präparatradiogramm läßt sich die erfolgreiche Entfernung des mikrokalkhaltigen Gewebes zeigen (e)

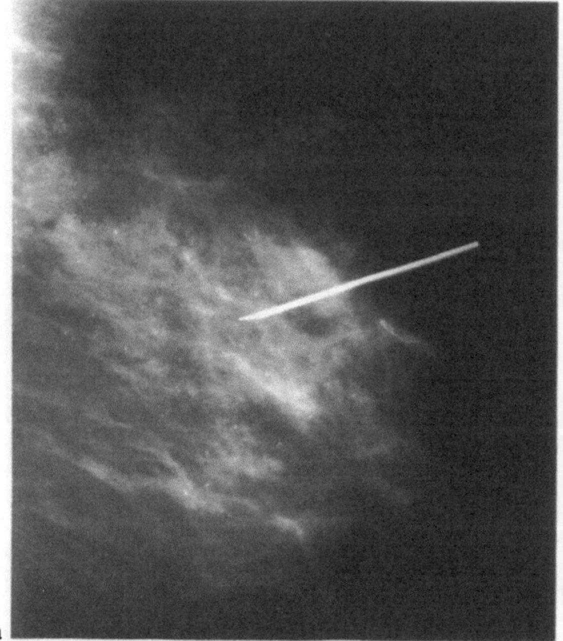

a

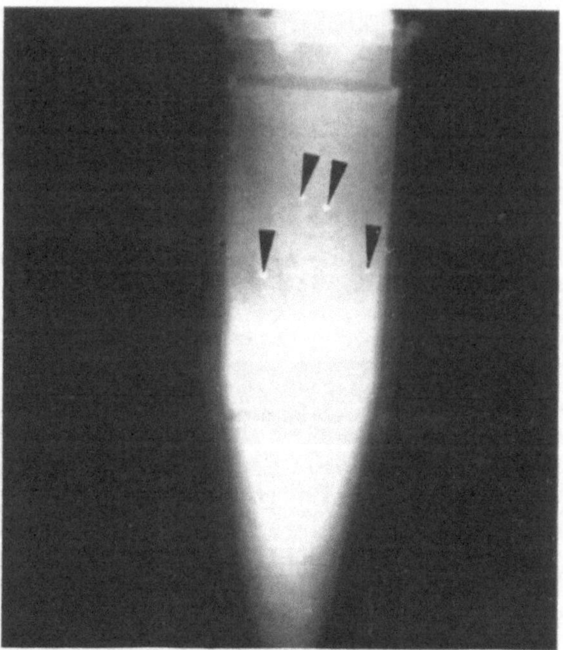

c

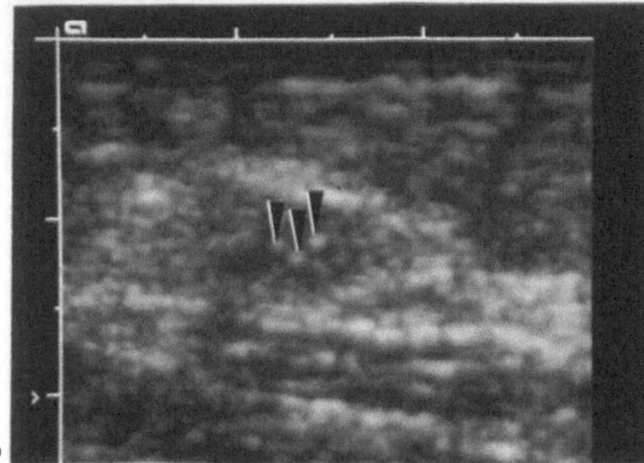

b

Abb. 5.14 a–c. Diffuser gruppierter Mikrokalk bei 48jähriger Patientin mit 2,5 × 2 cm großem intraduktalem Karzinom und 1 cm großem Karzinomherd mit invasiven Anteilen. Kein abgrenzbarer Tastbefund, im Röntgenbild außer dem Mikrokalk kein weiterer Befund, im Echogramm max. 1 cm großer hyporeflektiver Herd mit punktförmigen hyperreflektiven Echos. Punktion im Bereich des sonographischen Herdbefundes erbringt zytologisch eine Einstufung entsprechend Pap. V und punktionshistologisch ein invasives Karzinom. Röntgenaufnahne des Punktatasservationsröhrchens für die punktionshistologische Auswertung zeigt Mikrokalkpartikel (**c**)

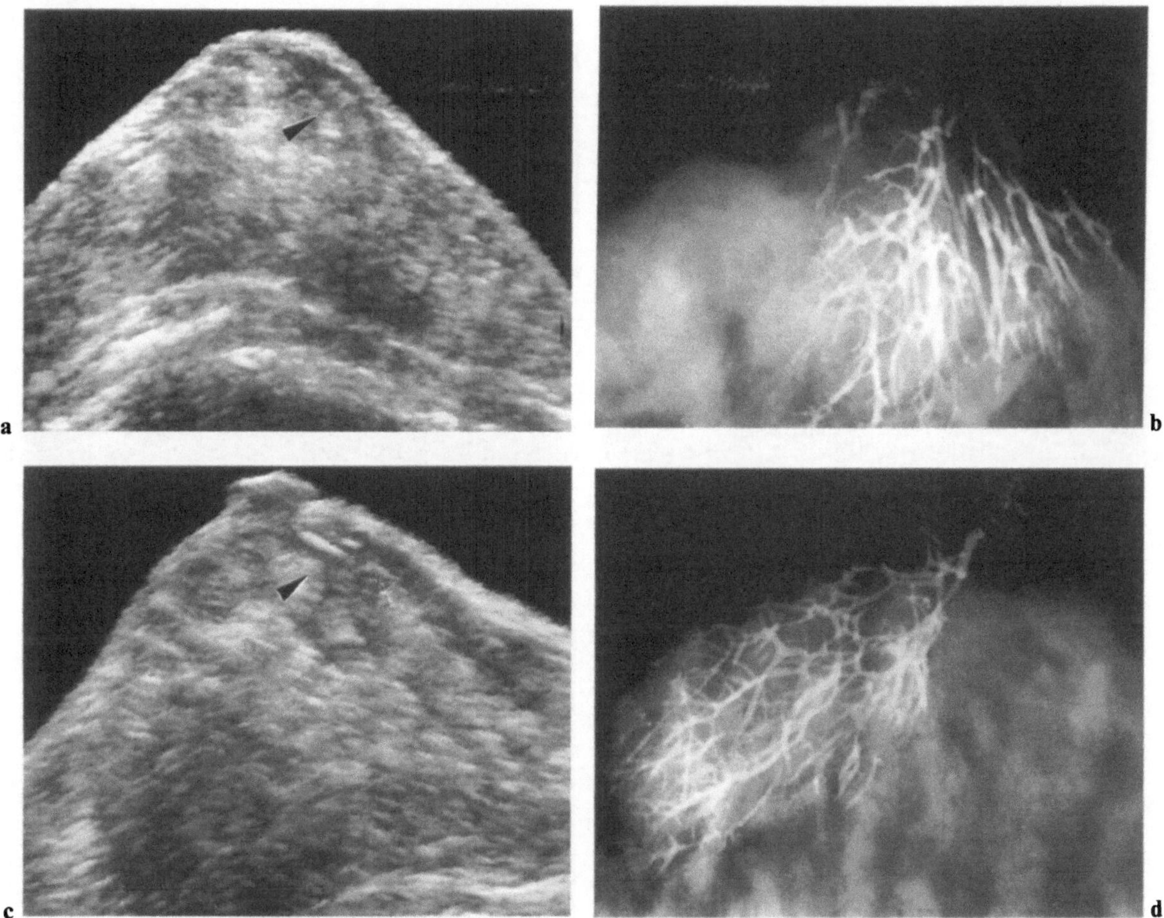

Abb. 5.15 a–d. 31jährige Patientin mit blutiger Sekretion aus der rechten Mamille bei Gravidität in der 34. SSW. Die zunächst durchgeführte Sonographie zeigt Duktektasien rechts medial unten, während die Galaktographie des sezernierenden Milchganges seine Lokalisation medial oben erbringt

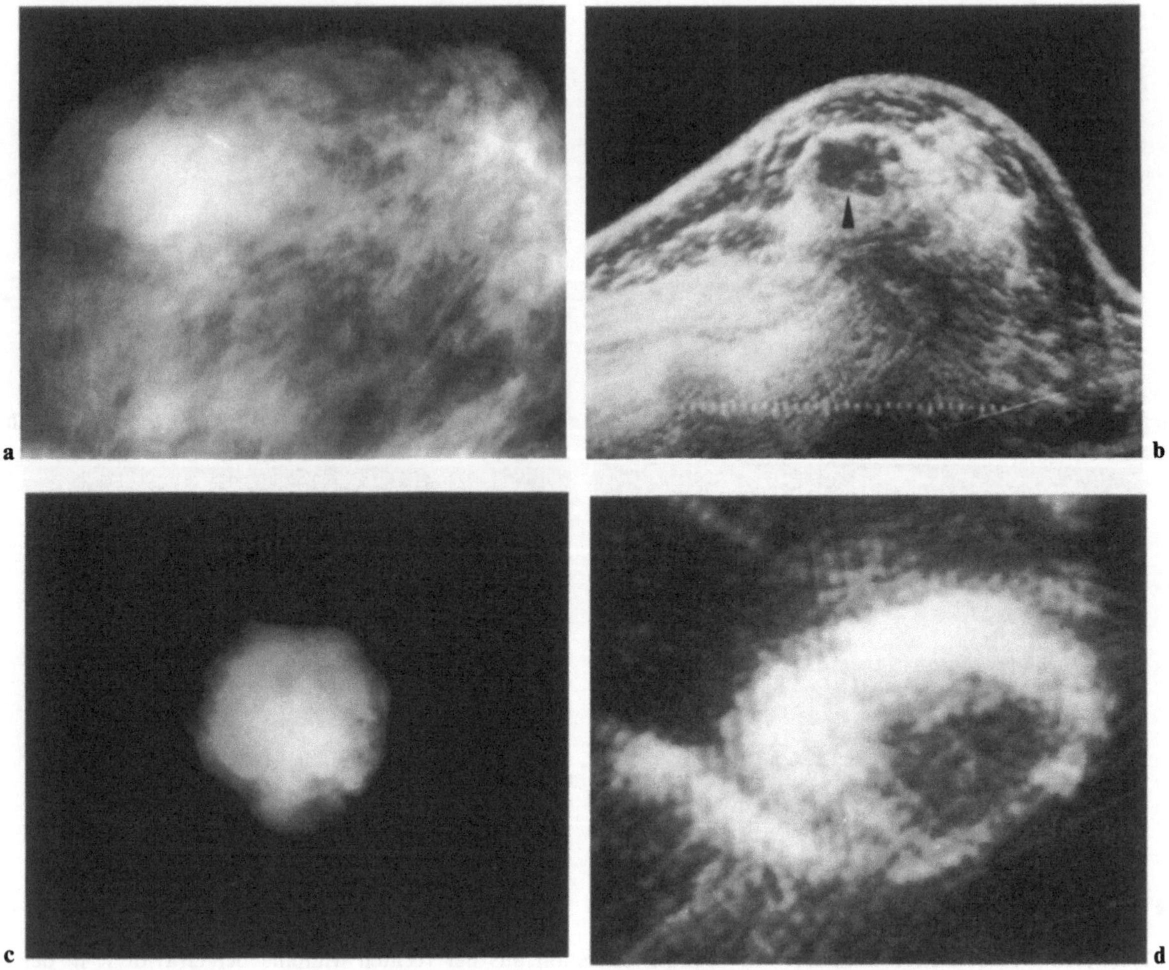

Abb. 5.16 a–d. Röntgenologisch und sonographisch nachgewiesener Herdbefund bei 47jähriger Patientin. Präparatradiographie (**c**) und Präparatsonographie (**d**) nach Tumorexstirpation. Pathohistologisch erwies sich der Tumor als eine umschriebene Mastopathie II. Grades

5.4 Ultraschallgeführte Mamma-Punktionen

Die im Kapitel 2.2 „Zysten" bereits beschriebenen entsprechenden sonographischen Kriterien wie glatte Berandung, Areflektivität, Schallverstärkung oder intrazystische Strukturen lassen sich im Ultraschall bereits vor einer Punktion erfassen. Mit der Röntgentechnik erscheinen Zysten vor der Punktion dagegen nur als mehr oder weniger gut abgrenzbare flaue Opazitäten. Hier ist eine genauere Beurteilung erst nach der Punktion über die Technik der Pneumozystographie möglich (Abb. 5.17). Der Vorteil einer ultraschallgeführten Zystenpunktion liegt in der direkten Überwachung des Punktionsvorganges. Die Punktionsnadel kann genau dirigiert werden, und oftmals sieht man sehr deutlich, daß ein Ausbleiben des Punktionserfolges nur daran liegt, daß die Nadelspitze die Zystenwand wohl schon imprimiert, aber noch nicht durchstoßen hat (Abb. 5.18 a, b). Auch Teilentleerungen lassen sich problemlos darstellen und sogleich korrigieren (Abb. 5.18 c). Bei vollständiger Entleerung muß die Zyste restlos verschwunden sein (Abb. 5.18 d). Eine Luftfüllung nach Punktion für die Pneumozystographie und als Nachlaufprophylaxe verstellt dem Ultraschall durch die entstehende Totalreflexion die Sicht (Abb. 5.19 d). Die Menge des zu erwartenden Zysteninhaltes läßt sich vor der Punktion auch schon über den aus drei Ebenen ermittelten mittleren Zystendurchmesser bzw. -radius und die Formel eines Kugelvolumens ($4/3 \cdot \pi \cdot r^3$) abschätzen (Tabelle 5.8).

Bei soliden Mammatumoren ist der Ultraschall ebenfalls in der Lage, den Sitz der Punktionsnadel darzustellen (Abb. 5.20). Wie bei der Punktion zystischer Prozesse besteht auch hier der Vorteil der Sonographie in der Korrigierbarkeit der Nadellage noch unter der Punktion. Mit der röntgenmammographischen Nadellagekontrolle (Abb. 5.21) ist dagegen stets eine Unterbrechung des Punktionsvorganges verbunden und durch die Kompression bei der Aufnahme nicht selten auch eine Dislokation der Nadel. Unbestritten bleibt natürlich der Wert der röntgenmammographischen Nadellagekontrolle für sonographisch nicht erfaßbare Veränderungen (Abb. 5.22).

Die Technik der stereotaktischen Mammapunktion unter Röntgensicht mit der Apparatur nach Nordenström erscheint in diesem Zusammenhang und gerade bei der Leistungsfähigkeit des Ultraschalls auf diesem Gebiet als zu zeit- und kostenaufwendig (Nordenström u. Zajicek 1977, Bolmgren et al. 1977).

Der Stellenwert und die Einsatzbereiche des Ultraschalls und der Röntgentechnik im Zusammenhang mit Mammapunktionen sind in den Tabellen 5.9–5.11 nochmals zusammengefaßt.

Tabelle 5.8. Zystendurchmesser und Zysteninhalt

Mittlerer Zystendurchmesser (in cm)	Zu erwartender Zysteninhalt (in ml)
1	0,5
2	4,2
3	14,2
4	33,5
5	65,5

Tabelle 5.9. Indikationen für ultraschallgeführte Mammapunktionen

- generell alle sonographischen Herdbefunde, besonders bei Vorhandensein eines palpatorischen, mammographischen oder anderen Korrelates
- speziell:
  - nicht palpable Befunde
  - röntgenologisch nicht oder nur schwer erfaßbare Veränderungen, besonders bei dichtem Drüsenkörper
  - Mammaprozesse in der Gravidität
  - exzentrisch gelegene, röntgenologisch-technisch nicht oder nur teilweise erfaßbare Tumoren
  - Tumoren bei wenig oder nicht mobilen Patienten

Tabelle 5.10. Indikationen für röntgenmammographische Punktionskontrollen

- generell alle sonographisch nicht oder nicht exakt erfaßbaren Veränderungen (z.B. gruppierter Mikrokalk)
- Zysten nach Punktion und Luftfüllung (PZG)

Die Ergebnisse dieses Abschnittes entstammen zum Teil der Dissertationsarbeit von Frau Barbara Ludwikowski.

Tabelle 5.11. Stellenwert der ultraschallgeführten Mammapunktion im Vergleich zur Röntgentechnik

	Ultraschall	Röntgen
Beurteilung eines Tumors vor Punktion	Differenzierung in zystisch oder solid, Berandung, Binnenstruktur, Sekundärphänomene	Berandung, Mikroverkalkungen
Beurteilung eines Tumors während der Punktion	gut möglich	unmöglich
Nadellagekontrolle	dynamisch, direkt, ohne Beeinflussung der Nadellage, schmerzlos	statisch, die Punktion verzögernd, oft die Nadellage verändernd und schmerzhaft
Nadellagekorrektur	direkt möglich	nur konsekutiv möglich
Beurteilung eines Tumors nach Punktion	Zysten: vor Luftfüllung gut, danach unmöglich	Zysten: Pneumozystographie (sehr gut)
	solide Tumoren: gut	solide Tumoren: gut
Punktion nicht palpabler Tumoren	problemlos	unsicher
Strahlenbelastung	nicht gegeben	vorhanden
Dokumentationskosten	für 1(–2) Sonogramme	für (2–)4 Röntgenaufnahmen (Nativbild + PZG oder Nadellage in jeweils 2 Ebenen)

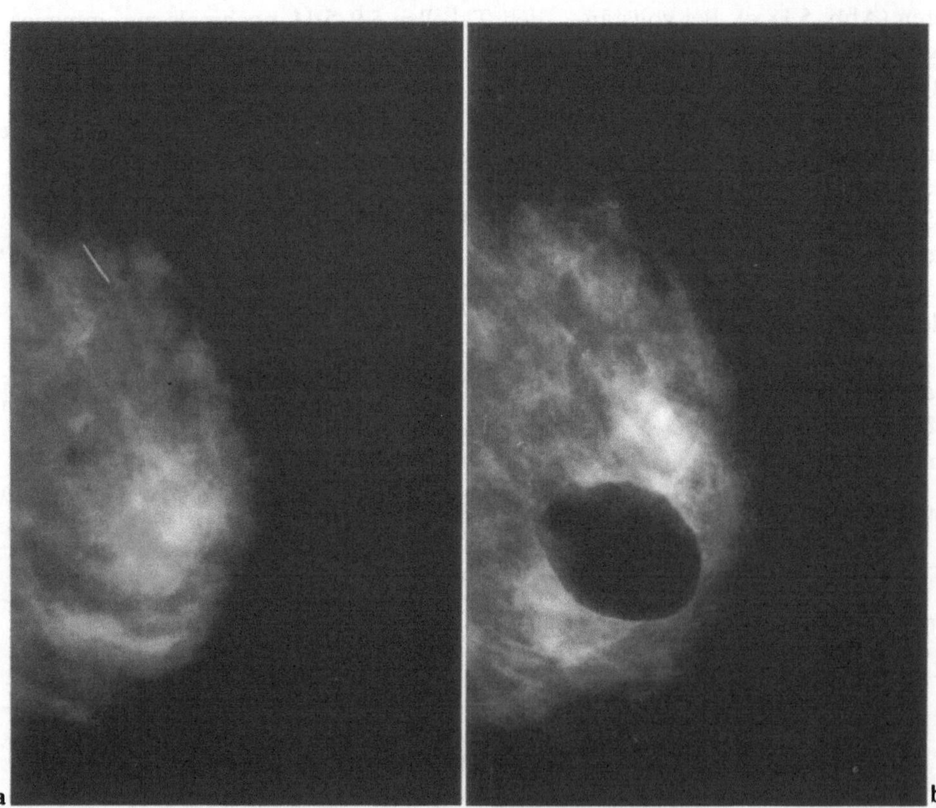

Abb. 5.17 a–f. Pneumozystographien. **a, b** Glatt berandete, vollständig entleerte Zyste; **c, d** nicht vollständig entleerte Zyste mit Spiegelbildung; **e, f** intrazystisches Karzinom

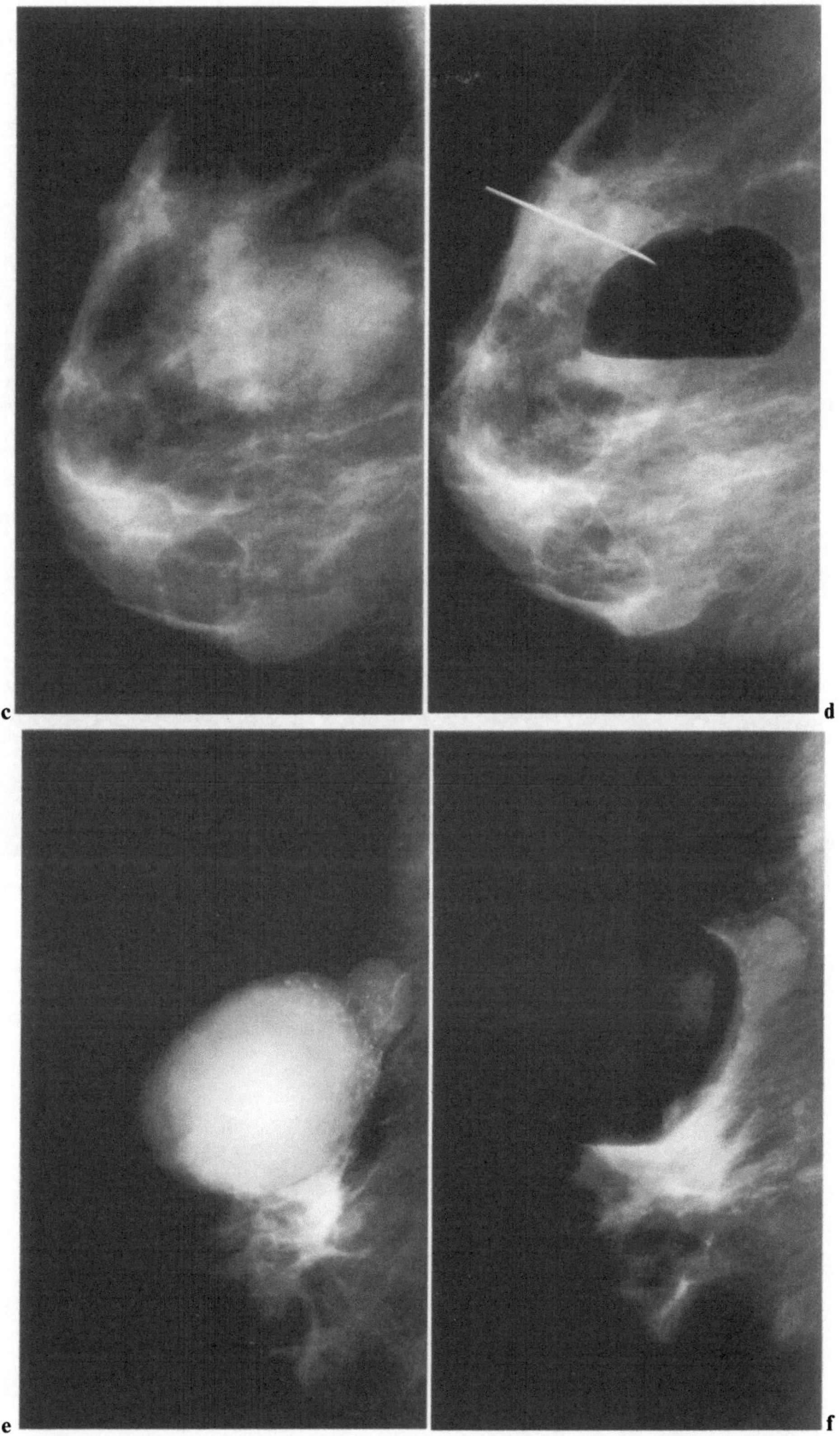

Abb. 5.17c–f

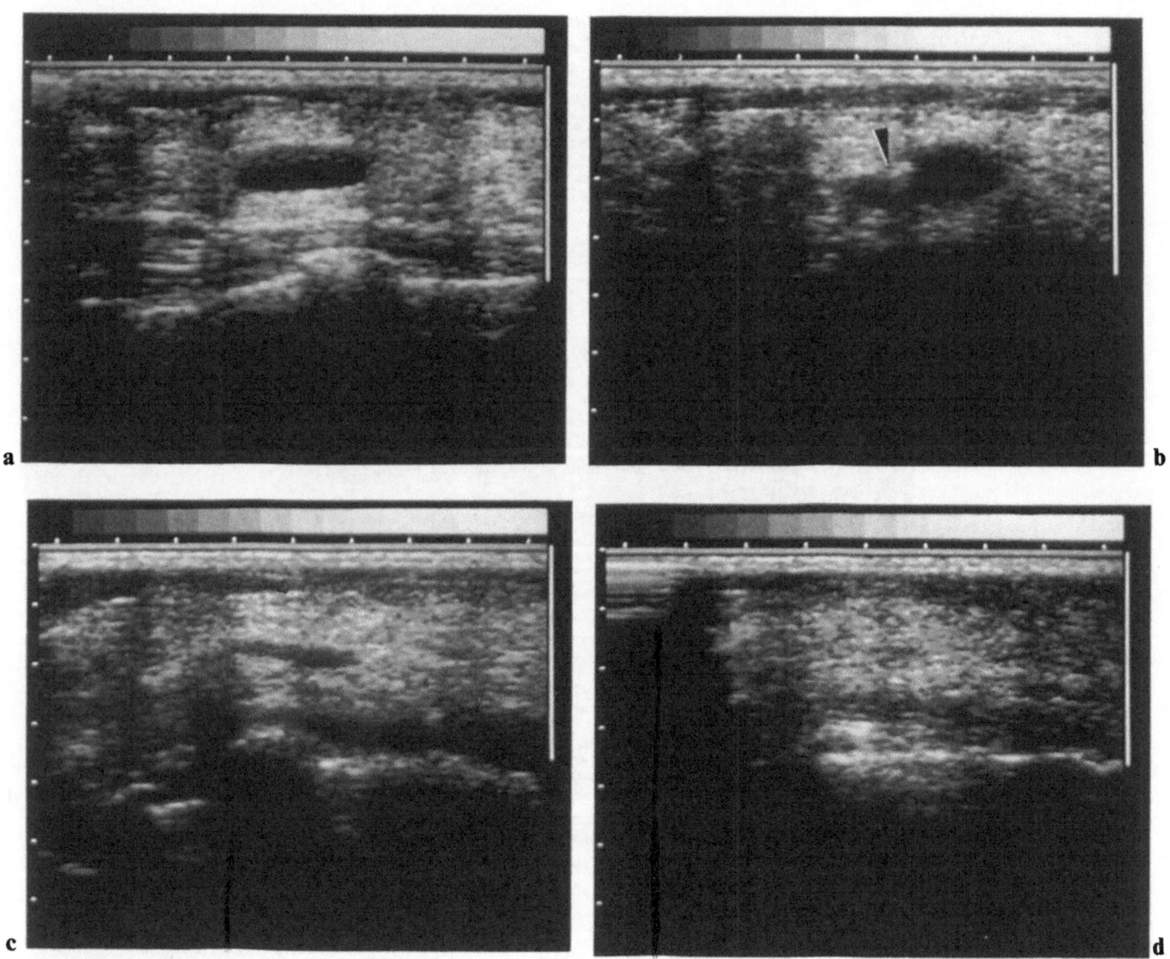

Abb. 5.18. **a** Zyste vor Punktion; **b** die Punktionsnadel imprimiert die Zystenwand; **c** Teilentleerung; **d** vollständige Entleerung

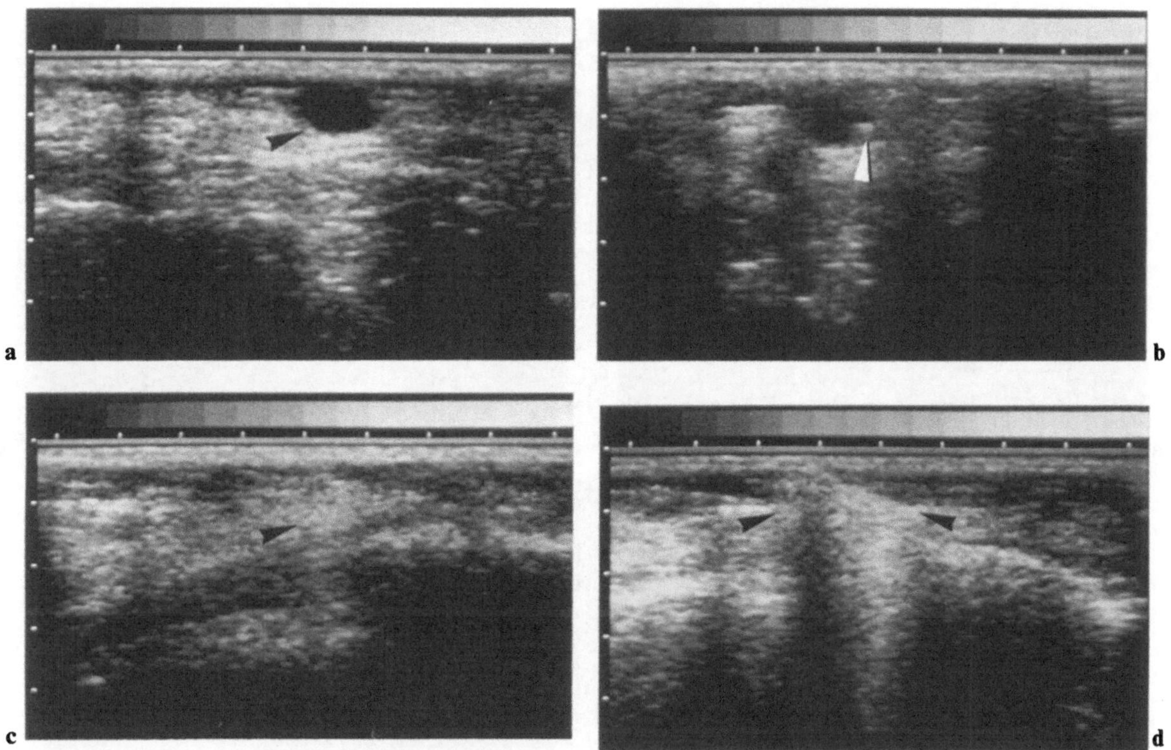

Abb. 5.19. **a** Zyste vor Punktion; **b** Nadelspitze in der Zyste; **c** Zyste ist vollständig entleert; **d** Z. n. Luftfüllung

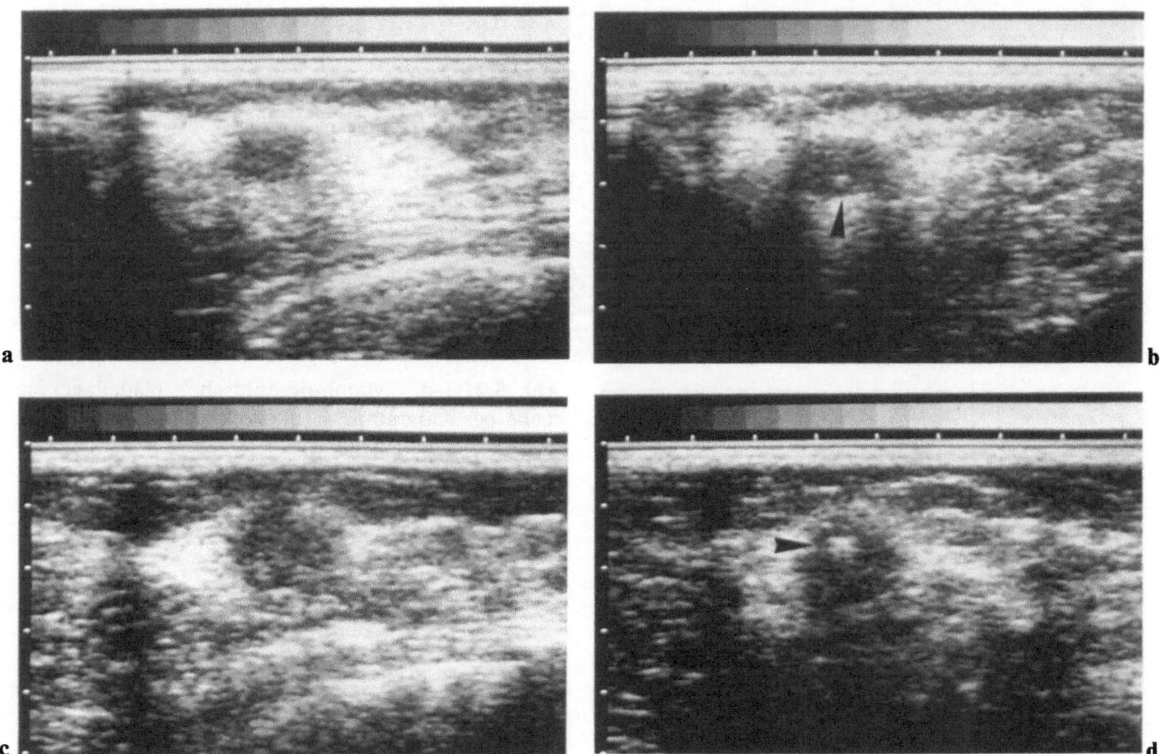

Abb. 5.20 a–d. Echographische Dokumentation der Nadellage bei soliden Herden. Fibroadenom (**a**, **b**); Karzinom (**c**, **d**)

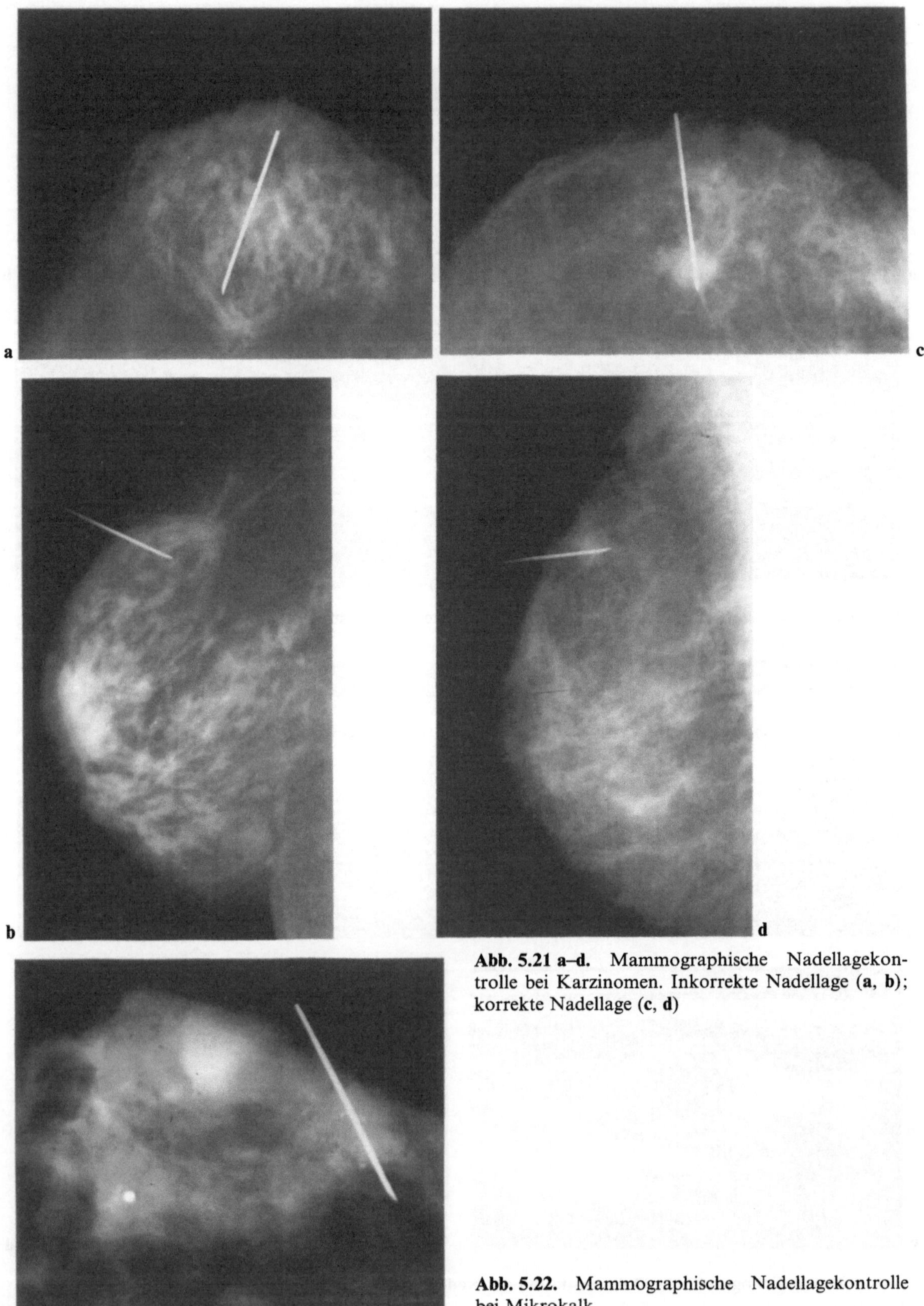

Abb. 5.21 a–d. Mammographische Nadellagekontrolle bei Karzinomen. Inkorrekte Nadellage (**a**, **b**); korrekte Nadellage (**c**, **d**)

Abb. 5.22. Mammographische Nadellagekontrolle bei Mikrokalk

5.5 Sonographie – Pathohistologie

Nachdem sich der Ultraschall ziemlich schnell als die Methode der Wahl zur Differenzierung zwischen zystischen und soliden Mammatumoren erwiesen hat, stellt sich die Frage, wie aussagekräftig er in der Dignitätsbeurteilung solider Herdbefunde ist. Zur Beantwortung dieser Frage kann man die Häufigkeit der Benignitäts- und Malignitätskriterien für Fibroadenome und Karzinome einander gegenüberstellen (Tabellen 5.12, 5.13). Summiert man für jeden einzelnen Herdbefund seine entsprechenden Kriterien in den genannten Kategorien, dann kann man ihn als eher benigne ($\sum_b > \sum_m$), eher maligne ($\sum_b < \sum_m$) oder indifferent ($\sum_b = \sum_m$) einstufen (Tabelle 5.14). Dieses Vorgehen führt zu 87% richtigen Einstufungen bei den Karzinomen und zu 83% bei den Fibroadenomen. Damit stimmen die eigenen Ergebnisse mit denen anderer Arbeitsgruppen größenordnungsmäßig überein. Sie verleihen dem Ultraschall eine durchaus gute Treffsicherheit in der präoperativen Dignitätsbeurteilung von Herdbefunden, auch und gerade im Vergleich mit entsprechenden klinischen und röntgenmammographischen Ergebnissen (Tabelle 5.15).

Die echographische Determinierung der Tumorgrenzen wird verständlicherweise um so schwieriger und ungenauer, je unschärfer der Herd berandet ist. Dabei ist es in den meisten Fällen nur möglich, den hyporeflektiven Tumorkern abzugrenzen. Gelegentlich erweist es sich allerdings als richtiger, die gesamte hyperreflektive Tumorumgebung in die Messung mit einzubeziehen (Abb. 5.23). Die auch als „echodichter Randsaum" (Teubner 1985) bezeichnete hyperreflektive Umgebung läßt sich idealerweise während der manuellen real-time Untersuchung beurteilen, weniger gut im feststehen-

Tabelle 5.12. Ultraschall-Beurteilungskriterien

	Karzinome 200 (%)	Fibroadenome 80 (%)
Benignitätskriterien		
– Glatte Begrenzung	1	60
– Verdrängungsrandsaum	0	71
– Laterales Schallauslöschphänomen	0	45
– Homogen verteilte Binnenechos	21	82
– Regelhaft strukturierte Binnenechos	10	68
– Schallverstärkung hinter gesamtem Herd	11	24
– Schallverstärkung in beiden Untersuchungsebenen	7	13

Tabelle 5.13. Ultraschall-Beurteilungskriterien

	Karzinome 200 (%)	Fibroadenome 80 (%)
Malignitätskriterien		
– Unscharfe Begrenzung	84	12
– Besenreiser (hyperreflektiv)	64	0
– Tannenbaumphänomen (hyporeflektiv)	24	0
– Inhomogen verteilte Binnenechos	66	17
– Irregulär strukturierte Binnenechos	71	12
– Schallauslöschphänomen (zentrales)	74	5
– Schallauslöschphänomen in beiden Untersuchungsebenen	56	5

Tabelle 5.14. Treffsicherheit präoperativer Dignitätsbeurteilungen mit der Methode der Kriterienaddition

	Karzinome (%)	Fibroadenome (%)
$\sum_b > \sum_m$, d. h. eher benigne	6	83
$\sum_b = \sum_m$, d. h. indifferent	7	5
$\sum_b < \sum_m$, d. h. eher maligne	87	12

$\sum_b$ = Summe der Benignitätskriterien
$\sum_m$ = Summe der Malignitätskriterien

Tabelle 5.15. Trefferquoten präoperativer Dignitätsbeurteilungen

	Präoperativ richtige Einstufung in	
	benigne	maligne
Klinik:		
Kreuzer et al. 1973	77% (n = 656)	57% (n = 369)
Röntgen:		
Kreuzer et al. 1973	39% (n = 656)	74% (n = 369)
Wellern 1978	45% (n = 852)	62% (n = 300)
De Gezelle et al. 1981		80% (n = 51)
Fleischer et al. 1983	68% (n = 25)	
Stosiek et al. 1983	75% (n = 147)	82% (n = 97)
Leucht et al. 1985	73% (n = 78)	82% (n = 197)
Summe	60% (n = 1758)	76% (n = 1014)
Ultraschall:		
Kobayashi 1980	83% (n = 938)	85% (n = 1180)
De Gezelle et al. 1981		86% (n = 51)
Cole-Beuglet et al. 1983	83% (n = 52)	
Fleischer et al. 1983	68% (n = 25)	
Kessler et al. 1983		88% (n = 94)
Stosiek et al. 1983	85% (n = 147)	79% (n = 97)
Egan et Egan 1984	83% (n = 69)	87% (n = 107)
Leucht et al. 1985	71% (n = 78)	91% (n = 197)
Zwischensumme	81% (n = 1309)	85% (n = 1726)
Eigene Ergebnisse	83% (n = 76)	87% (n = 196)
Summe	82% (n = 1385)	86% (n = 1922)

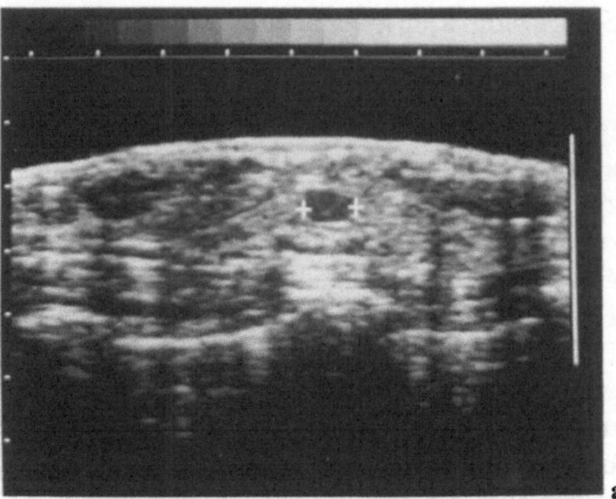

a

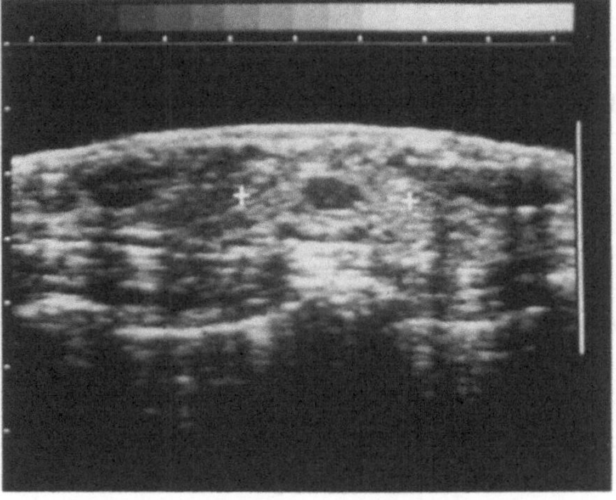

b

Abb. 5.23 a, b. Messung des hyporeflektiven Tumorkernes (8 mm/**a**) und des gesamten Herdes, d.h. einschließlich des echodichten Randsaumes (25 mm/**b**) bei einem pathohistologisch 3 × 2,5 cm großen überwiegend intraduktalen Komedokarzinom

den Bild und durch die fehlende Kompression nur sehr bedingt bei der freien Immersionstechnik. Bei der präoperativen sonographischen Tumorausmessung erreicht man relativ zuverlässige Werte bei Karzinomen mit einer pathohistologisch nachgemessenen Größe zwischen 1 und 2 cm. Kleinere Karzinome werden meist größer, Karzinome über 2 cm meist kleiner eingeschätzt (Abb. 5.24).

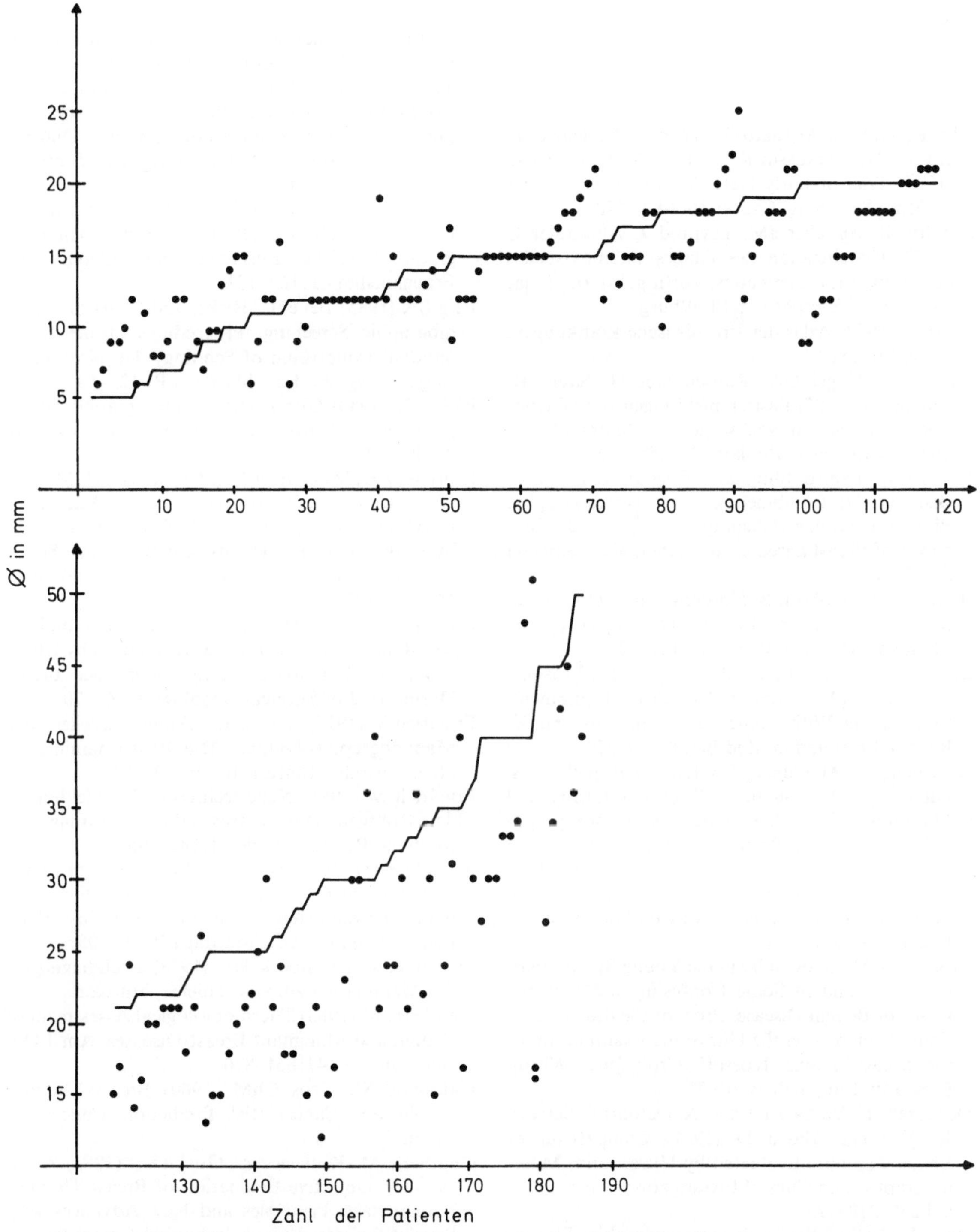

Abb. 5.24. Vergleich der größten gemessenen Durchmesser im pathohistologischen Schnitt (durchgezogene Linie) und im Ultraschallbild (●) bei 185 Karzinomen

Literatur

Abe R, Kimura M, Sato T, Yoshida K, Hariu T, Kanno H, Takahashi K, Matoba N, Kumagai N (1985) Trial of Early Detection of Breast Cancer by Mass Screening. Cancer 56:1479–1483

Amalric R, Spitalier JM, Levraud J, Altschuler C (1972) Classification des images thermovisuelles des carcinomes mammaires. Vortrag, Internationales Mamma-Symposium, Straßburg

Barth V (1977) Atlas der Brustdrüsenerkrankungen. Enke, Stuttgart

Bastert G, Nagel GA, Rauschecker H, Sauer R, Schauer A (1985) Basisempfehlungen zur Diagnostik, Therapie und Nachsorge beim Mammakarzinom. Deutsches Ärzteblatt 82:2258–2264

Bogin IN, Shapiro, Shunaeva, Bogdanov, Poltoratskaia (1979) Combined Use of Thermography, Bioecholocation and Aspriation Biopsy in the Diagnosis of Breast Diseases. Klinicheskaia Meditsina 57:47–50

Bolmgren J, Jacobson B, Nordenström B (1977) Stereotaxic Instrument for Needle Biopsy of the Mamma. Am J Roentgen 129:121–125

Breyer B, Cepulić E, Zunter F (1982) Ultrasonic Mammography Without Specialized Equipment. Comparison With Clinical Examinations and X-Rays. Ultrasound in Med Biol 8:377–379

Cole-Beuglet C, Goldberg BB, Kurtz AB, Rubin CS, Patchefsky AS, Shaber GS (1981) Ultrasound Mammography: A Comparison with Radiographic Mammography. Radiology 139:693–698

Cole-Beuglet C, Soriano RZ, Kurtz AB, Goldberg BB (1983) Fibroadenoma of the Breast: Sonomammography Correlated with Pathology in 122 Patients. AJR 140:369–375

Croll J (1985) Sonography in the Young Symptomatic Patient and in Some Confusing and Unusual Cases of Benign Disease. Proc. of the 4th International Congress on the Ultrasonic Examination of the Breast. Jellins, Kossoff, Croll (eds) Witton Press Pty. Ltd., Sydney:65–72

De Gezelle H, Vanpeperstraete A, Defoort P, Serreyn R, Vandekerckhove D (1981) Comparison of Breast Tumours Evaluated by Ultrasound, Mammography, and Clinical Investigation. Arch Gynecol 230:219–223

Duda V (1982) Ultraschall-Mammographie: Das sonographische Erscheinungsbild anatomischer und pathologischer Strukturen der Mamma unter Anwendung eines Immersionsscanners. Dissertation, Marburg:98–108

Egan RL, Egan KL (1984) Detection of Breast Carcinoma: Comparison of Automated Water-Path Whole-Breast Sonography, Mammography, and Physical Examination. AJR 143:493–497

Egan RL, Egan KL (1984) Automated Water-Path Full-Breast Sonography: Correlation with Histology of 176 Solid Lesions. AJR 143:499–507

Elling D, Abet L, Lenke S, Kobs K (1982) Erste Erfahrungen mit der kombinierten ultrasonographischen und röntgenmammographischen Diagnostik von cystischen Mammatumoren. Zentralbl Gynäkol 104:1234–1239

Eulenburg R, Hackelöer BJ, Lauth G, Hüneke B, Duda V, Buchholz R (1981) Ultraschall-Mammografie: Spezielle Einsatzbereiche. Geburtshilfe Frauenheilkd 41:169–172

Feig SA (1985) Benefits, Risks, and Costs of Mammographic Screening. Proceedings of the International Symposium of Senology 7–9 Nov. 1985, Liège – Belgium, Ed.: Mardaga P: 123–133

Fields SI (1980) Ultrasound Mammographic-Histopathologic Correlation. Ultrasonic Imaging 2:150–161

Fleischer AC, Muhletaler CA, Reynolds VH, Machin JE, Thieme GA, Bundy AL, Winfield AC, James jr. AE (1983) Palpable Breast Masses: Evaluation by High Frequency, Hand-Held Real-Time Sonography and Xeromammography. Radiology 148:813–817

Frazier TG, Cole-Beuglet C, Kurtz AB, Goldberg BB, Ryan SM (1982) Further Evaluation by Ultrasound of Mammographically Determined Breast Dysplasia. J of Surgical Oncology 19:69–70

Friedrich M (1978) Neue Entwicklungstendenzen der Mammographie-Technik. Die Rastermammographie. Fortschr Röntgenstr 128:207–222

Friedrich M (1981) Neue technische Entwicklungen der Röntgen- und Ultraschalluntersuchung der Mamma. Röntgenpraxis 34:181–195

Frischbier HJ (1985) Screening Program with Mammography in Hamburg. Proceedings of the International Symposium of Senology 7–9 Nov. 1985, Liège – Belgium, Ed.: Mardaga P: 99–105

Frischbier HJ, Lohbeck HV (1977) Frühdiagnostik des Mamma-Karzinoms. Thieme, Stuttgart

Gautherie M (1983) Thermobiological Assessment of Benign and Malignant Breast Diseases. Am J Obstet Gynecol 147:861–870

Gautherie M, Gros ChM (1980) Breast Thermography and Cancer Risk Prediction. Cancer 45: 51–56

Gautherie M, Kotewicz A, Gueblez P (1984) Accurate and Objective Evaluation of Breast Thermograms: Basic Principles and New Advances with Special Reference to an Improved Computer Assisted Scoring System. In: Gautherie, Albert, Keith (Hrsg) Thermal Assessment of Breast Health. MTP Press, London:74–97

Good MS, Rose JL, Goldberg BB (1982) Application of Pattern Recognition Techniques to Breast Cancer Detection: Ultrasonic Analysis of 100 Pathologically Confirmed Tissue Areas. Ultrasonic Imaging 4:378–396

Gros Ch, Dale G, Gairard B, Gautherie M (1975) Corrélations Échothermographiques Mammaires. Nucléaire 56:481–486

Harper AP, Kelly-Fry E (1978) Combined Use of Mammography and Ultrasound Visualization Using a Laboratory-Modified Commercial Breast Scanner to Improve Differential Diagnosis. Proceedings of the 23rd Annual Meeting of AIUM 131

Harper AP, Kelly-Fry E (1980) Ultrasound Visualization of the Breast in Symptomatic Patients. Radiology 137:465–469

Harper AP, Kelly-Fry E (1981) Ultrasound Breast Imaging – The Method of Choice for Examining the Young Patient. Ultrasound in Med Biol 7:231–237

Harper AP, Jackson VP, Bies J, Ransburg R, Kelly-Fry E, Noe JS (1982) A Preliminary Analysis of the Ultrasound Imaging Characteristics of Malignant Breast Masses as Compared with X-Ray Mammographic Appearances and the Gross and Microscopic Pathology. Ultrasound in Med Biol 8:365–368

Hoeffken W, Lanyi M (1973) Röntgenuntersuchung der Brust. Thieme, Stuttgart

Hüneke B (1982) Ultraschallmammographie: Stellenwert und Bedeutung der Methode im Vergleich mit Röntgenmammographie, Thermographie und Feinnadelbiopsie. Dissertation, Marburg:1–201

Igl W, Lohe K, Eiermann W, Bassermann R, Lissner J (1980) Sonographische Carcinomdiagnostik der weiblichen Brust im Vergleich zur Mammographie. Tumordiagnostik 5:247–253

Jellins J, Reeve TS (1978) Breast Echography Compared with Xerography. Ultrasound in Medicine 4:313–318

Kasumi F (1985) Physiological Patterns and Benign Disease Diagnosis. In: Jellins, Kossoff, Croll (Hrsg) Proc. of the 4th International Congress on the Ultrasonic Examination of the Breast. Witton Press Pty. Ltd., Sydney:57–63

Kessler M, Igl W, Valena D, Bassermann R, Bohmert DH, Eiermann W, Lohe KJ (1983a) Vergleich von Mammographie und Mamma-Sonographie mit verschiedenen Gerätetypen. Aussagekraft und Stellenwert. Vortrag, Gemeinsame Jahrestagung 1983 der Hessischen Gesellschaft für Medizinische Strahlenkunde, der Vereinigung Südwestdeutscher Radiologen und Nuklearmediziner und der Bayerischen Röntgengesellschaft, Darmstadt

Kessler M, Igl W, Bassermann R et al. (1983b) Ergebnisse von Mammographie und Mammasonographie mit manuellem und automatisiertem Scanvorgang. Ultraschalldiagnostik '82:362–365

Kindermann G (1985) Diagnostic Value of Galactography in the Detection of Breast Cancer. Early Breast Cancer, Eds.: Zander & Baltzer; Springer, Berlin Heidelberg:137–139

Kobayashi T (1979) Diagnostic Ultrasound in Breast Cancer: Analysis of Retrotumorous Echo Patterns Correlated with Sonic Attenuation by Cancerous Connective Tissue. JCU 7:471–479

Kobayashi T (1980) Gray Scale Echography for Breast Cancer. Ed.: Hitachi Medical Corporation, Tokyo, Japan No. 639

Kobayashi T (1983) Screening of Breast Cancer by Echography in Cancer Detection Center. 3rd International Congress on the Ultrasonic Examination of the Breast, Tokyo, 10–12 June 1983, Abstract-Band: 63

Kopans DB, Meyer JE, Lindfors KK, Bucchianeri SS (1984) Breast Sonography to Guide Cyst Aspiration and Wire Localization of Occult Solid Lesions. AJR 143:489–492

Kreuzer G, Boquoi E, Meyer RD (1973) Die Diagnostik gut- und bösartiger Mammatumoren. DMW 98:691–698

Laing FC, Jeffrey RB, Minagi H (1984) Ultrasound Localization of Occult Breast Lesions. Radiology 151:795–796

Lambie RW, Hodgden D, Herman EM, Kopperman M (1983a) Sonomammographic Detection of Lobular Carcinoma not Demonstrated on Xeromammography. JCU 11:495–497

Lambie RW, Hodgden D, Herman EM, Kopperman M (1983b) Sonomammographic Manifestations of Mammographically Detectable Breast Microcalcifications. J of Ultrasound in Med 2:509–514

Lanyi M (1985) Morphological Analysis of Microcalcifications. Early Breast Cancer. Eds.: Zander & Baltzer, Springer Verlag Berlin Heidelberg:113–135

Lapayowker MS, Revesz G (1980) Thermography and Ultrasound in Detection and Diagnosis of Breast Cancer. Cancer 46:933–938

Lauth G, Eulenburg R (1986, im Druck) Angewandte Thermologie Band 3: Thermographie der weiblichen Brust. Edition Medizin-VCH Verlagsgesellschaft Weinheim

Lauth G, Mühlberger G (1976) In: CAWO GmbH (Hrsg) Atlas der Plattenthermographie. Staudt Druck KG, Geisenfeld

Lauth G, Eulenburg R, Hackelöer BJ, Duda V, Hüneke B, Buchholz R (1982) Röntgen-Mammographie und Sonographie der Brust – Ein Vergleich. Röntgen-Blätter 35:359–363

Lauth G, Duda V, Hackelöer BJ (1985) Ultrasound Mammography: Possibilities and Limitations in the Detection of Early Breast Cancer. Early Breast Cancer. Eds.: Zander & Baltzer, Springer, Berlin Heidelberg:174–178

Leucht W, Rabe D, Müller A, von Fournier D, Humbert KD, Schmidt W (1985) Verbesserung der präoperativen Abklärung von palpablen, nicht-zystischen Prozessen der Mamma durch die Echomammographie. Ultraschall 6:15–25

Lundgren B (1979) Population Screening for Breast Cancer by Single View Mammography in a Geographic Region of Sweden. JNCL Vol 62:1373–1379

Mustacchi G, Milani S, Forlivesi L, Risaliti A (1980) Integrated Mammillary Diagnostic Experience: Telethermography, Mammography, Echography, Cytology. Europ J of Gynaecological Oncology 1:185–187

Nitschke S, Lauth G, Hackelöer BJ (1978) A New Ultrasonographic Method for the Diagnosis and Puncture of Mammarian Cysts. Vortrag, 3rd European Congress on Ultrasonics in Medicine, Bologna

Nordenström B, Zajicek J (1977) Stereotaxic Needle Biopsy and Preoperative Indication of Non-Palpable Mammary Lesions. Acta Cytol 21:350–351

Novak D (1983) Indications for and Comparative Diagnostic Value of Combined Ultrasound and X-Ray Mammography. Europ J of Radiology 3, Suppl. 1:299–302

Ossoinig K, Kaiser P, Kolb R, Lechner G (1971) Echographische und röntgenologische Befunde bei Erkrankungen der Mamma. Ultrasonographia Medica III:127–138

Otto R, Engeler V (1980) Die ultraschallgezielte Punktion von Mammazysten. Vortrag, 1st World Congress on Senology, Hamburg

Pirschel J (1983) Mammasonographie im real-time-Immersionsverfahren – sonographische, mammographische und histologische Befunde. Habilitationsschrift, Tübingen:1–191

Resta P, Nardelli GB, Ambrosini A, Becagli L, D'Antona N (1980) Echography and Mammography in Breast Neoplasias. Europ J of Gynaecological Oncology 1:181–184

Rosner D (1981) Ultrasonography in Diagnosis and Management of Palpable Breast Masses. New York State Journal of Medicine 81:1066–1072

Sickles EA, Filly RA, Callen PW (1983) Breast Cancer Detection with Sonography and Mammography: Comparison Using State-of-the-Art Equipment. AJR 140:843–845

Skaane P, Bautz W, Metzger H (1985) Die umschriebene und diffuse Hautverdickung (peau d'orange) der weiblichen Brustdrüse. RöFo 143:212–219

Stosiek U, Breitbach GP, Linder R (1983) Kombinierte präoperative Diagnostik von Mammatumoren. Tumordiagnostik & Therapie 4:175–178

Teixidor HS, Kazam E (1977) Combined Mammographic-Sonographic Evaluation of Breast Masses. AJR 128:409–417

Teubner J (1985) Der echodichte Randsaum: Ein wichtiges Tumorkriterium mit hoher diagnostischer Wertigkeit bei der Mammasonographie. Ultraschalldiagnostik 84:367–368

Thiel C, Schweikhart G (1982) Ultraschallmammographie: Ihre Bedeutung im Rahmen einer integrierten Mammadiagnostik. RöFo 137:1–12

Tricoire J (1970) La thermographie en plaque. Technique nouvelle d'utilization des cristeaux liquides. Presse Med 78:2481

Tricoire J (1973) Das diagnostische Verfahren der Plattenthermographie unter besonderer Berücksichtigung der Untersuchung der weiblichen Brust. Das ärztliche Gespräch. Hrsg.: Troponwerke, Köln:16–26

Wagai T, Tsutsumi M (1983) Screening Trial of Breast Cancer by Echography. 3rd International Congress on the Ultrasonic Examination of the Breast, Tokyo, 10–12 June 1983, Abstract-Band: 58

Wellern G (1978) Die Treffsicherheit der Mammographie und die Wertigkeit des mammographischen Einzelsymptoms. Dissertation, Marburg

Wolf G, Hohenberg G (1984) Mammographisches und sonographisches Erscheinungsbild traumatischer Veränderungen der weiblichen Brust. RöFo 141:204–208

Zander J, Baltzer J (1985) Early Breast Cancer. Springer, Berlin Heidelberg

6 Entwicklung und Stand der Mamma-Sonographie und Anforderungen an Geräte und Benutzer

Über die technische Entwicklung der Ultraschall-Mammographie gibt Tabelle 6.1 Auskunft. Größere Erfahrungen mit einer ganz neuen Gerätegeneration („Computed-Sonography") stehen noch aus, wurden von uns allerdings schon angedeutet (Kap. 5.3 „Mikrokalk").

Tabelle 6.1. Zeitlicher Ablauf der Fortentwicklung der Ultraschall-Mammographie

Autoren	Bemerkungen
Wild u. Reid (1952)	„Echoscope", A-Bild, 15 MHz, 21 Fälle, erste B-Bilder
Howry et al. (1954)	„Somascope", B-Bild, 2 MHz, Versuche an Operationspräparaten
Kickuchi et al. (1957)	A + B-Bild, 5–10 MHz, Wasservorlauf mit Folie
Wells u. Evans (1968)	Wassertankscanner, Sektor, B-Bild, 2 MHz, Untersuchung in Bauchlage
Damascelli et al. (1970)	„Diasonograph", Kontakt-Compound, B-Bild, 2,5–5 MHz, 38 Fälle
Jellins et al. (1971)	„Ultrasonic Echoscope", Wassertankscanner, 2 MHz
Kelly-Fry et al. (1972)	Wassertankscanner, 1,7 + 2,2 MHz, Echomuster
Kossoff u. Garrett (1972)	„Film Echography" = Grautonverfahren
Kossoff et al. (1973)	Messung von Schallausbreitungsgeschwindigkeiten im Mammagewebe
Wagai (1974)	Bogenscanner, 5 MHz, Grautonverfahren, Wasservorlauf mit Folie, Rükkenlage
Kobayashi (1974)	„Sonolayergraph", 2–6 MHz, Dignitätskriterien, „Sensitivity Graded Method"
Kossoff et al. (1975)	„Octoson" (automatisierter Immersionsscanner), acht 3 MHz-Transducer
Cole-Beuglet et al. (1975)	„Vidoson", 2,5 MHz/„Bronson Turner", 7–8 MHz, Real-Time, 180 Fälle
Gros et al. (1975)	A + B-Bild, 6–8,5 MHz, Dignitätskriterien
Calderon et al. (1976)	Messung der Schallabschwächung in normalem, benignem und malignem Mammagewebe
Wagai u. Tsutsumi (1977)	Screening-Untersuchungen mit der Technik von 1974 (siehe oben)
Kobayashi et al. (1977)	„Expanded Echogram" = elektronische Bildausschnittvergrößerung
Baum (1977)	Immersionsscanner, 2,25 MHz, Untersuchung im Sitzen
Rubin et al. (1979)	„Octoson", 3 MHz, Parenchymmuster
Bielke et al. (1980)	„Combison 100", 3,5 MHz, spez. Wasservorlaufapplikationssystem, Unters. im Sitzen
Carson et al. (1981)	Transmissionsultraschall, 3,5 MHz, „Coronal Planes"
Foster et al. (1983)	Annular Array Scanner, Conical Transducer, 4 MHz
Bloomberg et al. (1984)	Linear Array Scanner, 5 MHz, Real-Time-Charakteristika der Mamma
Hackelöer, Duda, Lauth (1986)	„Acuson", 5 MHz, Linear-Array, Computed Sonography

Tabelle 6.2. Empfehlungen zum Einsatz der Mammasonographie

An die apparative Ausstattung eines Gerätetyps zur Mammasonographie sind nachstehende Anforderungen zu stellen:

1. Ein Real-time-Linearscanner hat folgende Voraussetzungen zu erfüllen:
a) eine Betriebsfrequenz von mindestens 5 MHz,
b) eine minimale Sichtfeldbreite und -tiefe von 5 cm,
c) eine elektronisch erzeugte Fokussierung über einen Tiefenbereich von 0,5 bis 5 cm bei direktem Aufsetzen der Schallsonde; mit einem Wasservorlauf muß sich der Tiefenbereich um die Länge des Vorlaufes erweitern.

2. Mechanische Real-time-Scanner müssen unabhängig von der Betriebsfrequenz eine den unter 1. genannten Kriterien entsprechende Bildqualität garantieren.

3. Geräte mit manuell geführten Schallsonden und langsamem Bildaufbau (Compound-Scanner): Die benutzten Schallsonden müssen eine Mindestfrequenz von 5 MHz aufweisen. Bei direktem Hautkontakt ist eine kleinflächige (6 mm) Schallsonde zu verwenden. Bei Benutzung eines Wasservorlaufes sollen je nach Tiefe desselben größerflächige Schallsonden mit entsprechend angepaßtem Fokusbereich angewandt werden.

4. Geräte, die nach anderen Prinzipien arbeiten, wie beispielsweise Immersionsscanner, sollten in der Bildqualität den unter 1. definierten Anforderungen genügen.

Zum gegenwärtigen Zeitpunkt ist die Mammasonographie nur als additive Untersuchungsmethode zur Mammographie anzusehen. Nur ein suspekter Mammabefund stellt eine Indikation zur Mammasonographie dar, sofern dieser Befund nicht eindeutig durch eine Mammographie abgeklärt werden kann. Mammographisch nachgewiesene Mikroverkalkungen stellen hingegen keine Indikation zur Mammasonographie dar.

Stets sollte die Mammographie der Mammasonographie vorausgehen. Lediglich bei Patientinnen unter dem 30. Lebensjahr mit palpablen Befunden in der Brust kann die Mammasonographie als Erstuntersuchung zum Nachweis von Zysten eingesetzt werden. Die Sonographie kann bei gesicherter makrozystischer Mastopathie im Falle eines neu aufgetretenen Palpationsbefundes zwischen regelmäßigen Kontrollmammographien zum Zystennachweis eingesetzt werden.

Der die Mammasonographie ausführende Arzt sollte folgende Voraussetzungen erfüllen:

1. Ausübung einer fachbezogenen Sonographie.

2. Klinische, mammographische und mammasonographische Kenntnisse an mindestens 400 selbständig unter fachkundiger Anleitung durchgeführten und beurteilten Untersuchungen während einer mindestens viermonatigen ganztätigen oder zweijährigen begleitenden Ausbildung.

3. Nachweis spezieller Kenntnisse auf dem Gebiet der Mammasonographie vor einer Kommission empfehlenswert.

Verabschiedet von einer gemeinsamen Kommission der Deutschen Gesellschaft für Senologie:

Prof. Dr. Friedrich, Berlin
Dr. Hüppe, München
Dr. Igl, München
Prof. Dr. van Kaick, Heidelberg
Dr. Kessler, München
Dr. Lauth, Marburg
Dr. Schrader, Hamburg
Priv.-Doz. Dr. Terinde, Düsseldorf
Dr. Teubner, Mannheim

und der Deutschen Gesellschaft für Ultraschall in der Medizin (DEGUM):

Prof. Dr. Hackelöer, Marburg
Prof. Dr. Loch, Wiesbaden
Prof. Dr. Schmidt, Heidelberg

Hamburg, 15. 10. 1983

Manuelle Compound-Scanner sind kaum noch im Einsatz und bieten keinerlei Vorteile mehr. Immersions-Scanner bieten immer noch als einzige Geräte einen vollständigen Überblick, jedoch ist ihr Einsatz relativ begrenzt. Didaktisch waren diese Geräte unerläßlich und hatten eine Schrittmacherfunktion. Als nachteilig erwies sich ihr hoher Preis und der mit ihrem Einsatz verbundene große zeitliche Aufwand. Während diese Geräte in Europa nur in geringer Zahl in Betrieb sind, finden sie in den USA und in Australien aus historischen und personellen Gründen eine wesentlich größere Verwendung.

Tabelle 6.3. Richtlinien der Kassenärztlichen Bundesvereinigung für Ultraschalluntersuchungen vom 25. 09. 1985

a) § 5 Spezielle ultraschalldiagnostische Leistungen

3. Für die Ultraschalldiagnostik der Mamma

Neben einer mindestens einjährigen praktischen Erfahrung in der gesamten Mammadiagnostik (Palpation, Mammographie, Thermographie, Punktion) auf den Gebieten der Chirurgie oder Radiologie oder Gynäkologie die Untersuchung bei mindestens 200 Patienten.

b) Apparate-Richtlinien

1. Gerätesicherheit

Das Gerät muß den Bestimmungen des Gerätesicherheitsgesetzes und des Hochfrequenzgesetzes entsprechen (FTZ-Prüfnummer oder entsprechende schriftliche Bestätigung des Herstellers).

2. Biologische Sicherheit

Der räumliche Spitzenwert und zeitliche Mittelwert der Ultraschallintensität des Gerätes darf 100 mW/cm^2 nicht überschreiten.

3. Technische Leistungsfähigkeit

Die Ausstattung und die Anforderungen an Einrichtungen zur Ultraschalldiagnostik richten sich nach Anwendungsklassen. Bei allen Geräten ist eine interne oder extern anschließbare Prüfmöglichkeit ihrer wesentlichen Systemeigenschaften zu gewährleisten. Für die einzelnen Anwendungsklassen gelten folgende Mindestanforderungen:

Anwendungsklassen	Mindestausstattung	Mindestanforderungen an die Ausstattung der Untersuchungsgeräte
IX. Mammadiagnostik	B-mode-Gerät zur Schnittbilddarstellung mit manueller Abtastung	B-Bild-Darstellung mit Hilfe eines Bildspeichers (analog oder digital) mit mindestens 16 Amplitudenstufen (Graustufen); manuelle Abtastung mit in der Schnittebene frei führbarem Schallkopf, Geometriefehler höchstens 5 mm, gemessen an einem geeigneten Testobjekt, Verwendung kleinflächiger (6 mm) Schallsonden bei direktem Hautkontakt; Bilddokumentation mit Maßstabinformation; einstellbare, kalibrierte Senderleistung und/oder Empfängerverstärkung sowie einstellbarer Tiefenausgleich; Anzeige ggf. zugeschalteter Signalverarbeitungen; Ultraschallfrequenz (Mittenfrequenz) mindestens 5 MHz
	oder B-mode-Gerät zur Schnittbilddarstellung mit automatischer Abtastung (mechanisch oder elektronisch)	B-Bild-Darstellung direkt oder mit Hilfe eines Bildspeichers (analog oder digital) mit mindestens 16 Amplitudenstufen (Graustufen); Geometriefehler höchstens $\pm 3\%$ der Prüfdistanz (Geometriefehler von 1 mm ist zulässig), gemessen an einem geeigneten Testobjekt; Bilddokumentation mit Maßstabinformation; einstellbare, kalibrierte Senderleistung und/oder Empfängerverstärkung sowie einstellbarer Tiefenausgleich; Anzeige ggf. zugeschalteter Signalverarbeitungen, Ultraschallfrequenz (Mittenfrequenz) mindestens 5 MHz, beste Auflösung im Bereich zwischen 0,5 bis 5 cm (Fokusbereich), Abbildung ab Hautoberfläche in einer Bildbreite und einer Bildtiefe von jeweils mindestens 5 cm

In Europa werden zur Zeit im Einsatz an der Mamma eindeutig Real-Time Geräte mit Linear-Array bevorzugt. Bedarfsweise verwendbare Vorlaufstrecken können situationsabhängig von Vorteil sein. Die optimale Frequenz liegt bei 5 MHz. Experimente mit höheren Frequenzen haben sich als wenig erfolgreich erwiesen. Allgemeine Empfehlungen für die Mamma-Sonographie haben die Deutsche Gesellschaft für Ultraschall in der Medizin (DEGUM) und die Deutsche Gesellschaft für Senologie erarbeitet (Tabelle 6.2).

Die Leistungen fast aller handelsüblichen Geräte in den entsprechenden Preisklassen sind vergleichbar, was die reine bildliche Darstellung angeht (Abb. 6.1–6.4). Beim Kauf eines Kleinwagens erwartet man ja auch nicht die Leistung eines Luxussportwagens! Der modernste Gerätetyp mit voll computergesteuerter Signal- und Bildverarbeitung liegt mit ca. DM 360000 über dem allgemeinen Niveau, ebenso wie die Immersions-Scanner mit etwa DM 200000 bis 350000. Sinnvoll verwendbare Real-Time Scanner gibt es für Preise zwischen DM 30000 und 150000. Wichtig ist es, vor dem Kauf das eigene Können und die Erwartungen richtig einzuschätzen. Die Qualitätsanforderungen in den Richtlinien der Kassenärztlichen Bundesvereinigung stecken dabei einen Mindestrahmen ab (Tabelle 6.3 a, b). Man kann sagen, daß ein guter Gerätestandard heute bereits erreicht ist, zukünftige Weiterentwicklungen aber durchaus noch erwartet werden können. Vordringlichstes Ziel bleibt es allerdings, auch den oft noch sehr im argen liegenden Qualitätsstandard der Untersucher zu verbessern.

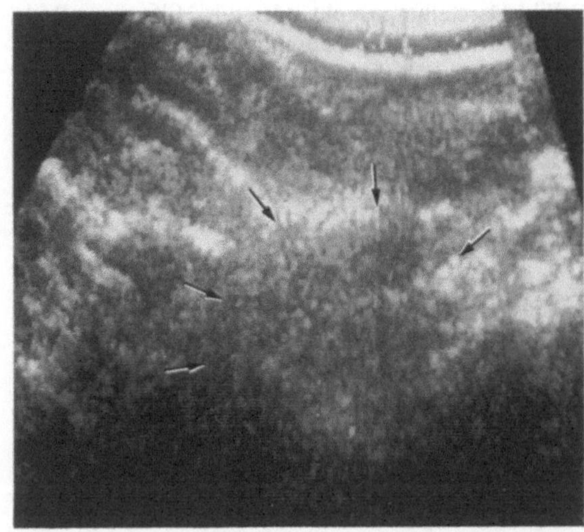

Abb. 6.1.–6.4. Mammakarzinom mit verschiedenen apparativen Darstellungen

Abb. 6.1. Compound-Scan 5 MHz

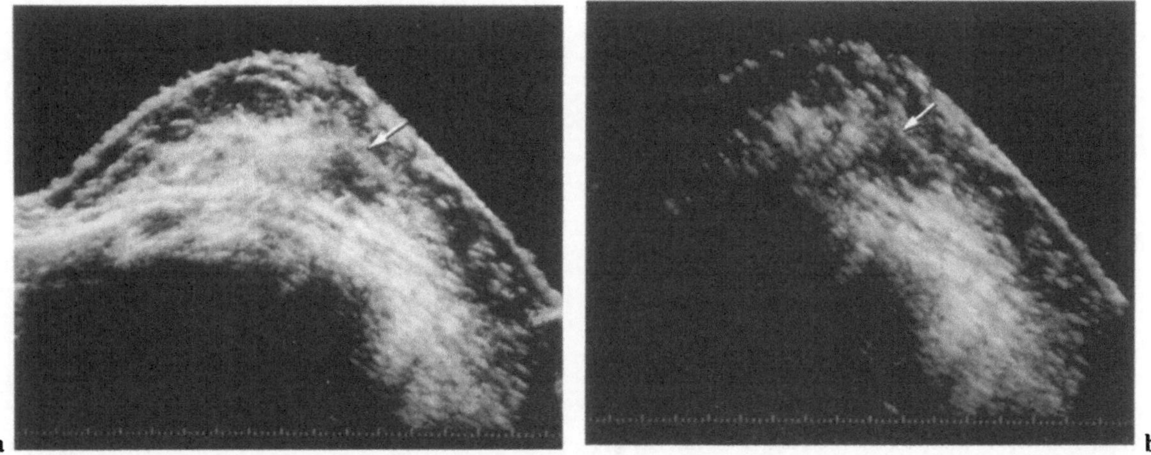

Abb. 6.2 a, b. Immersions-Scan; a Compound-Darstellung, 4 Transducer, 3 MHz; b Single-Scan, 1 Transducer, 3 MHz

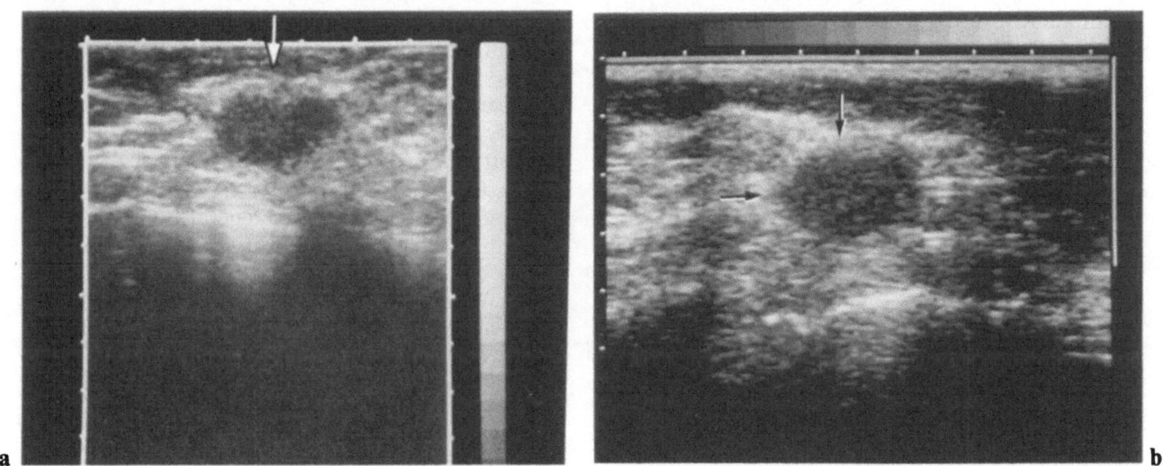

Abb. 6.3 a, b. Real-time Scan; a 4–6 MHz ohne Vorlaufstrecke; b 5 MHz ohne Vorlaufstrecke

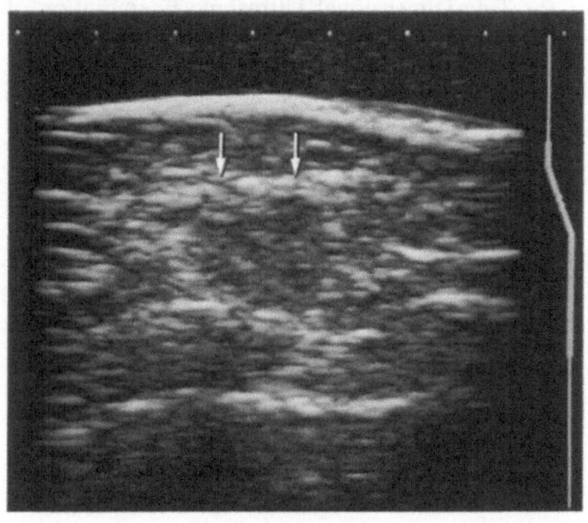

Abb. 6.4. Real-time Scan, 5 MHz mit Vorlaufstrecke

Literatur

Baum G (1977) Ultrasound Mammography. Radiology 122:199–205

Bielke G, Nieswandt Z, Wessels G, Schmarsow R, Kiefer H (1980) Echtzeit-Mammasonographie mit Hilfe eines speziellen Applikators. Tumordiagnostik 5:255–259

Bloomberg TJ, Chivers RC, Price JL (1984) Real-Time Ultrasonic Characteristics of the Breast. Clinical Radiology 35:21–27

Calderon C, Vilkomerson, Mezrich, Etzold, Kingsley, Haskin (1976) Differences in the Attenuation of Ultrasound by Normal, Benign, and Malignant Breast Tissue. JCU 4:249–254

Carson PL, Meyer CR, Scherzinger AL, Oughton TV (1981) Breast Imaging in Coronal Planes with Simultaneous Pulse Echo and Transmission Ultrasound. Science 214:1141–1143

Cole-Beuglet C, Beique RA (1975) Continuous Ultrasound B-Scanning of Palpable Breast Masses. Radiology 117:123–128

Damascelli B, Musumeci R, Orefice S (1970) Sonar Information About Breast Tumors. Radiology 96:583–586

Duda V (1982) Ultraschall-Mammographie: Das sonographische Erscheinungsbild anatomischer und pathologischer Strukturen der Mamma unter Anwendung eines Immersionsscanners. Dissertation, Marburg 2–14

Foster FS, Arditi M, Patterson MS, Lee-Chahal D, Hunt JW (1983) Breast Imaging with a Conical Transducer/Annular Array Hybrid Scanner. Ultrasound in Med. & Biol. 9:151–164

Frischbier HJ (1985) Empfehlungen zum Einsatz der Mammasonographie. Deutsches Ärzteblatt 82:44

Gros Ch, Dale G, Gautherie M, Gairard B, Haehnel P (1975) Echography-Radiography-Histology Correlation in Breast Cancer. Excerpta Medica 253–261

Howry DH, Stott DA, Bliss WR (1954) The Ultrasonic Visualization of Carcinoma of the Breast and Other Soft Tissue Structures. Cancer 7:354–358

Jellins J, Kossoff G, Buddee FW, Reeve TS (1971) Ultrasonic Visualization of the Breast. Med Journ of Australia 1:305–307

Kelly-Fry E, Kossoff G, Hindman jr. HA (1972) The Potential of Ultrasound Visualization for Detecting the Presence of Abnormal Structures Within the Female Breast. IEEE Ultrasonics Symposium Proceedings 25–30

Kikuchi Y, Tanaka K, Wagai T (1957) Early Cancer Diagnosis through Ultrasonics. Journ of the Acoustical Soc of America 29:824–833

Kobayashi T (1974) Clinical Evluation of Ultrasound Techniques in Breast Tumors and Malignant Abdominal Tumors. Excerpta Medica 191–198

Kobayashi T, Nagata F, Shinoda A, Nakamura S, Tanabe S, Takatani O (1977) Ultrasonic Diagnosis of Early Breast Cancer: Clinical Significance of Gray Scale Expanded Echography. Japanese Journ of Clinical Oncology 7:55–66

Kossoff G, Garrett WJ (1972) Ultrasonic Film Echography in Gynecology and Obstetrics. Australian J of Obstet and Gyn 40:299–305

Kossoff G, Kelly-Fry E, Jellins J (1973) Average Velocity of Ultrasound in the Human Female Breast. Journ of the Acoustical Soc of America 53:1730–1736

Kossoff G, Carpenter DA, Radovanovich G, Robinson DE, Garrett WJ (1975) Octoson: A New Rapid Multi-Transducer General Purpose Water-Coupling Echoscope. Excerpta Medica 90–95

Rubin CS, Kurtz AB, Goldberg BB, Feig S, Cole-Beuglet C (1979) Ultrasonic Mammographic Parenchymal Patterns: A Preliminary Report. Radiology 130:515–517

Wagai T (1974) Advances in Ultrasonotomography and its Clinical Evaluation. Excerpta Medica 186–190

Wagai T, Tsutsumi M (1977) Ultrasound Examination of the Breast. Breast Carcinoma, Ed.: Logan, New York 325–342

Wells PNT, Evans KT (1968) An Immersion Scanner for Two-Dimensional Ultrasonic Examination of the Human Breast. Ultrasonics 6:220–228

Wild JJ, Reid JM (1952) Further Pilot Echographic Studies on the Histological Structure of Tumors of the Living Intact Human Breast. American J of Pathology 28:839–861

Sachverzeichnis